Dr. Edith Eva Eger • Ich bin hier, und alles ist jetzt

Dr. Edith Eva Eger
mit Esmé Schwall Weigand

Ich bin hier, und alles ist jetzt

Warum wir uns jederzeit für die Freiheit entscheiden können

Aus dem Englischen
von Liselotte Prugger

btb

Für die fünf Generationen meiner Familie:
meinen Vater Lajos, der mich lachen lehrte;
meine Mutter Ilona, die mir finden half,
was ich innerlich brauchte;
meine wunderbaren und unglaublichen
Schwestern Magda und Klara;
meine Kinder Marianne, Audrey und John
und deren Kinder Lindsey, Jordan, Rachel,
David und Ashley
und deren Kindeskinder:
Silas, Graham und Hale

Inhalt

Vorwort 9

TEIL I – GEFÄNGNIS 19

EINFÜHRUNG – Ich hatte mein Geheimnis, und mein Geheimnis hatte mich 21

KAPITEL 1 – Die vier Fragen 35

KAPITEL 2 – Was du in deinen Kopf hineintust 65

KAPITEL 3 – In der Hölle tanzen 79

KAPITEL 4 – Ein Rad schlagen 95

KAPITEL 5 – Die Todesstiege 113

KAPITEL 6 – Einen Grashalm aussuchen 123

TEIL II – FLUCHT 133

KAPITEL 7 – Mein Befreier, mein Angreifer 135

KAPITEL 8 – Durch ein Fenster hinein 155

KAPITEL 9 – Nächstes Jahr in Jerusalem 183

KAPITEL 10 – Flucht 205

TEIL III – FREIHEIT 225

KAPITEL 11 – Tag der Immigration 227

KAPITEL 12 – Greener 233

KAPITEL 13 – Sie waren dort? 253

KAPITEL 14 – Von einem Überlebenden zum anderen 275

KAPITEL 15 – Was das Leben erwartete 297

KAPITEL 16 – Die Entscheidung 317

KAPITEL 17 – Dann gewann Hitler 353

KAPITEL 18 – Goebbels' Bett 359

KAPITEL 19 – Einen Stein hinlegen 381

TEIL IV – HEILEN 405

KAPITEL 20 – Der Tanz der Freiheit 407

KAPITEL 21 – Das Mädchen ohne Hände 429

KAPITEL 22 – Irgendwie teilt sich das Meer 451

KAPITEL 23 – Der Tag der Befreiung 463

Danksagung 467

Personenregister 473

Ortsregister 477

Über die Autorin 479

Vorwort

VON PHILIP ZIMBARDO, PHD

An einem Tag im Frühling bestieg Dr. Edith Eva Eger auf Einladung des Chefpsychiaters der U.S. Marine einen fensterlosen Kampfjet, der sie auf eines der weltgrößten Kriegsschiffe, den vor der kalifornischen Küste liegenden Flugzeugträger *USS Nimitz* brachte. Der Jet stieß auf eine winzige, nicht einmal zweihundert Meter lange Rollbahn hinunter und landete mit einem Ruck, als sein Fanghaken das Bremsseil erfasste, das verhindert, dass der Jet ins Meer schlittert. Dr. Eger, die einzige Frau auf dem Schiff, wurde zu ihrer Kajüte in der Kabine des Kapitäns begleitet. Was war ihre Mission? Sie war gekommen, um fünftausend jungen Marinesoldaten zu zeigen, wie sie mit den Widrigkeiten, dem Trauma und dem Chaos in Kriegen umgehen.

Bei zahllosen Gelegenheiten war Dr. Eger die klinische Expertin, die hinzugezogen wurde, um Soldaten, darunter auch Sondereinsatzkräfte, zu behandeln, die an einer posttraumatischen Belastungsstörung und traumatischen Hirnverletzungen leiden. Wie konnte es sein, dass diese sanfte Großmutter so vielen Militärangehörigen half, Heilung von der seelischen Brutalität des Krieges zu finden?

Bevor ich Dr. Eger persönlich traf, rief ich sie an und lud sie ein, einen Gastvortrag in meinem Psychology of Mind Control-Seminar in Stanford zu halten. Angesichts ihres fortgeschrittenen Alters und ihres Akzents hatte ich sie mir als eine Babuschka der alten Welt mit unter dem Kinn gebundenem Kopftuch vorgestellt. Als sie zu meinen Studenten sprach, spürte auch ich ihre heilenden Kräfte. Mit ihrem strahlenden Lächeln, den funkelnden Ohrringen, dem glänzenden, goldblonden Haar, von Kopf bis Fuß in Chanel gekleidet (wie ich später von meiner Frau erfuhr), stand sie auf dem Podium und erzählte von den schrecklichen und grauenhaften Erinnerungen an ihren Überlebenskampf in den Nazi-Todeslagern mit Humor, mit ihrer optimistischen und quirligen Art und mit einer Präsenz und Wärme, die ich nur als reines Licht beschreiben kann.

In Dr. Egers Leben gab es unendlich viele dunkle Phasen. Sie wurde in Auschwitz interniert, als sie noch ein Teenager war. Trotz Folter, Hunger und der ständig drohenden Gefahr der Vernichtung bewahrte sie sich ihre mentale und spirituelle Freiheit. Sie zerbrach nicht an dem Grauen, das sie erlebte; sie ging daraus vielmehr ermutigt und gestärkt hervor. Ihre Weisheit gründet tief in diesen schrecklichsten Episoden ihres Lebens.

Sie kann anderen helfen, Heilung zu finden, denn sie selbst hat den Weg von Trauma zu Triumph zurückgelegt. Sie hat entdeckt, wie sie ihre Erfahrungen mit der menschlichen Grausamkeit nutzen kann, um vielen anderen Menschen Kraft zu geben – angefangen bei Armeeangehörigen, wie jenen an Bord der *USS Nimitz,* über Paare, die darum kämpfen, ihre Vertrautheit wiederzuerlangen, und jene, die vernachlässigt oder misshandelt wurden, bis hin zu jenen, die an Sucht oder Krankheit leiden. Von jenen, die geliebte Menschen verloren haben, bis hin zu jenen, die die Hoffnung verloren haben. Und uns alle, die wir an den alltäglichen Enttäuschungen und Herausforderungen des Lebens leiden, ermutigt ihre Botschaft, selbst Entscheidungen zu treffen, um uns von unseren Qualen zu befreien – um unser eigenes inneres Licht zu finden.

Als sie ihre Vorlesung beendet hatte, sprangen sämtliche meiner dreihundert Studenten zu einer spontanen Standing Ovation von ihren Sitzen. Danach stürmten mindestens hundert junge Männer und Frauen die kleine Bühne und reihten sich ein, um dieser außergewöhnlichen Frau zu danken und sie zu umarmen. In den vielen Jahrzehnten, die ich nun schon lehre, habe ich noch nie eine so begeisterte Studentengruppe erlebt wie an jenem Tag.

In den zwanzig Jahren, die Edie und ich nun schon zusammen arbeiten und reisen, habe ich gelernt, diese Reaktion von jedem Publikum auf der Welt zu erwarten, vor dem sie spricht. Das gilt für den »runden Tisch für Helden«, dem *Hero Round Table* in Flint, Michigan, wo wir vor einer Gruppe junger Menschen in einer Stadt sprachen, die mit großer Armut, fünfzig Prozent Arbeitslosigkeit und wachsenden Rassenkonflikten kämpft. Und das gilt auch für Budapest, die Stadt, in der viele von Edies Verwandten ums Leben gekommen sind und wo sie vor Hunderten Menschen sprach und versuchte, auf einer schwer belasteten Vergangenheit wieder aufzubauen. Ich habe es immer wieder erlebt: In Edies Anwesenheit werden die Menschen verwandelt.

Im vorliegenden Buch verwebt Dr. Eger die Geschichten über die Verwandlung ihrer Patienten mit ihrer eigenen, unvergessenen Geschichte als Auschwitz-Überlebende. Während die Geschichte ihres Überlebens genauso packend und dramatisch ist wie alle Berichte, die dazu schon geschrieben wurden, ist es nicht nur ihre Geschichte, die meine Leidenschaft geweckt hat, dieses Buch in der Welt bekannt zu machen. Es ist die Tatsache, dass Edie ihre Erfahrungen dazu benutzt, so vielen Menschen dabei zu helfen, wirkliche Freiheit zu entdecken. Und deshalb ist ihr Buch viel mehr als eine weitere Erinnerung an die Shoah, so wichtig solche Dokumente für die Vergangenheitsbewältigung auch sind. Ihr Ziel ist nichts Geringeres, als uns allen zu helfen, aus den Kerkern unserer eigenen Köpfe auszubrechen. Auf die eine oder andere Art sind wir alle mental gefangen, und Edies Mission ist es, uns zu der Erkenntnis zu verhelfen, dass wir genauso, wie wir als unsere eigenen Kerkermeister agieren, auch unsere eigenen Befreier sein können.

Wenn Edie jungen Zuhörern vorgestellt wird, nennen die Leute sie oft »die Anne Frank, die nicht gestorben ist«, denn Edie und Anne waren etwa im gleichen Alter und kamen aus ähnlichen Verhältnissen, als sie in die Lager deportiert wurden. Beide junge Frauen bewahrten ihre Unschuld und ihr Mitgefühl, die sie trotz der Grausamkeit und der Verfolgung, die sie erleben mussten, an das grundsätzlich Gute im Menschen glauben ließen. Natürlich hatte Anne Frank, als sie ihr Tagebuch schrieb, das unsägliche Elend in den Lagern noch vor sich, und das macht Edies Erkenntnisse als Überlebende und als Klinikerin (sowie als Urgroßmutter!) besonders bewegend und fesselnd.

Dr. Egers Buch enthüllt sowohl die dunkelste Seite des Bösen als auch die unbeugsame Stärke des menschlichen Geistes im Angesicht des Bösen. Aber es macht auch noch etwas anderes. Am besten lässt sich Edies Buch vielleicht mit einer anderen Erinnerung an die Shoah vergleichen: Mit Viktor Frankls brillantem Klassiker *…trotzdem Ja zum Leben sagen.*

Dr. Eger teilt Frankls Profundität und sein tiefes Wissen über Humanität, fügt dem aber noch die Wärme und Vertrautheit einer langjährigen Klinikärztin hinzu. Viktor Frankl stellt die Psychologie von Gefangenen vor, die mit ihm in Auschwitz waren. Dr. Eger bringt uns die Psychologie der Freiheit nahe.

Im Rahmen meiner eigenen Arbeit habe ich mich ausführlich mit den psychologischen Grundlagen negativer Arten gesellschaftlicher Einflussnahme beschäftigt. Ich wollte die Mechanismen verstehen, aufgrund derer wir uns anpassen und gehorchen und selbst dann in Situationen ausharren, wenn wir Frieden und Gerechtigkeit nur erlangen können, wenn wir einen anderen Weg wählen: wenn wir heldenhaft handeln. Edie hat mir geholfen zu erkennen, dass Heldentum nicht nur das Vorrecht derjenigen ist, die außerordentliche Taten vollbringen oder impulsiv Risiken auf sich nehmen, um sich selbst oder andere zu beschützen – obgleich Edie beides getan hat. Heldentum ist vielmehr eine Geisteshaltung oder ein Akkumulieren unserer persönlichen und sozialen Gewohnheiten. Es ist eine Art zu sein. Und es ist eine besondere Art, uns zu sehen. Um ein Held zu sein, ist es notwendig, an wichtigen Kreuzungspunkten unseres Lebens aktiv den Versuch zu unternehmen, Ungerechtigkeiten zu thematisieren oder einen positiven Wandel auf der Welt herbeizuführen. Um ein Held zu sein, bedarf es großen, moralischen Mutes. Und in jedem von uns wohnt ein Held, der nur darauf wartet, in Aktion zu treten. Wir sind alle »Helden in Ausbildung«. Unsere Ausbildung zum Helden ist das Leben, sind die täglichen Begebenheiten, die es uns ermöglichen, das zu tun, was einen Helden ausmacht: täglich gute Taten vollbringen; Mitgefühl ausstrahlen, was mit Selbstmitgefühl beginnt; das

Beste aus anderen und aus uns herausholen; Liebe bewahren, auch in unseren schwierigsten Beziehungen; die Kraft unserer mentalen Freiheit loben und ausüben. Edie ist eine Heldin – und noch mehr als das, denn sie lehrt jeden von uns, zu wachsen und sinnvolle und anhaltende Veränderungen in uns selbst zu bewirken, in unseren Beziehungen und in unserer Welt.

Vor zwei Jahren reisten Edie und ich zusammen nach Budapest, in die Stadt, in der ihre Schwester lebte, als die Nazis begannen, ungarische Juden zusammenzutreiben. Wir besuchten eine jüdische Synagoge, deren Innenhof ein Denkmal für den Holocaust ist, an den Wänden Fotos aus der Zeit vor, während und nach dem Krieg. Wir besuchten das Denkmal »Schuhe am Donauufer« zum Gedenken an die Menschen – darunter auch Familienmitglieder von Edie –, die im Zweiten Weltkrieg von den Militaristen der faschistischen Pfeilkreuzler ermordet wurden: Man hat sie gezwungen, sich ans Ufer zu stellen und die Schuhe auszuziehen. Dann wurden sie erschossen, ihre Körper fielen ins Wasser und wurden von der Strömung davongetragen. Die Vergangenheit war fühlbar an diesem Ort.

Im Lauf des Tages wurde Edie immer stiller. Ich fragte mich, ob es nach dieser emotionalen Reise, die mit Sicherheit schmerzliche Erinnerungen heraufbeschworen hatte, für sie schwierig sein würde, am selben Abend vor sechshundert Zuhörern zu sprechen. Aber als sie auf die Bühne kam, leitete sie ihren Vortrag nicht mit einer Geschichte über Angst, Trauma oder Entsetzen ein, dem Thema, das unser Besuch für sie vermutlich allzu deutlich hatte aufleben lassen. Sie begann mit einer Geschichte über Freundlichkeit, über eine alltägliche Heldentat, die es, wie sie uns erinnerte, sogar in der Hölle gab. »Ist es nicht erstaunlich?«, sagte sie. »Das Schlimmste fördert das Beste in uns zutage.«

Am Ende ihrer Rede, die sie wie nach jedem Vortrag mit einem hohen Kick beendete, rief Edie ins Publikum: »Und nun lasst uns alle tanzen!« Alle Zuschauer erhoben sich. Hunderte Menschen liefen auf die Bühne. Es gab keine Musik. Aber wir tanzten. Wir tanzten, sangen, lachten, umarmten uns und feierten das unvergleichliche Fest des Lebens.

Dr. Eger gehört zur schwindenden Zahl von Überlebenden, die noch aus erster Hand Zeugnis über das Grauen in Konzentrationslagern ablegen können. Ihr Buch erzählt von der Hölle und von Traumata, die sie und andere Überlebende während des Krieges und danach durchgestanden haben. Und es ist eine weltumspannende Botschaft der Hoffnung und der Chancen für alle, die versuchen, sich von Qualen und von Leid zu befreien. Ob gefangen in schlechten Ehen, zerstörerischen Familien oder ungeliebten Jobs oder mental eingesperrt im Stacheldrahtkäfig selbstlimitierender Überzeugungen, werden Leser aus diesem Buch lernen, dass sie sich unabhängig von ihren persönlichen Lebensumständen für Lebensfreude und Freiheit entscheiden können.

Ich bin hier, und alles ist jetzt ist eine außergewöhnliche Chronik des Heldentums und der Heilung, der Widerstandskraft und des Mitgefühls, des Überlebens mit Würde, der mentalen Belastbarkeit und moralischen Courage. Wir alle können aus Dr. Egers beeindruckenden Fällen und aus ihrer packenden persönlichen Geschichte lernen, Heilung für unser eigenes Leben zu finden.

San Francisco, Kalifornien
Januar 2017

Phil Zimbardo, Psychologe und emeritierter Professor an der Stanford University, hat das berühmte Stanford-Gefängnis-Experiment durchgeführt (1971) und ist Autor vieler beachtenswerter Bücher, unter ihnen Der Luzifer Effekt: Die Macht der Umstände und die Psychologie des Bösen *(2007), New-York-Times-Bestseller und Gewinner des William-James-Preises. Er ist Gründer und Vorsitzender des* Heroic Imagination Projects.

TEIL I

GEFÄNGNIS

EINFÜHRUNG

Ich hatte mein Geheimnis, und mein Geheimnis hatte mich

Ich wusste nichts von der geladenen Waffe unter seinem Hemd, aber in dem Moment, in dem Hauptmann Jason Fuller an einem Tag im Sommer 1980 meine Praxis in El Paso betrat, spürte ich einen Kloß im Hals und ein Kribbeln im Nacken. Im Krieg hatte ich gelernt, Gefahren zu erahnen, noch bevor ich erklären konnte, was der Grund für mein mulmiges Gefühl war.

Jason war hochgewachsen, mit der sehnigen Figur eines Athleten, doch sein Körper war so steif, dass er eher marionettenhaft als menschlich wirkte. Seine blauen Augen waren abwesend, sein Kinn wie festgezurrt, und er wollte – oder konnte – nichts sagen. Ich steuerte ihn zur weißen Couch in meiner Praxis. Er saß angespannt da und presste die Fäuste auf die Knie. Ich hatte Jason noch nie gesehen und keine Vorstellung, was seinen katatonischen Zustand ausgelöst hatte. Er saß kaum eine Armlänge von mir entfernt, seine Seelenqual war offensichtlich, und doch war er weit weg, verloren. Anscheinend bemerkte er nicht einmal meinen silbernen Königspudel Tess, der wachsam neben meinem Schreibtisch stand – die zweite lebende Statue im Raum.

Ich holte tief Luft und überlegte, wie ich beginnen sollte. Manchmal beginne ich eine erste Sitzung damit, dass ich mich vorstelle und kurz über meine Vergangenheit und meine Herangehensweise spreche. Manchmal komme ich direkt auf den Punkt und identifiziere und untersuche die Gefühle, die den Patienten in meine Praxis geführt haben. Bei Jason hielt ich es für wichtig, ihn nicht mit zu vielen Informationen zu überfordern oder ihn zu bitten, sich zu schnell zu öffnen. Er hatte vollkommen dichtgemacht. Ich musste einen Weg finden, ihm die Sicherheit und die Zugewandtheit zu vermitteln, die er brauchte, um das Risiko einzugehen, mir das zu zeigen, was er so sorgsam verborgen hielt. Und ich musste auf die Warnsignale meines Körpers achten, ohne zuzulassen, dass mein siebenter Sinn für Gefahr meine Fähigkeit zu helfen überlagerte.

»Wie kann ich Ihnen von Nutzen sein?«, fragte ich.

Er gab keine Antwort. Er blinzelte nicht einmal. Er erinnerte mich an eine zu Stein verwandelte Figur in einer Sage oder einem Volksmärchen. Welcher Zauberspruch konnte ihn wohl erlösen?

»Warum jetzt?«, fragte ich. Das war meine Geheimwaffe. Die Frage, die ich meinen Patienten bei ihrem ersten Besuch immer stelle. Ich muss wissen, was sie motiviert, sich zu ändern. Warum wollen sie ausgerechnet heute mit mir zu arbeiten anfangen? Warum ist heute anders als gestern oder letzte Woche oder letztes Jahr? Warum ist heute anders als morgen? Manchmal schieben uns unsere Seelenqualen, und manchmal zieht uns unsere Hoffnung. Mit »Warum jetzt?« stellen wir nicht nur eine Frage – wir fragen nach allem.

Eines seiner Augen zuckte und schloss sich kurz. Aber er sagte nichts.

»Erzählen Sie mir, weshalb Sie hier sind«, ermunterte ich ihn abermals.

Er sagte immer noch nichts.

Mein Körper spannte sich an, als eine Welle der Ungewissheit über ihn hinwegrollte und ich mir des heiklen und wichtigen Scheidewegs bewusst wurde, an dem wir uns befanden: zwei Menschen, die einander gegenübersaßen, beide angreifbar, beide bereit zum Risiko, eine Seelenqual zu benennen und einen Weg zur Heilung zu finden. Jason war nicht auf dem üblichen Weg zu mir überwiesen worden. Anscheinend hatte er sich aus eigenem Antrieb entschlossen, meine Praxis aufzusuchen. Aber ich wusste aus meiner eigenen klinischen und persönlichen Erfahrung, dass selbst dann, wenn jemand sich entschließt, Heilung zu finden, es sein kann, dass die Blockade sich noch über Jahre hinzieht.

Falls es mir nicht gelingen sollte, zu ihm durchzudringen, hatte ich angesichts der ernsten Symptome, die er aufwies, nur die Wahl, ihn an meinen Kollegen Dr. Harold Kolmer, Chefpsychiater am William Beaumont Army Medical Center, zu verweisen, wo ich meine Doktorarbeit gemacht hatte. Er würde Jasons Katatonie diagnostizieren, ihn stationär aufnehmen und ihm vermutlich Haldol oder ein anderes antipsychotisches Medikament verabreichen. Ich stellte mir Jason mit immer noch glasigen Augen in einem Krankenhauskittel vor, sein Körper nun vollends von Muskelkrämpfen blockiert und geplagt, die oft als Folge der gegen Psychosen eingesetzten Medikamente auftreten. Ich vertraue der Expertise meiner Kollegen in der Psychiatrie voll und ganz, und ich bin für die medikamentöse Behandlung dankbar, die Leben rettet. Aber ich wehre mich gegen eine voreilige stationäre Behandlung, solange noch die Chance auf eine erfolgreiche therapeutische Intervention besteht. Hätte ich Jason einen stationären Aufenthalt mit medizinischer Behandlung empfohlen, ohne vorher andere Optionen erwogen zu haben, stand zu befürchten, dass er die eine Starre gegen eine andere eintauschte, starre Gliedmaßen gegen unwillkürliche Dyskinäsie-Bewegungen – unkoordinierte, ruckartige Abläufe wiederkehrender Tics und Bewegungen, wenn das Nervensystems das Signal an den Körper schickt, sich zu bewegen, ohne dass das Gehirn den Befehl dazu gibt. Seine Qualen, was immer sie ausgelöst haben mochte, konnten von den Medikamenten stummgeschaltet, aber nicht behoben werden. Er mochte sich besser fühlen oder auch weniger empfinden – was wir oft als Besserung missverstehen –, aber er wäre nicht geheilt.

Was jetzt?, fragte ich mich, während die Minuten sich endlos dahinschleppten und Jason stocksteif auf meiner Couch saß – freiwillig zwar, aber immer noch eingekerkert. Ich hatte nur eine Stunde zur Verfügung. Nur eine Chance. Konnte ich zu ihm durchdringen? Konnte ich ihm helfen, sein Potenzial für Gewalt aufzulösen, die Gewalt, die ich so deutlich spürte wie die Luft der Klimaanlage auf meiner Haut? Konnte ich ihm helfen zu erkennen, dass er unabhängig von seinem Problem oder seiner Qual den Schlüssel zu seiner eigenen Freiheit bereits in Händen hielt? Damals konnte ich noch nicht wissen, dass Jason, falls ich an ebenjenem Tag nicht zu ihm durchgedrungen wäre, ein viel schlimmeres Schicksal als ein Krankenzimmer ereilt hätte – ein Leben in einem wirklichen Gefängnis und dort vermutlich im Todestrakt. Damals wusste ich nur, dass ich es versuchen musste.

Als ich Jason betrachtete, war mir klar, dass ich keine gefühlsbetonte Sprache wählen durfte, wenn ich ihn erreichen wollte; ich musste eine Sprache wählen, die einem Armeeangehörigen angenehmer und vertrauter ist. Ich würde Befehle erteilen. Ich spürte, dass es nur eine Hoffnung gab, seine Sperre zu lösen: Ich musste seinen Kreislauf in Schwung bringen.

»Wir gehen spazieren«, sagte ich. Ich fragte nicht. Ich gab ihm den Befehl. »Wir werden mit Tess in den Park gehen, Hauptmann Fuller. Jetzt sofort.«

Panik huschte über sein Gesicht. Da war eine Frau, eine Fremde mit ausgeprägtem ungarischen Akzent, die ihm sagte, was er zu tun hatte. Ich sah, wie er um sich blickte und sich fragte: »Wie komme ich hier raus?« Aber er war ein guter Soldat. Er stand auf.

»Ja, Ma'am«, sagte er. »Ja, Ma'am.«

Schon bald sollte ich den Ursprung von Jasons Trauma entdecken, und er sollte entdecken, dass wir trotz unserer offensichtlichen Unterschiede auch vieles gemeinsam hatten. Wir hatten beide Gewalterfahrung. Und wir wussten beide, wie es sich anfühlte zu erstarren. Auch ich trug eine Wunde mit mir herum, einen Schmerz, so abgrundtief, dass ich viele Jahre überhaupt nicht darüber sprechen konnte. Mit niemandem.

Meine Vergangenheit verfolgte mich noch immer; ein banges, benommenes Gefühl, immer, wenn ich Sirenen hörte, schwere Schritte oder laute Männerstimmen. Das ist ein Trauma, hatte ich gelernt: ein fast ständiges Gefühl im Bauch, dass etwas nicht stimmt oder dass gleich etwas Schreckliches passiert, automatische Angstreaktionen in meinem Körper, die mich auffordern, wegzurennen, Schutz zu suchen oder mich vor der allgegenwärtigen Gefahr zu verstecken. Mein Trauma kann bei alltäglichen Ereignissen immer noch aufleben. Ein plötzlicher Anblick, ein bestimmter Geruch kann mich in die Vergangenheit versetzen. An dem Tag, an dem ich Hauptmann Fuller kennenlernte, war es mehr als dreißig Jahre her, seit ich aus dem Konzentrationslager des Holocaust befreit worden war. Heute sind mehr als siebzig Jahre vergangen. Was geschehen ist, kann niemals vergessen und niemals geändert werden. Aber im Lauf der Zeit habe ich gelernt, dass ich selbst entscheiden kann, wie ich auf die Vergangenheit reagiere. Ich kann mich elend fühlen, oder ich kann hoffnungsvoll sein – ich kann niedergeschlagen sein oder glücklich. Diese Wahl haben wir immer, diese Möglichkeit der Kontrolle. *Ich bin hier, und alles ist jetzt*, das habe ich gelernt, mir immer wieder vorzusagen, bis das panische Gefühl allmählich abebbt.

Immer wieder stoße ich auf Ratschläge wie diesen: Wenn dich etwas stört oder ängstigt, dann sieh nicht hin. Beschäftige dich nicht damit. Geh ihm aus dem Weg. Und so verweigern wir uns vergangenen Verletzungen und Entbehrungen oder aktuellen Unannehmlichkeiten und Konflikten. Einen großen Teil meines Erwachsenenlebens war ich davon ausgegangen, dass ich die Gegenwart nur durchstehen konnte, wenn ich die Vergangenheit und ihre Schrecknisse unter Verschluss hielt. In meinen ersten Jahren als Immigrantin in Baltimore in den 1950er-Jahren wusste ich nicht einmal, wie man Auschwitz auf Englisch ausspricht. Und selbst wenn ich es gewusst hätte, hätte ich nicht erzählen wollen, dass ich dort gewesen bin. Ich wollte kein Mitleid. Ich wollte nicht, dass jemand es wusste.

Ich wollte nichts weiter als ein waschechter Yankee sein. Und akzentfrei Englisch sprechen. Und die Vergangenheit totschweigen. Aus meiner Sehnsucht heraus, dazuzugehören, aus meiner Angst heraus, die Vergangenheit könnte mich überwältigen, setzte ich alles daran, meine schlimmen Erlebnisse unter Verschluss zu halten. Ich hatte noch nicht erkannt, dass mein Schweigen und meine Sehnsucht nach Akzeptanz – beides gegründet auf Furcht – eine Art Flucht vor mir selbst waren. Und dadurch, dass ich beschlossen hatte, mich nicht mit der Vergangenheit und mit mir selbst auseinanderzusetzen, hatte ich auch Jahrzehnte nach meiner eigentlichen Befreiung beschlossen, immer noch nicht frei zu sein. Ich hatte mein Geheimnis, und mein Geheimnis hatte mich.

Der katatonische Armeeangehörige, der unbeweglich auf meiner Couch saß, erinnerte mich an das, was ich irgendwann entdeckt hatte: Wenn wir unsere Wahrheiten und Geschichten dazu verdammen, verborgen zu bleiben, dann können unsere Geheimnisse selbst zum Trauma, zu unserem Gefängnis werden. Denn statt unsere Qualen zu verringern, geschieht Folgendes: Wenn wir uns die Möglichkeit versagen, anzunehmen, was immer es sein mag, dann wird es sich als genauso ausbruchssicher wie Gefängnismauern und stählerne Gitter erweisen. Wenn wir uns nicht zugestehen, unsere Verluste, Wunden und Enttäuschungen zu betrauern, sind wir dazu verurteilt, sie immer neu zu durchleben.

Freiheit finden wir nur, wenn wir lernen, das Geschehene anzunehmen. Freiheit bedeutet, dass wir den Mut aufbringen müssen, das Gefängnis Stein für Stein abzureißen. Schlimme Dinge, das ist leider so, passieren jedem von uns. Das ist nicht zu ändern. Wenn Sie Ihre Geburtsurkunde ansehen: Steht da etwa, dass Ihr Leben einfach sein wird? Nein. Aber so viele von uns verheddern sich in einem Trauma oder einer Trauer, unfähig, das Leben in seiner Fülle zu genießen. Das können wir ändern.

Kürzlich wartete ich am Kennedy Airport auf meinen Heimflug nach San Diego und studierte die Gesichter aller

Vorbeikommenden. Das, was ich sah, bewegte mich tief. Ich sah Langeweile, Wut, Anspannung, Sorge, Verwirrung, Entmutigung, Enttäuschung, Traurigkeit und, was mich am meisten beunruhigte: Leere. So wenig Freude und lachende Gesichter zu sehen, machte mich traurig. Selbst die langweiligsten Augenblicke in unserem Leben sind Gelegenheiten, Hoffnung, Auftrieb, Glück zu erfahren. Alltagsleben ist auch Leben. Und auch qualvolles und anstrengendes Leben ist Leben. Warum strengen wir uns so oft an, uns lebendig zu fühlen, oder weigern uns, das Leben in seiner Fülle zu spüren? Warum ist es eine solche Herausforderung, Leben ins Leben zu bringen?

Sollten Sie mich nach der häufigsten Diagnose bei den Menschen, die ich behandle, fragen, würde ich nicht Depression oder Posttraumatische Belastungsstörung an die erste Stelle setzen. Obgleich diese Beschwerden unter den Patienten, die ich kennenlernte, die ich mochte und denen ich den Weg in die Freiheit wies, nur allzu üblich sind. Nein, ich würde sagen, es ist Hunger. Wir sind hungrig. Wir sind hungrig nach Anerkennung, Zuwendung, Zuneigung. Wir sind hungrig nach der Freiheit, das Leben anzunehmen, hungrig danach, uns wirklich zu kennen und wir selbst zu sein.

Meine eigene Suche nach Freiheit und meine jahrelange Erfahrung als approbierte klinische Psychologin haben mich gelehrt, dass Leid universell ist. Aber unsere Opferrolle ist selbstgemacht. Es gibt einen Unterschied zwischen Viktimisierung und Opferrolle. Im Lauf unseres Lebens ist es gut möglich, dass wir alle auf die eine oder andere Weise viktimisiert werden. Irgendwann werden wir aufgrund von Begleitumständen, Menschen oder Institutionen, über die wir wenig oder keine Kontrolle haben, an einem Kummer, einem

Schicksalsschlag oder an einem Missstand leiden. Das ist das Leben. Und das ist Viktimisierung. Sie kommt von außen. Es ist der Rüpel aus der Nachbarschaft, der Chef, der tobt, der Ehepartner, der schlägt, der geliebte Mensch, der betrügt, das diskriminierende Gesetz oder der Unfall, der uns ins Krankenhaus bringt.

Im Gegensatz dazu kommt die Opferrolle von innen. Niemand außer Ihnen selbst kann Sie zu einem Opfer machen. Wir werden zum Opfer nicht durch das, was uns passiert, sondern dann, wenn wir an unserer Viktimisierung festhalten. Wir entwickeln eine Opfermentalität – eine Art, zu denken und zu sein, die unbeugsam ist, anklagend, pessimistisch, in der Vergangenheit festgefahren, unversöhnlich, strafend und ohne gesunde Beschränkungen oder Grenzen. Wenn wir beschließen, in den Mauern unserer Opfermentalität zu bleiben, werden wir zu unserem eigenen Kerkermeister.

Eines möchte ich unbedingt klarstellen: Wenn ich über Opfer und Kämpfernaturen spreche, schiebe ich den Opfern keine Schuld zu, denn so viele von ihnen hatten nie eine Chance. Ich könnte niemals diejenigen Menschen beschuldigen, die auf direktem Weg in die Gaskammern geschickt wurden oder die auf ihrer Pritsche starben, auch nicht diejenigen, die sich in die elektrisch geladenen Stacheldrahtzäune warfen. Ich trauere um alle Menschen, die dazu verurteilt sind, in einer Welt von Gewalt und Zerstörung zu leben. Ich lebe dafür, anderen angesichts der unterschiedlichsten Schicksalsschläge den Rücken zu stärken.

Ich möchte auch sagen, dass Leiden nicht hierarchisch eingeordnet werden kann. Es gibt nichts, was mein Leid schlechter oder besser macht als ein anderes, kein Diagramm, mit dem wir die relative Bedeutung eines Kummers versus eines anderen darstellen könnten. Manchmal höre ich: »Momentan setzt mir mein Leben ziemlich zu, aber ich darf mich nicht beklagen: Es ist nicht *Auschwitz*.« Ein solcher Vergleich kann uns dazu bringen, unseren eigenen Kummer zu bagatellisieren oder kleinzureden. Um eine Kämpfernatur, ein starker Mensch zu sein, ist es erforderlich, das, was war, und das, was ist, ohne Wenn und Aber zu akzeptieren. Wenn wir unsere Seelenqualen schmälern oder uns dafür bestrafen, dass wir uns verloren oder isoliert fühlen, oder wenn wir uns vor den Herausforderungen in unserem Leben ängstigen, egal, wie marginal diese Herausforderungen anderen auch erscheinen mögen, dann treffen wir immer noch die Wahl, Opfer zu sein. Wir erkennen unsere Alternativen nicht. Wir richten über uns. Ich möchte nicht, dass Sie meine Geschichte hören und sagen: »Mein eigener Kummer ist weniger bedeutend.« Ich möchte, dass Sie meine Geschichte hören und sagen: »Wenn sie das schafft, dann schaffe ich das auch!«

Einmal hatte ich an einem Vormittag direkt hintereinander zwei Patientinnen, beide Mütter in den Vierzigern. Die erste Frau hatte eine Tochter, die an Hämophilie litt und im Sterben lag. Die Mutter weinte fast die ganze Sitzung lang und fragte mich, wie Gott ihr nur das Leben ihres Kindes nehmen konnte. Mir tat die Frau unendlich leid – sie widmete ihr Leben ausschließlich der Pflege ihrer Tochter, und der bevorstehende Verlust setzte ihr schrecklich zu. Sie war wütend, sie trauerte, und sie wusste nicht, ob sie diesen Schicksalsschlag würde ertragen können.

Meine nächste Patientin kam direkt aus dem Country Club, nicht aus dem Krankenhaus. Auch sie weinte fast die ganze Stunde lang. Sie ärgerte sich, weil ihr soeben gelieferter Cadillac nicht den richtigen Gelbton hatte. Oberflächlich betrachtet, schien ihr Problem lächerlich, besonders im Vergleich zu den Seelenqualen, die meine vorhergehende Patientin wegen ihres sterbenden Kindes litt. Aber ich wusste genug von meiner Patientin, um zu verstehen, dass die Tränen der Enttäuschung ob der Farbe ihres Autos in Wahrheit Tränen der Enttäuschung über andere, wichtigere Dinge waren, die sich in ihrem Leben nicht wie erhofft entwickelt hatten: eine einsame Ehe, ein Sohn, der zum wiederholten Mal von einer Schule verwiesen wurde, die Erwartungen an eine Karriere, die sie aufgegeben hatte, um mehr Zeit für ihren Ehemann und ihr Kind zu haben. Oft stehen die kleinen Ärgernisse in unserem Leben symbolisch für die größeren Enttäuschungen. Die scheinbar unbedeutenden Sorgen stehen stellvertretend für größere Seelenqualen.

An jenem Tag wurde mir klar, wie viel meine beiden Patientinnen, die auf den ersten Blick so unterschiedlich erschienen, miteinander und mit allen Menschen gemeinsam hatten. Beide Frauen reagierten auf eine Situation, die sie nicht kontrollieren konnten, in der ihre Erwartungen auf den Kopf gestellt wurden. Beide haderten und litten, weil etwas nicht so war, wie sie es sich wünschten oder erwarteten; sie versuchten das, was war, mit dem in Einklang zu bringen, was hätte sein sollen. Die Qualen, die beide Frauen litten, waren echt. Beide Frauen waren in der menschlichen Tragödie verstrickt, dass wir uns in Situationen wiederfinden, die wir nicht haben kommen sehen, in denen wir uns nun überfordert fühlen und mit denen wir nicht umgehen können. Beide Frauen verdienten mein Mitgefühl. Beide hatten das Potenzial, Heilung zu finden. Beide Frauen hatten die Wahl – wie wir alle –, sich für Sichtweisen und Aktionen zu entscheiden, die sie von einem Opfer zu einem Kämpfer machen würden, selbst wenn die Begleitumstände, mit denen sie umgehen mussten, sich nicht änderten. Menschen, die Schicksalsschläge überwunden haben, haben nicht die Zeit, zu fragen: »Warum ich?« Für sie ist die einzig relevante Frage: »Was jetzt?«

Ob Sie sich im Frühling, im Sommer oder im Spätherbst Ihres Lebens befinden, ob Sie tiefes Leid gesehen haben oder sich gerade erst jetzt damit auseinandersetzen müssen, ob sie sich zum ersten Mal verlieben oder im Alter Ihren Lebenspartner verlieren, ob Sie sich gerade von einem tiefen Einschnitt in Ihrem Leben erholen oder einfach hier und da etwas ändern wollen, um mehr Freude in Ihr Leben zu bringen: Ich würde Ihnen gerne helfen, einen Weg zu finden, aus dem Konzentrationslager in Ihrem Kopf auszubrechen und die Person zu werden, die Sie sein möchten. Ich würde Ihnen sehr gern helfen, sich von der Vergangenheit zu befreien, von Misserfolgen und Ängsten, von Wut und Fehlern, von Reue und unverarbeiteter Trauer – und frei zu sein, das rauschende Fest des Lebens in vollen Zügen zu genießen. Wir können uns kein Leben ohne Leid aussuchen. Aber wir können uns aussuchen, dass wir frei sein wollen, dass wir die Vergangenheit hinter uns lassen, egal, was uns zustößt, und dass wir das Mögliche wagen. Ich lade Sie ein, die Entscheidung zu treffen, frei zu sein.

Wie die *challah*, das Brot, das meine Mutter immer zum Sabbatmahl gebacken hat, enthält auch dieses Buch drei Stränge: die Geschichte meines Überlebens, die Geschichte meiner eigenen Heilung und die Geschichten über die wunderbaren Menschen, denen ich den Weg in die Freiheit weisen durfte. Die dabei gemachten Erfahrungen habe ich so wiedergegeben, wie ich sie am besten erinnere. Die Patientengeschichten sind insofern detailgenau, als sie den Kern der Erlebnisse betreffen, doch habe ich alle Namen und Details, die auf einzelne Personen hinweisen könnten, verändert und in manchen Fällen Patientengeschichten zusammengefasst, in denen ähnliche Herausforderungen zu bewältigen waren. Was folgt, ist die Geschichte von Wahlmöglichkeiten, von großen und kleinen, die uns vom Trauma zum Triumph führen können, von Dunkelheit zum Licht, von Gefangenschaft zur Freiheit.

KAPITEL 1

Die vier Fragen

Wenn ich mein ganzes Leben zu einem Moment destillieren könnte, zu einem einzigen Standbild, dann wäre es dieses: drei Frauen in dunklen Wollmänteln warten Arm in Arm in einem tristen Hof. Sie sind erschöpft. Ihre Schuhe sind staubbedeckt. Sie stehen in einer langen Kolonne.

Die drei Frauen sind meine Mutter, meine Schwester Magda und ich. Dies ist unser letzter gemeinsamer Augenblick. Das wissen wir nicht. Wir weigern uns, an so etwas zu denken. Oder wir sind zu ausgelaugt, um überhaupt darüber nachzudenken, was auf uns wartet. Es ist ein Augenblick der Trennung – der Mutter von den Töchtern, von dem Leben, wie es gewesen ist, von all dem, was danach kommen wird. Und doch kann nur der Rückblick ihm diese Bedeutung beimessen.

Ich sehe uns drei von hinten, so, als stünde ich direkt hinter uns in der Kolonne. Warum zeigt mir die Erinnerung den Hinterkopf meiner Mutter, nicht aber ihr Gesicht? Ihr langes Haar ist sorgfältig zu Zöpfen geflochten und auf dem Kopf festgesteckt. Magdas hellbraune Wellen berühren ihre Schulter. Mein dunkles Haar ist unter einem Tuch verborgen. Meine Mutter steht in der Mitte, und Magda und ich lehnen uns beide zu ihr. Es ist unmöglich zu erkennen, ob wir es sind, die unsere Mutter stützen, oder umgekehrt, ob ihre Kraft die Säule ist, die Magda und mich stützt.

Dieser Augenblick markiert eine Schwelle zu den größten Verlusten meines Lebens. Sieben Jahrzehnte lang bin ich immer wieder zu diesem Bild von uns dreien zurückgekehrt. Ich habe es genau studiert, als könnte ich, wenn ich nur genau genug hinsähe, etwas Kostbares wiederentdecken. Als könnte ich das Leben wiedergewinnen, das diesem Moment vorausgeht, das Leben, das vor dem Verlust war. Als ob es so etwas gäbe.

Ich bin zurückgekommen, damit ich ein wenig länger in dieser Zeit verweilen kann, in der unsere Arme untergehakt sind und wir zueinander gehören. Ich sehe unsere abfallenden Schultern. Den Staub, der an den Säumen unserer Mäntel haftet. Meine Mutter. Meine Schwester. Mich. Unsere Kindheitserinnerungen sind oft Fragmente, kurze Augenblicke oder Begebenheiten, die zusammengenommen das Tagebuch unseres Lebens bilden. Sie sind alles, was uns geblieben ist, um die Geschichte zu verstehen, die wir uns jetzt darüber erzählen, wer wir sind.

Schon vor dem Augenblick unserer Trennung ist meine intimste Erinnerung an meine Mutter von Kummer und Verlust gezeichnet, obwohl ich sie in Ehren halte. Wir sind allein in der Küche, in der sie den übrig gebliebenen Strudel verpackt, den sie aus dem Teig gebacken hat, den sie mit der Hand geschnitten und wie ein schweres Tuch auf dem Esstisch ausgezogen hat. »Lies mir vor«, sagt sie, und ich hole das abgegriffene Exemplar von *Vom Winde verweht* von ihrem Nachtkästchen. Wir sind schon einmal ganz durch damit. Jetzt haben wir wieder von vorn angefangen. Ich halte über der geheimnisvollen Inschrift in englischer Sprache auf der Titelseite des übersetzten Buches inne. Es ist die Handschrift eines Mannes, jedoch nicht die meines Vaters. Alles, was meine Mutter dazu sagen will, ist, dass das Buch ein Geschenk von einem Mann ist, den sie vor meinem Vater gekannt hatte, als sie im Außenministerium arbeitete.

Wir sitzen neben dem Holzofen auf Stühlen mit geraden Lehnen. Ich lese diesen Erwachsenenroman flüssig, obwohl ich erst neun bin. »Ich bin froh, dass du wenigstens Köpfchen hast, wenn du schon nach nichts aussiehst«, hat sie mir mehr als einmal gesagt – ein Kompliment mit eingebauter Kritik. Sie kann manchmal sehr grob zu mir sein. Aber ich genieße diese Zeit. Wenn wir gemeinsam lesen, brauche ich sie nicht mit jemand anderem zu teilen. Ich versenke mich in die Worte und die Geschichte und das Gefühl, mit ihr allein auf der Welt zu sein. Scarlett kehrt bei Kriegsende nach Tara zurück, nur um dort zu erfahren, dass ihre Mutter tot und ihr Vater vor Kummer verwirrt ist. »*So wahr Gott mein Zeuge ist*«, sagt Scarlett, »*ich werde nie wieder Hunger leiden.*« Meine Mutter hat die Augen geschlossen und lehnt den Kopf an die Stuhllehne. Ich möchte auf ihren Schoß krabbeln. Ich möchte meinen Kopf an ihre Brust lehnen. Ich möchte, dass sie mein Haar mit den Lippen berührt.

»Tara…«, sagt sie. »Amerika, ja, das ist ein Land, das ich gern sehen würde.« Ich wünschte, sie spräche meinen Namen mit derselben Zärtlichkeit aus, die sie für ein Land empfindet, in dem sie noch nie gewesen ist. Alle Gerüche in der Küche meiner Mutter sind für mich mit dem Drama von Hunger und Festessen vermischt – immer, sogar beim Festessen, diese Sehnsucht. Ich weiß nicht, ob die Sehnsucht ihre Sehnsucht ist oder die meine oder eine, die wir beide empfinden.

Wir sitzen zusammen, der Ofen bullert.

»Als ich in deinem Alter war…«, beginnt sie.

Jetzt, da sie spricht, will ich mich nicht bewegen, aus Angst, sie könnte nicht mehr weitererzählen.

»Als ich in deinem Alter war, schliefen die Babys zusammen, und meine Mutter und ich schliefen in einem Bett. Eines Morgens wachte ich auf, als mein Vater rief: ›Ilonka, weck deine Mutter auf, sie hat kein Frühstück gemacht, und meine Sachen zum Anziehen hat sie auch nicht herausgelegt.‹ Ich habe mich zu Mutter umgedreht, die neben mir unter der Bettdecke lag. Aber sie hat sich nicht bewegt. Sie war tot.«

Sie hat mir das noch nie erzählt. Ich möchte jede Einzelheit dieses Augenblicks erfahren, als eine Tochter neben einer Mutter aufwachte, die sie bereits verloren hatte. Ich möchte auch nicht hinsehen. Es ist zu schrecklich, darüber nachzudenken.

»Als sie an jenem Nachmittag beerdigt wurde, dachte ich, sie hätten sie bei lebendigem Leib in die Erde gelegt. An jenem Abend verlangte mein Vater von mir, das Abendessen für die Familie zu machen. Was ich dann auch tat.«

Ich warte auf den Rest der Geschichte. Ich warte auf die Lektion am Ende oder darauf, dass sie mich beruhigt.

»Zeit zum Schlafengehen«, das ist alles, was meine Mutter sagt. Sie bückt sich und kehrt die Asche unter den Ofen.

Schritte dröhnen über den Korridor. Ich rieche den Tabak meines Vaters, noch ehe ich die Schlüssel rasseln höre.

»Hallo, Ladys«, ruft er, »seid ihr noch wach?« Er kommt mit seinen blitzenden Schuhen, dem eleganten Anzug, seinem breiten Grinsen in die Küche, eine kleine Tüte in der Hand, die er mir mit einem Schmatz auf die Stirn überreicht. »Ich habe wieder gewonnen«, prahlt er. Immer, wenn er mit seinen Freunden Karten oder Billard spielt, teilt er den Gewinn mit mir. Heute Abend hat er ein Petit Four mit rosa Zuckerguss mitgebracht. Wäre ich meine Schwester Magda, würde meine Mutter mir die Leckerei bestimmt wegnehmen, da sie ständig um Magdas Gewicht besorgt ist, aber sie nickt mir zu, erlaubt mir, es zu essen.

Nun steht sie auf und geht vom Ofen zur Spüle. Mein Vater stellt sich ihr in den Weg, nimmt ihre Hand, will sie im Zimmer herumwirbeln. Widerwillig, und ohne zu lächeln, lässt sie es geschehen. Er zieht sie an sich, umarmt sie, eine Hand liegt auf ihrem Rücken, die andere kitzelt ihre Brust. Meine Mutter schüttelt ihn ab.

»Ich bin eine Enttäuschung für deine Mutter«, raunt mein Vater mir zu, als wir aus der Küche gehen. Will er, dass sie es hört, oder ist es ein Geheimnis, das er nur mit mir teilt? Egal, erst einmal lasse ich es so stehen und will mich später damit beschäftigen. Doch die Bitterkeit in seiner Stimme macht mir Angst. »Sie will jeden Abend in die Oper gehen und schick und kosmopolitisch leben. Aber ich bin nur ein Schneider. Ein Schneider und ein Billardspieler.«

Ich bin verwirrt von dem niedergeschlagenen Ton in seiner Stimme. Er ist in unserer Stadt bekannt und beliebt. Mit seinem verspielten Wesen und seiner guten Laune macht er stets einen zufriedenen und lebensfrohen Eindruck. Er ist ein gern gesehener Gast. Er geht mit seinen vielen Freunden aus. Er liebt das Essen. (Ganz besonders den Schinken, den er manchmal in unseren koscheren Haushalt schmuggelt und dann direkt aus dem Zeitungspapier schnabuliert, in das er eingewickelt war, immer wieder schiebt er mir Bissen von dem verbotenen Schweinefleisch in den Mund und muss sich die Vorwürfe meiner Mutter anhören, ein schlechtes Vorbild zu sein.) Seine Schneiderei wurde mit zwei Goldmedaillen ausgezeichnet. Er kann nicht nur gleichmäßige Nähte und gerade Säume nähen. Er ist ein Couture-Experte. Darüber lernte er meine Mutter kennen – sie kam in seinen Laden, weil sie ein Kleid brauchte und er ihr wärmstens empfohlen worden war. Aber eigentlich hatte er Arzt werden wollen und kein Schneider – ein Traum, den ihm sein Vater ausgeredet hatte, und ab und zu bricht die Enttäuschung bei ihm durch.

»Du bist nicht nur ein Schneider, Papa«, versichere ich ihm. »Du bist der allerbeste Schneider!«

»Und du wirst einmal die bestangezogene Lady in Košice sein«, sagt er zu mir und tätschelt mir den Kopf. »Du hast die ideale Mannequinfigur.«

Er hat sich anscheinend wieder im Griff. Er hat seine Enttäuschung wieder versteckt. Wir kommen zur Tür des Zimmers, das ich mit Magda und unserer mittleren Schwester Klara teile. Ich stelle mir vor, dass Magda gerade so tut, als säße sie über ihren Hausaufgaben, und Klara gerade Geigenharzstaub von ihrer Geige wischt. Mein Vater und ich stehen einen Augenblick länger an der Tür; keiner von uns will sich schon verabschieden.

»Ich wollte eigentlich, dass du ein Junge wirst«, sagt mein Vater. »Als du auf die Welt gekommen bist, habe ich die Tür zugeknallt. Ich war so wütend, dass wir noch ein Mädchen bekommen haben. Aber jetzt bist du die Einzige, mit der ich reden kann.« Er gibt mir einen Kuss auf die Stirn.

Ich liebe die Zuwendung meines Vaters. Wie die Zuwendung meiner Mutter ist sie kostbar … und gefährlich. Als habe die Tatsache, dass sie mich ihrer Liebe für würdig befanden, weniger mit mir als mit ihrer Einsamkeit zu tun. Als sei meine Identität nicht etwas, was ich bin oder habe, sondern nur ein Maß dafür, was jeder meiner Eltern vermisst.

»Gute Nacht, Dicuka«, sagt mein Vater schließlich. Er spricht mich mit dem Kosenamen an, den sich meine Mutter für mich ausgedacht hat. Ditzu-ka. Diese unsinnigen Silben bedeuten für mich Geborgenheit. »Sag deinen Schwestern, dass jetzt Schlafenszeit ist.«

Als ich ins Zimmer komme, begrüßen Magda und Klara mich mit dem Lied, das sie für mich gedichtet haben. Sie haben es komponiert, als ich drei war und nach einem misslungenen medizinischen Eingriff auf einem Auge schielte. »Du bist so hässlich, du bist so mickrig«, singen sie. »Du findest nie 'nen Mann.« Seit dem Vorfall halte ich immer den Kopf gesenkt, wenn ich auf der Straße gehe, damit ich nicht sehen muss, wie die Leute mein schiefes Gesicht anstarren. Ich habe noch nicht gelernt, dass das Problem nicht darin besteht, dass meine Schwestern mich mit einem fiesen Lied verspotten; das Problem besteht darin, dass ich ihnen glaube. Ich bin so überzeugt davon, minderwertig zu sein, dass ich mich niemals mit meinem Namen vorstelle. Ich sage nie zu den Leuten: »Ich bin Edie.« Klara ist ein Wunderkind an der Geige. Schon mit fünf Jahren konnte sie das Violinkonzert von Mendelssohn spielen. »Ich bin Klaras Schwester«, sage ich.

Aber heute Abend weiß ich etwas, was sie nicht wissen. »Mamas Mama war genauso alt wie ich, als sie gestorben ist«, verrate ich ihnen. Ich bin mir der besonderen Bedeutung, des Privilegs dieser Information so sicher, dass mir überhaupt nicht in den Sinn kommt, dass es für meine Schwestern Schnee von gestern sein könnte und ich nicht die Erste, sondern die Letzte bin, die es erfahren hat.

»Was du nicht sagst«, sagt Magda mit einem so offensichtlichen Sarkasmus, dass es sogar mir auffällt. Sie ist fünfzehn, vollbusig, mit sinnlichen Lippen, welligem Haar. Sie ist der Spaßvogel in unserer Familie. Als wir jünger waren, zeigte sie mir, wie man Weintrauben aus unserem Schlafzimmerfenster direkt in die Kaffeetassen der Gäste fallen lassen konnte, die unten auf der Terrasse saßen. Ich werde es ihr bald nachmachen und meine eigenen Spiele erfinden; bis es aber so weit ist, wird es um andere Einsätze gehen. Meine Freundin und ich werden uns in der Schule oder auf der Straße an die Jungs ranmachen: »Treffen wir uns um vier an der Uhr auf dem Platz?«, werden wir flöten und mit den Wimpern klimpern. Sie werden kommen, sie kommen immer, manchmal aufgeregt, manchmal schüchtern, immer in siegessicherer Erwartung. Im Schutz meines Zimmers werden meine Freundin und ich uns dann ans Fenster stellen und zusehen, wie die Jungs nach und nach eintrudeln.

»Hör auf, sie ständig aufzuziehen«, blafft Klara jetzt Magda an. Sie ist jünger als Magda, aber sie will mir beistehen, mich beschützen. »Du kennst doch das Foto über dem Piano, oder?«, sagt sie zu mir. »Das, mit dem Mama immer redet? Das ist ihre Mutter.« Ich kenne das Bild, von dem sie spricht. An jedem Tag meines Lebens gehe ich daran vorbei. »Hilf mir, hilf mir«, klagt unsere Mutter immer vor dem Foto, wenn sie das Piano abstaubt oder den Boden fegt. Es ist mir peinlich, dass ich meine Mutter – oder sonst jemanden – nie gefragt habe, wer das auf dem Foto ist. Und ich bin enttäuscht, dass meine Information mir bei meinen Schwestern keinen besonderen Stellenwert einträgt.

Ich bin daran gewöhnt, die stille Schwester zu sein, die unsichtbare. Es kommt mir nicht in den Sinn, dass Magda keine Lust mehr haben könnte, den Clown zu spielen, dass Klara es hassen könnte, das Wunderkind zu sein. Sie kann es sich einfach nicht leisten, auch nur eine Sekunde lang nicht außergewöhnlich zu sein, wenn sie nicht alles verlieren will – die Bewunderung, an die sie sich gewöhnt hat, jenes ausgeprägte Selbstwertgefühl. Magda und ich müssen daran arbeiten, etwas zu bekommen, wovon es unserer Überzeugung nach immer zu wenig gibt. Klara muss befürchten, dass sie jederzeit einen schrecklichen Fehler machen könnte und dann alles verliert.

Seit ich auf der Welt bin, spielt Klara schon Geige – seit sie drei ist. Erst viel später wird mir bewusst, welchen Preis sie für ihr außerordentliches Talent bezahlt hat: Sie hat aufgegeben, ein Kind zu sein. Ich habe sie nie mit Puppen spielen sehen. Stattdessen stand sie vor einem geöffneten Fenster, übte Geige und konnte ihr kreatives Genie erst richtig genießen, wenn sich unter dem Fenster ein Publikum versammelte, das ihr Spiel miterleben durfte.

»Liebt die Mama den Papa eigentlich?«, frage ich jetzt meine Schwestern. Die Distanz zwischen meinen Eltern, die traurigen Geschichten, die beide mir gebeichtet haben, erinnern mich daran, dass ich nie gesehen hatte, dass sie schick zurechtgemacht zusammen ausgegangen wären.

»Was für eine Frage«, sagt Klara. Obwohl sie meine Bedenken von sich weist, glaube ich, in ihren Augen eine Bestätigung zu erkennen. Wir werden dieses Thema nie wieder anschneiden, obwohl ich es versuchen werde. Ich werde Jahre brauchen, um zu lernen, was meine Schwestern bereits wissen müssen, dass das, was wir Liebe nennen, oft viel weniger romantisch daherkommt – als eine Belohnung für eine Leistung, als etwas, womit man sich zufriedengibt.

Als wir in unsere Nachthemden schlüpfen und uns schlafen legen, verbanne ich die Sorgen um meine Eltern und denke stattdessen an meinen Ballettmeister und seine Frau, an das Gefühl, das sich einstellt, wenn ich drei Stufen auf einmal die Treppe zum Studio hinaufrenne, meine Schulklamotten in eine Ecke pfeffere und die Strumpfhose und mein Trikot anziehe. Ich lerne Ballett, seit ich fünf Jahre alt bin, seit meine Mutter instinktiv erkannt hat, dass ich keine Musikerin bin, dass ich über andere Begabungen verfüge. Heute haben wir gerade den Spagat geübt. Unser Ballettmeister erinnerte uns daran, dass Kraft und Flexibilität untrennbar sind – für einen Muskel, der angespannt wird, muss ein anderer sich lockern; um Länge und Gelenkigkeit zu erreichen, müssen wir unsere Körpermitte kräftigen.

Seine Anweisungen bewahre ich wie ein Gebet in meinem Gedächtnis. Ab auf den Boden, die Wirbelsäule gestreckt, die Bauchmuskeln fest, die Beine spreizen sich. Ich weiß, wie ich atmen muss, besonders dann, wenn ich meine, dass es nicht mehr weitergeht. Ich stelle mir vor, wie sich mein Körper dehnt wie die Saiten der Geige meiner Schwester und sich an genau der richtigen Stelle anspannt, um das ganze Instrument zum Klingen zu bringen. Und dann bin ich unten. Ich bin angekommen. Im Spagat. »Brava!« Mein Ballettmeister klatscht. »Bleib genau so, wie du jetzt bist.« Er hebt mich vom Boden hoch und über den Kopf. Es ist schwierig, meine Beine ohne den Widerstand des Fußbodens vollkommen gespreizt zu halten, aber einen Augenblick lang komme ich mir vor wie eine Opfergabe. Ich fühle mich wie reines Licht. »Editke«, sagt mein Lehrer, »deine ganze Begeisterung im Leben wird von innen kommen.« Ich werde Jahre brauchen, bis ich wirklich verstehe, was er meint. Im Moment weiß ich nur, dass ich atmen kann, herumwirbeln, springen und mich biegen. In dem Maß, in dem meine Muskeln sich dehnen und kräftigen, kommt es mir vor, als riefe jede Bewegung, jede Pose mir zu: *Ich bin, ich bin, ich bin. Ich bin ich. Ich bin jemand.*

* * *

Die Erinnerung ist geheiligter Boden. Aber sie ist auch verflucht. Es ist der Ort, an dem meine Wut, mein Schuldgefühl und meine Trauer einander umkreisen wie hungrige Vögel, die an den gleichen Knochen picken. Es ist der Ort, an dem ich mich auf die Suche nach der Antwort auf die unbeantwortbare Frage mache: *Warum habe ich überlebt?*

Ich bin sieben Jahre alt, und meine Eltern geben eine Dinnerparty. Sie schicken mich aus dem Zimmer. Ich soll den Wasserkrug wieder auffüllen. Von der Küche aus höre ich sie scherzen. »Die hätten wir uns sparen können.« Ich glaube, sie meinen, dass sie ja schon eine komplette Familie waren, bevor ich dazukam. Sie hatten eine Tochter, die Klavier spielt, und eine Tochter, die Violine spielt. Ich bin überflüssig, ich bin nicht gut genug, es ist kein Platz für mich, glaube ich. Das ist die Art und Weise, wie wir die Fakten unseres Lebens fehlinterpretieren, die Art und Weise, wie wir etwas unterstellen, nicht nachprüfen. Die Art und Weise, wie wir eine Geschichte erfinden, um sie uns selbst zu erzählen, und damit genau das in uns verstärken, woran wir bereits glauben.

An einem Tag, da bin ich acht, beschließe ich, davonzulaufen. Ich werde die Theorie austesten, überflüssig, ja unsichtbar zu sein. Ich will herausfinden, ob meine Eltern überhaupt merken, dass ich fort bin. Statt zur Schule zu gehen, nehme ich die Straßenbahn zum Haus meiner Großeltern. Ich vertraue meinen Großeltern – dem Vater und der Stiefmutter meiner Mutter –, dass sie mich decken werden. Sie sind wegen Magda im ständigen Krieg mit meiner Mutter, verstecken Kekse in der Schublade von Magdas Frisierkommode. Sie bedeuten Sicherheit für mich, und doch sanktionieren sie das Verbotene. Sie halten einander an der Hand, was meine Eltern nie tun. Bei ihnen muss ich nicht um ihre Liebe buhlen, ich muss ihnen nichts vorspielen, um akzeptiert zu werden. Sie verkörpern Behaglichkeit – der Duft von Kalbsbrust und Bohnen, von süßem Brot, von *cholent*, einem sättigenden Eintopf, den meine Großmutter am Sabbat in der Bäckerei schmoren lässt, wenn das orthodoxe Ritual ihr verbietet, ihren eigenen Ofen zu benutzen.

Meine Großeltern freuen sich, mich zu sehen. Es ist ein wundervoller Morgen. Ich sitze in der Küche und esse Nussschnecken. Aber dann klingelt es an der Haustür. Mein Großvater geht aufmachen. Einen Augenblick später stürzt er in die Küche. Er ist schwerhörig, und er warnt mich zu laut. »Versteck dich, Dicuka«, brüllt er. »Deine Mutter ist da!« Im Versuch, mich zu beschützen, verrät er mich.

Was mich am meisten ärgert, ist Mutters Gesichtsausdruck, als sie mich in der Küche meiner Großeltern sieht. Nicht nur, dass sie überrascht scheint, mich hier zu sehen – es ist, als sei sie überrascht, dass ich überhaupt existiere. Als sei ich nicht die, die sie will oder die zu sein sie erwartet.

Ich werde niemals schön sein – das hat meine Mutter klipp und klar gesagt –, aber in dem Jahr, in dem ich zehn werde, versichert sie mir, dass ich mein Gesicht nicht mehr zu verstecken brauchen werde. Dr. Klein in Budapest wird mein schielendes Auge in Ordnung bringen. Im Zug nach Budapest esse ich Schokolade und genieße die ungeteilte Aufmerksamkeit meiner Mutter. Dr. Klein ist eine Berühmtheit, sagt meine Mutter, der Erste, der Augenoperationen ohne Narkose macht. Ich schwelge zu sehr in dem Märchen der Reise, in dem Privileg, meine Mutter ganz für mich zu haben, um zu realisieren, dass sie mich vorwarnt. Ich hätte nie gedacht, dass die Operation schmerzhaft sein wird. Jedenfalls nicht, bis die Schmerzen mich überwältigen. Meine Mutter und ihre Verwandten, die uns mit dem berühmten Dr. Klein in Kontakt gebracht haben, halten meinen um sich schlagenden Körper auf dem Tisch fest. Schlimmer als der Schmerz, der riesig ist und grenzenlos, ist das Gefühl, von den Menschen, die mich lieben, gewaltsam festgehalten zu werden, damit ich mich nicht bewegen kann. Erst später, lange nachdem sich die Operation als erfolgreich herausgestellt hat, kann ich den Vorfall vom Standpunkt meiner Mutter aus betrachten und erkennen, wie sehr sie selbst unter meinen Schmerzen gelitten haben muss.

Ich bin am glücklichsten, wenn ich allein bin, wenn ich mich in meine innere Welt zurückziehen kann. Als ich an einem Morgen mit dreizehn auf dem Weg zur Schule bin, einem privaten Gymnasium, übe ich die Tanzschritte zu »An der schönen blauen Donau«, die meine Ballettklasse auf einem Fest am Fluss aufführen wird. Dann geht die Fantasie mit mir durch, und ich verliere mich in einem neuen, von mir erfundenen Tanz, in dem ich mir vorstelle, wie meine Eltern sich kennenlernen. Ich tanze beide Rollen. Mein Vater macht eine Stummfilm-Nummer mit doppeltem Hingucker, als er meine Mutter ins Zimmer kommen sieht. Meine Mutter dreht sich schneller, springt höher. Ich biege meinen ganzen Körper zu einem freudigen Jauchzen. Ich habe meine Mutter nie jubeln sehen, sie nie aus vollem Herzen lachen gehört, doch in meinem Körper spüre ich den versiegten Brunnen ihrer Fröhlichkeit.

Als ich in der Schule ankomme, ist das Schulgeld für ein volles Vierteljahr verschwunden, das mein Vater mir mitgegeben hat. Ich muss es im Taumel des Tanzens verloren haben. Ich wühle jede Tasche und Falte meiner Kleidung durch, aber es ist weg. Den ganzen Tag brennt die Furcht, es meinem

Vater zu erzählen, wie Eis in meinem Bauch. Zu Hause kann er mich nicht ansehen, als er die Fäuste hebt. Es ist das erste Mal, dass er mich oder eine meiner Schwestern schlägt. Er sagt kein Wort zu mir, als er von mir ablässt. In jener Nacht im Bett möchte ich sterben, damit mein Vater bereut, was er mir angetan hat. Und dann wünsche ich mir meinen Vater tot.

Geben mir diese Erinnerungen ein Bild von meiner Stärke? Oder von dem Schaden, den ich davongetragen habe? Vielleicht ist jede Kindheit das Terrain, auf dem wir zu ergründen suchen, wie bedeutend wir sind und wie wenig bedeutend wir sind, eine Landkarte, auf der wir die Ausdehnung und die Grenzen unserer Wertigkeit erforschen.

Vielleicht ist jedes Leben ein Lernprozess hinsichtlich dessen, was wir nicht haben, aber gern hätten, und dessen, was wir haben, aber lieber nicht hätten.

Es hat viele Jahrzehnte gebraucht, bis ich entdeckt habe, dass ich eine andere Frage an mein Leben stellen könnte. Nicht: *Warum habe ich gelebt?* Sondern: *Inwieweit liegt es an mir, was ich aus dem Leben mache, das mir gegeben wurde?*

Die ganz gewöhnlichen, menschlichen Dramen in meiner Familie wurden durch Grenzen, durch Kriege verkompliziert. Vor dem Ersten Weltkrieg gehörte die Region Slowakei, wo ich geboren und aufgewachsen bin, zu Österreich-Ungarn, doch ein Jahrzehnt vor meiner Geburt zeichnete der Versailler Friedensvertrag von 1918 die Landkarte von Europa neu und schuf einen neuen Staat. Die Tschechoslowakei wurde aus verschiedenen Regionen zusammengeschustert: aus der landwirtschaftlich geprägten Slowakei, der Region meiner Familie, die ethnisch gesehen ungarisch und slowakisch war; aus den höher industrialisierten Regionen von Mähren und Böhmen, die ethnisch gesehen tschechisch waren, und aus der Karpatenukraine, einer Region, die mittlerweile zur Ukraine gehört. Mit der Entstehung der Tschechoslowakei wurde meine Heimatstadt Kassa, Ungarn, zu Košice, Tschechoslowakei. Und meine Familie wurde in zweifacher Hinsicht zu einer Minorität. Ethnisch gesehen, waren wir Ungarn, die in einem vorwiegend tschechischen Land lebten, und außerdem waren wir Juden.

Obwohl Juden seit dem elften Jahrhundert in der Slowakei gelebt hatten, erhielten sie erst 1840 die Erlaubnis, sich in Kassa niederzulassen. Selbst dann machten die Behörden, unterstützt von christlichen Handelsgilden, den jüdischen Familien dort das Leben schwer. Doch zur Jahrhundertwende war Kassa eine der größten europäischen jüdischen Gemeinden. Anders als in anderen osteuropäischen Ländern, wie etwa Polen, wurden ungarische Juden nicht ghettoisiert (weshalb meine Familie ausschließlich Ungarisch sprach und nicht Jiddisch). Wir wurden nicht ausgegrenzt und hatten Zugang zu Bildung, Berufswelt und Kultur. Aber wir stießen dennoch auf unterschwellige oder explizite Vorurteile. Antisemitismus war keine Erfindung der Nazis. Als ich aufwuchs, verinnerlichte ich ein Gefühl von Minderwertigkeit und glaubte, es wäre sicherer, nicht zuzugeben, dass ich Jüdin war, es wäre sicherer, sich zu integrieren, sich anzupassen, und nur ja nicht aufzufallen. Es war schwierig, ein Gefühl von Identität und Zugehörigkeit zu finden. Dann, im November 1938, annektierte Ungarn Košice abermals, und für uns war es, als wäre unser Zuhause auch unsere Heimat geworden.

Meine Mutter steht auf unserem Balkon im Andrássy-Palast, einem alten Gebäude, das in einzelne Wohnungen für

Familien aufgeteilt worden ist. Sie hat einen Perserteppich über das Balkongeländer gelegt. Sie putzt nicht; sie feiert. Admiral Miklós Horthy, Seine Durchlaucht, der Herrscher des Königreichs Ungarn, kommt heute, um unsere Stadt offiziell in Ungarn zu begrüßen. Ich verstehe die Begeisterung und den Stolz meiner Eltern. Wir gehören dazu! Auch ich heiße Horthy an diesem Tag willkommen. Ich führe einen Tanz auf. Ich trage ein ungarisches Kostüm: kräftige, florale Stickereien auf der leuchtend bunten Wollweste und dem Rock, weiße Bluse mit bauschigen Ärmeln, Bänder, Spitze, rote Stiefel. Als ich den hohen Kick am Fluss springe, applaudiert Horthy. Er umarmt die Tänzer. Er umarmt mich.

»Dicuka, ich wünschte, wir wären so blond wie Klara«, flüstert Magda mir zu, als wir zu Bett gehen.

Wir sind noch Jahre entfernt von Ausgehverboten und diskriminierenden Gesetzen, aber Horthys Festumzug markiert den Beginn all dessen, was kommen wird. Die ungarische Staatsbürgerschaft hat zwar einerseits Zugehörigkeit gebracht, andererseits aber auch Ausschluss. Wir sind so glücklich, dass wir unsere Muttersprache sprechen können, als Ungarn anerkannt zu sein – doch diese Anerkennung hängt davon ab, wie wir uns assimilieren. Nachbarn argumentieren, dass nur ethnische Ungarn, *die keine Juden sind*, die traditionellen Trachten tragen dürfen.

»Es ist am besten, wenn du dir nicht anmerken lässt, dass du Jüdin bist«, warnt mich meine Schwester Magda. »Sonst bringst du nur andere Leute dazu, dass sie dir deine schönen Sachen wegnehmen wollen.«

Magda ist die Erstgeborene; sie berichtet mir von der Welt. Sie erzählt mir Einzelheiten, oft verstörende Einzelheiten, die ich lernen und über die ich nachdenken soll. 1939, in dem

Jahr, in dem Nazideutschland in Polen einfällt, besetzen die ungarischen Nazis – die *nyilas* – im Andrássy-Palast die Wohnung unter uns. Sie bespucken Magda. Sie werfen uns aus unserer Wohnung. Wir ziehen in eine neue Wohnung in der Kossuth Lajos Utca Nr. 6, einer Seitenstraße, die für das Geschäft meines Vaters deutlich ungünstiger liegt als vorher die Hauptstraße. Die Wohnung ist frei geworden, weil deren frühere Bewohner, ebenfalls eine jüdische Familie, nach Südafrika ausgewandert sind. Wir wissen von anderen jüdischen Familien, die Ungarn den Rücken kehren. Die Schwester meines Vaters, Matilda, ist schon seit Jahren fort. Sie lebt in New York in einer Gegend, die Bronx heißt und in der viele jüdische Immigranten leben. Ihr Leben in Amerika scheint begrenzter zu sein als das unsere. Wir sprechen nicht davon, auszuwandern.

Auch 1940 noch, als ich dreizehn bin und die *nyilas* beginnen, die jüdischen Männer von Kassa zusammenzutreiben und in ein Zwangsarbeiterlager zu schicken, kommt uns der Krieg weit entfernt vor. Mein Vater wird nicht abtransportiert. Vorläufig nicht. Wir schützen uns mit Verleugnen. Wenn wir uns nicht darum kümmern, können wir unser Leben unbemerkt weiterführen. In unseren Köpfen können wir die Welt sicher machen. Wir können uns für Ungemach unsichtbar machen.

Aber einmal im Juni 1941 ist Magda mit ihrem Fahrrad unterwegs, als die Sirenen heulen. Sie flitzt drei Häuserblocks weiter, um im Haus unserer Großeltern Schutz zu suchen, nur um festzustellen, dass es zur Hälfte verschwunden ist. Gottlob haben sie selbst überlebt. Ihre Vermieterin allerdings nicht. Es war ein isolierter Angriff, ein Wohnviertel in einem einzigen Bombenangriff ausradiert. Uns wird gesagt, dass die Russen für die Zerstörung und für den Tod verantwortlich sind. Niemand glaubt das, und doch kann niemand es widerlegen. Wir haben Glück und sind zugleich verwundbar. Die einzige unumstößliche Wahrheit ist der Haufen zerbrochener Ziegel dort, wo früher ein Haus gestanden hat. Zerstörung und Fehlen – das werden Tatsachen. Ungarn schließt sich Deutschland beim *Unternehmen Barbarossa* an. Wir fallen in Russland ein.

Etwa um diese Zeit müssen wir den gelben Stern tragen. Ich kann ihn zwar unter dem Mantel verstecken, habe aber selbst dann, wenn ich den Stern nicht sehe, das Gefühl, etwas Böses, Strafbares gemacht zu haben. Welche unverzeihliche Sünde habe ich begangen? Meine Mutter ist immer in der Nähe des Radios. Wenn wir am Fluss picknicken, erzählt mein Vater Geschichten aus seiner Zeit als Kriegsgefangener in Russland im Ersten Weltkrieg. Ich weiß, dass seine Erlebnisse als Kriegsgefangener – sein Trauma, obwohl ich nicht weiß, dass man es so nennt – der Grund dafür sind, dass er so gern Schweinefleisch isst, dass er sich von Religion distanziert. Ich weiß, dass jener Krieg die Wurzel seines Kummers ist. Aber der Krieg, dieser Krieg, ist noch irgendwo anders. Ich kann ihn ignorieren, und das tue ich auch.

Nach der Schule verbringe ich fünf Stunden im Ballettstudio, und ich fange auch mit Kunstturnen an. Obwohl es ursprünglich als Ergänzung zum Ballett gedacht war, entwickelt sich das Kunstturnen bald zu einer ebensolchen Leidenschaft, einer ebensolchen Kunst. Ich trete einem Buchclub bei, einer Gruppe, die Mädchen von meinem Privatgymnasium und Schüler von einer Jungen-Privatschule ins Leben gerufen haben. Wir lesen Stefan Zweigs *Marie Antoinette: Bildnis eines mittleren Charakters.* Wir sprechen darüber, wie Zweig die Geschichte von innen heraus behandelt, aus der Perspektive einer Person. Im Buchclub ist auch ein Junge, Eric, der eines Tages auf mich aufmerksam wird. Ich sehe, wie er mich jedes Mal, wenn ich etwas sage, genau beobachtet. Er ist groß, hat Sommersprossen und rötliche Haare. Ich stelle mir Versailles vor. Ich stelle mir Marie Antoinettes Boudoir vor. Ich stelle mir vor, Eric dort zu empfangen. Ich weiß nichts über Sex, aber ich bin romantisch. Ich sehe, dass er mich bemerkt, und ich frage mich: *Wie sähen unsere Kinder wohl aus? Hätten sie wohl auch Sommersprossen?* Nach der Diskussion kommt Eric zu mir herüber. Er riecht so gut – nach frischer Luft, nach dem Gras am Flussufer des Hornád, wo wir bald Spaziergänge machen werden.

Unsere Beziehung hat von Anfang an Gewicht und Substanz. Wir unterhalten uns über Literatur. Wir unterhalten uns über Palästina (er ist bekennender Zionist). Dies ist nicht die Zeit sorgloser Verabredungen: Unsere Bindung ist keine flüchtige Verliebtheit oder Schwärmerei. Es ist Liebe in Zeiten von Krieg. Über Juden wurde eine Ausgangssperre verhängt, aber eines Nachts schleichen wir uns ohne unsere gelben Sterne aus dem Haus. Wir stehen vor dem Kino in der Schlange. Im Dunkeln suchen wir unsere Plätze. Es ist ein amerikanischer Film mit Bette Davis. *Now, Voyager*, ist der amerikanische Titel, wie ich später erfahre, aber in Ungarn heißt er *Utazás a múltból*, *Reise aus der Vergangenheit*. Bette Davis spielt eine unverheiratete Tochter, die von ihrer herrschsüchtigen Mutter tyrannisiert wird. Sie versucht, sich selbst und ihre Freiheit zu entdecken, wird aber ständig von der Kritik ihrer Mutter heruntergemacht. Eric sieht es als politische Metapher zu Selbstbestimmung und Selbstwert. Ich sehe Charakterzüge meiner Mutter und von Magda – meine Mutter, die Eric vergöttert, Magda aber für ihre nicht sehr ernsthaften Verabredungen schilt; die mich bekniet, mehr zu essen, sich aber weigert, Magdas Teller vollzuladen; die oft still und in sich gekehrt ist, aber ihre Wut an Magda auslässt; deren Wut, wenngleich sie sich nie gegen mich richtet, mich nicht weniger ängstigt.

Die Kämpfe, die meine Familie ausficht, die Front zu Russland, die immer näher rückt – wir wissen nie, was das Nächste sein wird. In der Dunkelheit und dem Chaos der Unsicherheit lassen Eric und ich unser eigenes Licht leuchten. Während unsere Freiheit und unsere Wahlmöglichkeiten immer mehr eingeschränkt werden, planen wir unsere Zukunft. Unsere Beziehung ist wie eine Brücke, die wir von gegenwärtigen Sorgen zu zukünftigen Freuden überqueren können. Pläne, Leidenschaft, Verheißung. Vielleicht gibt uns das Chaos um uns herum die Möglichkeit zu mehr Intensität, zu weniger Hinterfragen. Niemand anderer außer uns weiß, was geschehen wird. Wir haben einander, und wir haben die Zukunft, ein gemeinsames Leben sehen wir so klar vor uns wie unsere Hände, wenn wir sie einander reichen. An einem Augusttag 1943 gehen wir zum Fluss hinunter. Er hat eine Kamera dabei und knipst mich, als ich im Badeanzug gerade einen Spagat mache. Ich stelle mir vor, dieses Foto eines Tages unseren Kindern zu zeigen. Ihnen zu sagen, wie wir unsere Liebe und unsere Hingabe füreinander frisch gehalten haben.

Als ich an jenem Tag nach Hause komme, ist mein Vater fort. Er ist ins Zwangsarbeiterlager gebracht worden. Er ist Schneider, er ist unpolitisch. Wie kann er für irgendjemanden eine Gefahr darstellen? Warum hat man es auf ihn abgesehen? Hat er einen Feind? Es gibt vieles, was meine Mutter mir nicht erzählen wird. Ist es so, dass sie es schlicht nicht weiß? Oder beschützt sie mich? Oder sich selbst? Sie spricht nicht offen über ihre Sorgen, aber in den langen Monaten, die mein Vater fort ist, kann ich spüren, wie traurig und voller Angst sie ist. Ich sehe, wie sie versucht, aus einem Hähnchen mehrere Mahlzeiten zu bereiten. Sie bekommt Migräne. Wir nehmen einen Untermieter auf, der den Einkommensverlust ausgleichen soll. Ihm gehört ein Geschäft gegenüber von unserer Wohnung, und ich sitze stundenlang in seinem Geschäft, nur um seine tröstliche Nähe zu spüren.

Magda, die jetzt eigentlich schon erwachsen ist und nicht mehr zur Schule geht, findet irgendwie heraus, wo unser Vater ist, und besucht ihn. Sie sieht, wie er unter dem Gewicht eines Tisches ächzt, den er von hier nach da wuchten muss. Das ist das Einzige, was sie mir von ihrem Besuch erzählt. Ich weiß nicht, was ich mir darunter vorstellen soll. Ich weiß nicht, welche Arbeit es ist, zu der mein Vater in der Gefangenschaft gezwungen wird, ich weiß nicht, wie lang er eingesperrt bleiben wird. Ich habe zwei Bilder von meinem Vater: eines, wie ich ihn mein ganzes Leben lang kenne, mit der Zigarette, die zwischen seinen Lippen hängt, Maßband um den Hals, Kreide in der Hand, mit der er Schnittmuster auf teuren Stoff zeichnet, mit strahlenden Augen, kurz davor, ein Lied zu schmettern oder einen Witz zu erzählen. Und nun dieses neue Bild: wie er einen Tisch hochhebt, der zu schwer ist, an einem namenlosen Ort in einem namenlosen Land.

An meinem sechzehnten Geburtstag gehe ich nicht zur Schule. Ich bin erkältet. Eric kommt in unsere Wohnung, liefert sechzehn Rosen ab und meinen ersten richtigen Kuss. Ich bin glücklich, aber auch traurig. Woran kann ich mich festhalten? Was ist von Dauer? Das Bild, das Eric von mir am Flussufer gemacht hat, gebe ich einer Freundin. Ich weiß nicht mehr, warum. Damit sie es für mich aufhebt? Ich hatte keine Vorahnung, dass ich lange vor meinem nächsten Geburtstag ebenfalls fort sein würde. Doch irgendwie muss ich gewusst haben, dass ich jemanden brauchen würde, der Belege meines Lebens verwahrt, dass ich Beweise meines Selbst wie Samen um mich herum würde säen müssen.

Nach sieben oder acht Monaten im Arbeitslager kommt mein Vater zum Frühlingsanfang irgendwann zurück. Es ist ein Akt der Gnade – er wurde rechtzeitig zum Pessachfest entlassen, das schon in einer oder zwei Wochen gefeiert wird. Das glauben wir jedenfalls. Er nimmt Maßband und Kreide wieder zur Hand. Er spricht nicht darüber, wo er gewesen ist.

Ein paar Wochen nach seiner Rückkehr sitze ich eines Tages auf der blauen Matte im Gymnastikstudio und wärme mich mit ein paar Bodenübungen auf, strecke die Zehen, lockere die Füße, dehne Beine und Arme, Hals und Rücken. Ich fühle mich wieder zu Hause in mir. Ich bin nicht mehr die kleine, schielende, halbe Portion, die Angst hat, ihren Namen auszusprechen. Ich bin nicht mehr die Tochter, die Angst um ihre Familie hat. Ich bin eine Künstlerin und eine Sportlerin, mein Körper ist kräftig und gelenkig. Ich sehe nicht so gut aus wie Magda und bin auch nicht so berühmt wie Klara, aber ich habe meinen biegsamen und ausdrucksstarken Körper, dessen vielversprechendes Sein die einzige Wahrheit ist, die ich brauche. Mein Training, mein Können – mein Leben ist so voller Möglichkeiten. Die besten Kunstturnerinnen aus unserem Kurs haben ein olympisches Trainingsteam gebildet. Die Olympiade 1944 ist wegen des Krieges abgesagt worden, aber das gibt uns nun einfach mehr Zeit, uns auf die Wettkämpfe vorzubereiten.

Ich schließe die Augen und strecke die Arme und den Rumpf über die Beine nach vorn. Meine Freundin stupst mich mit dem Zeh an, und als ich aufschaue, sehe ich, dass meine Trainerin auf mich zukommt. Wir sind total verschossen in sie. Es ist nichts Sexuelles. Es ist eine Art Heldenverehrung. Manchmal legen wir auf dem Heimweg einen Schlenker ein, der uns an ihrem Haus vorbeiführt, vor dem wir so langsam wie möglich auf dem Gehweg vorbeischlendern und hoffen, durch das Fenster einen kurzen Blick auf sie zu erhaschen. Wir sind eifersüchtig auf das, was wir von ihrem Leben nicht wissen. Und nun, mit der Aussicht auf die Olympischen Spiele, wenn der Krieg endlich vorbei ist, fußt ein großer Teil meines Lebensziels in der Unterstützung meiner Trainerin und deren Glauben an mich. Wenn ich es schaffen kann, alles zu verinnerlichen, was sie mich lehrt, und wenn ich ihr in mich gesetztes Vertrauen erfüllen kann, dann liegt eine strahlende Zukunft vor mir.

»Editke«, sagt sie, als sie auf meine Matte zukommt. Sie spricht mich mit meinem formellen Namen Edith an, aber in der Koseform. »Können wir uns kurz unterhalten?« Ihre Finger gleiten einmal über meinen Rücken, dann begleitet sie mich in die Halle.

Ich sehe sie erwartungsvoll an. Vielleicht hat sie meine Fortschritte am Pferd bemerkt. Vielleicht möchte sie, dass ich nach der heutigen Stunde mit der Mannschaft noch Dehnungsübungen mache. Vielleicht will sie mich zum Abendessen zu sich zu Hause einladen. Ich habe das Ja schon auf den Lippen, bevor sie mich überhaupt gefragt hat.

»Ich weiß nicht, wie ich es dir sagen soll«, beginnt sie. Sie betrachtet mein Gesicht und wendet dann den Blick zum Fenster, wo die untergehende Sonne hereinleuchtet.

»Geht es um meine Schwester?«, frage ich, noch bevor das schreckliche Bild in meinem Kopf entsteht. Klara studiert jetzt am Konservatorium in Budapest. Unsere Mutter ist nach Budapest gefahren, um Klaras Konzert zu besuchen und sie zum Pessachfest nach Hause zu holen. Und während meine Trainerin verlegen neben mir im Vorraum steht und nicht in der Lage ist, mich anzusehen, mache ich mir Sorgen, dass der Zug vielleicht entgleist ist. Eigentlich wollten sie jetzt noch nicht nach Hause fahren, aber das ist die einzige Katastrophe, die mir einfällt. Sogar in Kriegszeiten ist die erste Katastrophe, die mir in den Sinn kommt, eine technische, eine Tragödie durch menschliches Versagen, nicht eine von Menschen gemachte, obwohl mir klar ist, dass einige von Klaras Professoren, unter ihnen einige Nichtjuden, aus Furcht vor dem, was uns vielleicht noch bevorstand, aus Europa geflüchtet sind.

»Deiner Familie geht es gut.« Ihr Tonfall beruhigt mich nicht. »Edith. Es ist nicht meine Entscheidung. Aber ich bin leider diejenige, die dir sagen muss, dass jemand anderer deinen Platz in der Trainingsmannschaft für Olympia bekommt.«

Ich glaube, ich muss mich übergeben. Ich fühle mich in meiner eigenen Haut fremd. »Was habe ich getan?« Die harten Trainingsmonate rasen mir durch den Kopf, und ich suche danach, was ich falsch gemacht haben könnte. »Ich verstehe das nicht.«

»Mein Kind«, sagt sie, und nun sieht sie mir direkt ins Gesicht, was noch schlimmer ist, denn ich sehe, dass sie weint, und in diesem Augenblick, in dem meine Träume wie Zeitungspapier beim Metzger zerrissen werden, möchte ich sie nicht bedauern. »Es ist schlicht und einfach so, dass du wegen deiner Herkunft nicht mehr qualifiziert bist.«

Ich denke an die Kinder, die mich bespuckt und »dreckiger

Jude« genannt haben, an jüdische Freunde, die nicht mehr zur Schule gehen, um nicht schikaniert zu werden, und die jetzt Unterricht über das Radio bekommen. »Wenn jemand dich anspuckt, spuckst du zurück«, hat mein Vater mir aufgetragen. »Genau das machst du.« Ich überlege, ob ich meine Trainerin anspucken soll. Aber mich zu wehren, hieße, ihre vernichtenden Botschaften zu akzeptieren. Ich werde sie nicht akzeptieren.

»Ich bin keine Jüdin«, sage ich.

»Es tut mir leid, Editke«, sagt sie. »Es tut mir so leid. Ich möchte dich noch immer im Studio haben. Ich würde mich freuen, wenn du das Mädchen trainieren könntest, das deine Stelle im Team übernimmt.« Abermals spüre ich ihre Finger auf dem Rücken. In einem Jahr wird mein Rücken genau an dieser Stelle gebrochen sein, über die sie jetzt streicht. Innerhalb weniger Wochen wird mein nacktes Leben in Gefahr sein. Aber hier im Vorraum meines geliebten Studios habe ich das Gefühl, als sei mein Leben jetzt schon vorbei.

In den Tagen, die meinem Rauswurf aus der olympischen Trainingsmannschaft folgen, sinne ich auf Rache. Es wird keine von Hass geleitete Rache sein; es wird eine Rache in Form von Perfektion sein. Ich werde meiner Trainerin zeigen, dass ich die Beste bin. Die perfekteste Athletin. Die beste Trainerin. Ich werde meine Nachfolgerin so akribisch trainieren, dass ich beweisen werde, welcher Fehler es war, mich aus der Mannschaft zu nehmen. An dem Tag, an dem meine Mutter und Klara aus Budapest zurückerwartet werden, schlage ich auf dem Weg zu unserer Wohnung Rad auf dem mit rotem Teppich ausgelegten Korridor. Dabei sehe ich die Ersatzturnerin als Zweitbesetzung und mich als die erste Wahl.

Meine Mutter und Magda sind in der Küche. Magda zerkleinert Äpfel für das *charoset*. Mutter mischt Matzemehl. Mürrisch beugen sie sich über ihre Arbeit und registrieren nur am Rande, dass ich wieder zu Hause bin. So gehen sie momentan miteinander um. Sie streiten andauernd, und wenn sie nicht streiten, behandeln sie einander so, als befänden sie sich mitten im Streit. Bei ihren Auseinandersetzungen ging es früher immer ums Essen – Mutter sorgte sich immer um Magdas Gewicht –, aber mittlerweile hat sich der Konflikt zu einer generellen und chronischen Feindseligkeit ausgewachsen. »Wo ist Klara?«, frage ich und greife mir gehackte Walnüsse aus einer Schüssel.

»Budapest«, sagt Magda. Meine Mutter knallt ihre Schüssel auf die Anrichte. Ich will fragen, warum meine Schwester die Ferientage nicht mit uns verbringt. Zieht sie die Musik tatsächlich uns vor? Oder wurde ihr nicht erlaubt, den Unterricht wegen eines Feiertages zu verpassen, den keiner ihrer Kommilitonen begeht? Aber ich frage nicht. Ich fürchte, dass meine Fragen die sichtlich unterdrückte Wut meiner Mutter zum Überkochen bringen könnte. Ich verziehe mich ins Schlafzimmer, in dem alle schlafen, meine Eltern, Magda und ich.

An jedem anderen Abend, und ganz besonders an einem Feiertag, hätten wir uns um das Piano versammelt, um das Instrument, das Magda seit ihrer frühesten Jugend gespielt und das sie studiert hatte. An dem abwechselnd Magda und mein Vater Lieder mit uns angestimmt hatten. Magda und ich waren keine Wunderkinder wie Klara, aber wir hatten auch kreative Leidenschaften, die unsere Eltern erkannten und förderten. Nach Magdas Spiel war ich an der Reihe, selbst etwas zu präsentieren. »Tanz, Dicuka!«, rief meine Mutter immer.

Und auch wenn das eher eine Aufforderung als eine Bitte war, genoss ich die Aufmerksamkeit und das Lob meiner Eltern. Anschließend spielte Klara, die Hauptattraktion, auf ihrer Geige, und meine Mutter war wie verwandelt. Doch an diesem Abend gibt es keine Musik in unserer Wohnung. Vor dem Essen will Magda mich aufheitern und erinnert mich an vergangene Seder, zu denen ich mir Socken in den BH gestopft hatte, um Klara zu beeindrucken und ihr zu zeigen, dass ich, seitdem sie ausgezogen war, zur Frau herangereift bin. »Jetzt hast du richtige weibliche Kurven, mit denen du angeben kannst«, sagt Magda. Am Sedertisch albert sie weiter und plätschert mit ihren Fingern in dem Glas Wein herum, das wir für den Propheten Elias bereitgestellt haben, wie es Brauch ist. Elias, der die Juden vor Gefahr schützt. An jedem anderen Abend hätte mein Vater wahrscheinlich unfreiwillig gelacht. An jedem anderen Abend hätte Mutter dieser Albernheit vielleicht mit einer ernsten Ermahnung ein Ende bereitet. Aber heute Abend ist unser Vater zu zerstreut, um es zu bemerken, und unsere Mutter ist durch Klaras Fehlen zu verstört, um Magda zurechtzuweisen. Als wir die Wohnungstür öffnen, um den Propheten hereinzulassen, spüre ich ein Frösteln, das mit dem kühlen Abend nichts zu tun hat. Irgendwo tief in mir drin weiß ich, wie dringend wir jetzt Schutz brauchen.

»Hast du es im Konsulat versucht?«, fragt Vater. Er tut nicht einmal mehr so, als leite er den Seder. Niemand außer Magda bringt einen Bissen hinunter. »Ilona?«

»Ich habe es im Konsulat versucht«, sagt meine Mutter. Es hört sich an, als bestreite sie ihren Teil der Unterhaltung von einem anderen Zimmer aus.

»Erzähl noch mal, was Klara gesagt hat.«

»Noch mal?«, mault meine Mutter.

»Noch mal.«

Sie sagt es tonlos und fummelt mit den Fingern an ihrer Serviette herum. Klara hatte sie um vier Uhr früh in ihrem Hotel angerufen. Klaras Professor hatte ihr gerade gesagt, dass ein ehemaliger Professor am Konservatorium, Béla Bartók, inzwischen ein berühmter Komponist, aus Amerika angerufen und gewarnt hatte: Die Deutschen in der Tschechoslowakei und in Ungarn machen allmählich Ernst: Am folgenden Morgen schon sollten Juden abtransportiert werden. Klaras Professor hatte ihr verboten, nach Kassa nach Hause zu fahren. Er wollte, dass sie meine Mutter überredet, ebenfalls in Budapest zu bleiben und die restliche Familie nachkommen zu lassen.

»Ilona, warum bist du nach Hause gekommen?«, seufzt mein Vater.

Meine Mutter wirft ihm einen vernichtenden Blick zu: »Und was wird aus alldem, wofür wir hier gearbeitet haben? Sollen wir das einfach im Stich lassen? Und wenn ihr drei es nicht nach Budapest geschafft hättet? Willst du, dass ich damit leben soll?«

Ich merke nicht, dass sie schreckliche Angst haben. Ich höre nur die Schuldzuweisungen und die Enttäuschung, die meine Eltern regelmäßig wie ein Schiffchen in einem Webstuhl hin und her schleudern. *Du hast das gemacht. Du hast das nicht gemacht. Du hast das gemacht. Du hast das nicht gemacht.* Später werde ich verstehen, dass das nicht einfach nur ihr übliches Geplänkel ist, dass der Disput, den sie jetzt ausfechten, eine Geschichte und eine Bedeutung hat. Da gab es Fahrkarten nach Amerika, die mein Vater zurückgewiesen hatte. Da gab es den ungarischen Beamten, der meiner Mutter falsche Papiere für die ganze Familie angeboten und auf uns eingeredet hatte zu flüchten. Später werden wir erfahren, dass beide die Möglichkeit hatten, sich anders zu entscheiden. Jetzt leiden sie darunter, dass sie es nicht getan haben, und verbergen ihre Reue hinter Schuldzuweisungen.

»Können wir jetzt die vier Fragen stellen?«, frage ich, um die gedrückte Stimmung meiner Eltern zu unterbrechen. Das ist meine Aufgabe in der Familie. Den Schlichter zwischen meinen Eltern, zwischen Magda und meiner Mutter zu spielen. Was außerhalb unserer vier Wände passiert, kann ich nicht beeinflussen. Aber in unserem Zuhause habe ich eine Rolle, die ich erfüllen muss. Meine Aufgabe als jüngstes Kind ist es, die vier Fragen zu stellen. Dazu brauche ich nicht einmal meine Haggadah aufzuschlagen. Ich kenne den Text auswendig. »Warum ist dieser Abend anders als andere Abende?«, beginne ich.

Als wir mit dem Essen fertig sind, geht mein Vater um den Tisch herum und gibt jedem von uns einen Kuss auf den Kopf. Er weint. *Warum ist dieser Abend anders als andere Abende?* Bevor der Tag anbricht, werden wir es wissen.

KAPITEL 2

Was du in deinen Kopf hineintust

Sie kommen in der Dunkelheit. Sie schlagen an die Tür, sie brüllen. Lässt mein Vater sie herein, oder verschaffen sie sich gewaltsam Zutritt zu unserer Wohnung? Sind es deutsche Soldaten oder *nyilas*? Ich kann die Geräusche nicht zuordnen, die mich aus dem Schlaf schrecken. Im Mund schmecke ich noch immer den Sederwein. Die Soldaten stürmen ins Schlafzimmer und verkünden, dass wir von unserem Zuhause weggebracht und anderswo angesiedelt werden. Wir vier dürfen zusammen einen Koffer mitnehmen. Ich kann meine Beine nicht schnell genug aus dem Kinderbett bringen, in dem ich am Fuß des elterlichen Ehebetts schlafe, aber meine Mutter ist sofort in Bewegung. Ehe ich es mich versehe, ist sie angezogen und tastet ganz oben im Kleiderschrank nach der kleinen Kassette, in der sie, wie ich weiß, Klaras Glückshaube aufbewahrt, dieses Stück Amnionsack, das bei Klaras Geburt Kopf und Gesicht wie ein Helm umschlossen hatte. In früheren Zeiten bewahrten Hebammen Glückshauben auf und verkauften sie an Matrosen als Talisman gegen Ertrinken. Meine Mutter vertraut die Kassette nicht dem Koffer an – sie steckt sie als Glücksbringer tief in ihre Manteltasche. Ich weiß nicht, ob meine Mutter die Glückshaube einpackt, um Klara zu beschützen oder uns alle.

»Beeil dich, Dicu«, drängt sie. »Steh auf. Zieh dich an.«

»Nicht, dass irgendwelche Klamotten deiner Figur jemals geschmeichelt hätten«, flüstert Magda. Die Zurechtweisung für ihre Neckereien bleibt aus. Wie kann ich wissen, wann es Zeit ist, wirklich Angst zu haben?

Meine Mutter ist jetzt in der Küche und packt restliche Lebensmittel, Töpfe und Pfannen ein. Jedenfalls wird sie uns zwei Wochen lang mit dem Proviant, den sie jetzt mitzunehmen gedenkt, am Leben erhalten: Mehl, Hühnerfett. Mein Vater läuft durch Schlafzimmer und Wohnzimmer, greift nach Büchern, Kerzen, Kleidung und legt anderes beiseite. »Hol Decken«, ruft meine Mutter ihm zu. Wenn er nur ein einziges Petit Four hätte, würde er es mitnehmen, denke ich, und sei es nur, um sich eine flüchtige Sekunde lang über mein glückliches Gesicht zu freuen. Gott sei Dank ist meine Mutter praktischer veranlagt. Schon als Kind übernahm sie die Mutterrolle für ihre jüngeren Geschwister und stillte deren Hunger in der langen Trauerzeit. Ich stelle mir vor, dass sie beim Packen denkt: *Gott ist mein Zeuge, ich werde nie wieder Hunger leiden.* Und trotzdem möchte ich, dass sie das Geschirr und das Überlebenswichtige sein lässt, ins Schlafzimmer kommt und mir beim Anziehen hilft. Oder sie soll wenigstens nach mir rufen. Mir sagen, was ich anziehen soll. Mir sagen, dass ich keine Angst haben soll. Mir sagen, dass alles gut ist.

Die Soldaten trampeln mit ihren Stiefeln herum, kippen mit ihren Waffen Stühle um. Schnell, schnell. Plötzlich merke ich, wie wütend ich auf meine Mutter werde. Sie würde Klara retten, bevor sie mich rettet. Sie kramt lieber in der Speisekammer herum, als im Dunkeln meine Hand zu halten. Ich werde meine Streicheleinheiten, mein Glück selbst finden müssen. Trotz des kühlen dunklen Aprilmorgens ziehe ich ein dünnes blaues Seidenkleid an, das, das ich getragen habe, als Eric mich geküsst hat. Ich zeichne die Plisseefalten mit den Fingern nach. Ich schließe den schmalen blauen Wildledergürtel. Ich werde dieses Kleid tragen, damit seine Arme mich noch einmal umschlingen können. Dieses Kleid wird dafür sorgen, dass ich begehrenswert bleibe, beschützt und bereit, mir wieder Liebe zu holen. Wenn ich zittere, wird es ein Zeichen der Hoffnung sein, ein Zeichen meines Vertrauens in etwas Tieferes, Besseres. Ich stelle mir Eric und seine Familie vor, die sich jetzt ebenfalls ankleiden und im Dunkeln herumhantieren. Ich spüre, dass er an mich denkt. Ein Energieimpuls schießt von meinen Ohren bis hinunter zu den Zehen. Ich schließe die Augen und umfasse meine Ellbogen mit den Händen, spüre das Nachglühen dieser Flamme der Liebe und hoffe, dass sie mich warm hält.

Aber die hässliche Gegenwart dringt in meine private Welt ein. »Wo ist die Toilette?«, poltert einer der Soldaten mit Blick auf Magda. Meine herrische, sarkastische kokette Schwester duckt sich unter seinem stechenden Blick. Ängstlich hatte ich sie noch nie erlebt. Sie hat noch nie eine Gelegenheit ausgelassen, jemanden zu provozieren oder zum Lachen zu bringen. Autoritätspersonen haben niemals Macht über sie ausgeübt. In der Schule stand sie nie zusammen mit den anderen auf, wenn der Lehrer das Klassenzimmer betrat. »Elefánt«, wies ihr Mathelehrer, ein sehr klein gewachsener Mann, Magda einmal zurecht und sprach sie mit ihrem Familiennamen an. Meine Schwester stand auf, stellte sich auf die Zehenspitzen und guckte ihn an: »Ach, da sind Sie ja!«, sagte sie. »Ich habe Sie gar nicht gesehen.« Aber an diesem Morgen tragen die Männer Waffen. Sie macht keine spitze Bemerkung, verzichtet auf eine rebellische Retourkutsche. Sie deutet zaghaft zur Badezimmertür am Ende der Diele. Der Soldat stößt Magda zur Seite. Er hat eine Waffe. Welchen anderen Beweis für seine Dominanz braucht er noch? Und da begreife ich allmählich, dass es immer noch viel schlimmer kommen kann. Dass jeder Augenblick ein Gewaltpotenzial birgt. Wir wissen nie, wann oder wie wir zerbrechen. Zu tun, was von dir verlangt wird, rettet dich am Ende vielleicht doch nicht.

»Raus! Dalli, dalli. Zeit für einen kleinen Ausflug«, bellen die Soldaten. Meine Mutter schließt den Koffer, und mein Vater nimmt ihn auf. Sie knöpft ihren grauen Mantel zu und folgt dem kommandierenden Offizier als Erste auf die Straße. Ich bin die Nächste, dann Magda. Bevor wir am Fuhrwerk ankommen, das am Bordstein auf uns wartet, drehe ich mich um und beobachte unseren Vater, der gerade unser Zuhause verlässt. Das Gesicht zur Tür gewandt, steht er mit dem Koffer in der Hand da. Er wirkt durcheinander – ein nächtlicher Reisender, der seine Taschen nach den Schlüsseln abklopft. Ein Soldat brüllt eine wüste Beschimpfung und stößt unsere Tür mit dem Stiefelabsatz wieder auf.

»Nur zu«, sagt er. »Schau ein letztes Mal zurück. Gönn deinen Augen noch einmal was Schönes.«

Mein Vater starrt in den dunklen Raum. Einen Augenblick lang scheint er verwirrt, als könnte er nicht auseinanderhalten, ob der Soldat gerade großherzig oder unfreundlich war. Dann tritt ihm der Soldat ins Knie, und mein Vater humpelt zu uns herüber, zum Fuhrwerk herüber, auf dem die anderen Familien warten.

Ich bin gefangen zwischen dem Bedürfnis, meine Eltern zu beschützen, und der Angst, dass sie mich nicht mehr beschützen können. *Eric,* bete ich, *wo wir auch hinkommen, hilf mir, dich zu finden. Vergiss unsere Zukunft nicht. Vergiss un-*

sere Liebe nicht. Magda sagt kein Wort, als wir Seite an Seite auf den harten Holzbänken sitzen. In meinem Katalog der Dinge, die ich bereue, sticht dieser Punkt hell hervor: dass ich die Hand meiner Schwester nicht genommen habe.

Als der Tag gerade anbricht, hält das Fuhrwerk an der Jakab-Ziegelfabrik am Stadtrand, und wir werden auf dem Gelände zusammengetrieben. Wir gehören zu den Glückspilzen: Die frühen Ankömmlinge bekommen ihre Quartiere in den Trockenschuppen. Die meisten der fast zwölftausend Juden, die hier eingesperrt werden, schlafen ohne ein Dach über dem Kopf. Wir alle werden auf der Erde schlafen. Wir werden uns mit unseren Mänteln zudecken und uns durch die Frühlingskälte frieren. Wir werden uns die Ohren zuhalten, wenn Menschen für geringfügige Vergehen mitten im Lager mit Gummiknüppeln verprügelt werden. Es gibt kein fließendes Wasser hier. Eimer werden mit Pferdefuhrwerken geliefert; es sind immer zu wenig. Anfangs reichen uns die Rationen noch, die meine Mutter mit den Pfannkuchen aufstockt, die sie aus den von zu Hause mitgebrachten Resten bereitet, aber schon nach ein paar Tagen krampft sich unser Magen vor Hunger zusammen. Magda sieht ihre alte Turnlehrerin in der benachbarten Baracke, die sich abmüht, unter diesen Mangelverhältnissen ein Neugeborenes zu versorgen. »Was mache ich nur, wenn ich keine Milch mehr habe«, klagt sie. »Mein Baby schreit die ganze Zeit.«

Das Lager ist zweigeteilt, ein Teil rechts, der andere links von einer Straße. Unsere Seite ist mit Juden aus unserem Stadtviertel belegt. Wir erfahren, dass alle Juden aus Kassa hier in der Ziegelfabrik festgehalten werden. Wir finden unsere Nachbarn, unsere Ladenbesitzer, unsere Lehrer, unsere Freunde. Aber meine Großeltern, die von unserer Wohnung eine halbe Stunde zu Fuß entfernt wohnten, sind nicht auf unserer Seite des Lagers. Tore und Wachleute trennen uns von der anderen Seite. Wir dürfen eigentlich nicht hinüber. Aber ich flehe einen Wachmann so lange an, bis er mir schließlich erlaubt, meine Großeltern drüben zu suchen. Ich gehe die mauerlosen Baracken ab und rufe immer wieder leise ihre Namen. Während ich die Reihen der zusammengekauerten Familien abklappere, flüstere ich auch Erics Namen. Ich sage mir, dass es nur eine Frage von Zeit und Hartnäckigkeit sein kann. Ich werde ihn finden, oder er findet mich.

Ich finde meine Großeltern nicht. Ich finde Eric nicht.

Und dann, an einem Nachmittag, als gerade die Wasserkarren angekommen sind und die Menge hinüberläuft, um ein kleines Eimerchen vollzumachen, erspäht er mich, als ich allein bei den Mänteln meiner Familie sitze und sie bewache. Er küsst meine Stirn, Wangen, Lippen. Ich berühre den Wildledergürtel an meinem Seidenkleid und freue mich, dass er mir Glück gebracht hat.

Danach gelingt es uns, uns jeden Tag zu treffen. Manchmal stellen wir Vermutungen an, was uns wohl erwarten wird. Es geht das Gerücht, dass wir an einen Ort namens Kenyérmező gebracht werden sollen, in ein Internierungslager, wo wir arbeiten und mit unseren Familien das Kriegsende abwarten würden. Wir wissen nicht, dass das Gerücht von der ungarischen Polizei und den *nyilas* gestreut wurde, um falsche Hoffnungen zu wecken. Nach dem Krieg werden Berge von Briefen besorgter Verwandter aus weit entfernten Städten stapelweise ungeöffnet in Postämtern liegen. Die Adresse: *Kenyérmező*. Einen solchen Ort gibt es nicht.

Und die Orte, die existieren, die auf unsere ankommenden Züge warten, übersteigen unser Vorstellungsvermögen. *Nach dem Krieg.* Das ist die Zeit, über die nachzudenken Eric und ich uns zugestehen. Wir werden auf die Universität gehen. Wir werden nach Palästina auswandern. Wir werden die Salons und Buchclubs weiterführen, die wir in der Schule begonnen haben. Wir werden Freuds *Traumdeutung* zu Ende lesen.

Von der Ziegelfabrik aus können wir die Straßenbahnen vorbeirattern hören. Sie sind in Reichweite. Wie leicht wäre es, einfach aufzuspringen. Aber jeder, der sich dem Außenzaun nähert, wird ohne Vorwarnung erschossen. Ein Mädchen, kaum älter als ich, versucht davonzurennen. Sie hängen ihre Leiche mitten im Lager auf, als warnendes Beispiel. Meine Eltern verlieren Magda und mir gegenüber kein Wort über ihren Tod. »Versucht einen kleinen Zuckerwürfel zu ergattern«, sagt unser Vater zu uns. »Beschafft euch ein Stück Würfelzucker und hebt es auf. Man soll immer etwas Süßes in der Tasche haben.« Eines Tages erfahren wir, dass meine Großeltern mit einem der ersten Transporte aus dem Lager weggebracht worden waren. Wir werden sie in Kenyérmező wiedersehen, glauben wir. Ich gebe Eric einen Gutenachtkuss und vertraue darauf, dass seine Lippen die Süßigkeit sind, auf die ich zählen kann.

Eines frühen Morgens, nachdem wir ungefähr einen Monat in der Fabrik zugebracht haben, wird unser Abschnitt des Lagers eines Tages evakuiert. Ich versuche verzweifelt, jemanden zu finden, der Eric eine Botschaft von mir überbringen könnte. »Lass gut sein, Dicu«, sagt meine Mutter. Sie und mein Vater haben einen Abschiedsbrief an Klara geschrieben, aber es gibt keine Möglichkeit, ihn loszuschicken. Ich sehe meiner Mutter zu, wie sie ihn wegwirft, sehe, wie er wie Zigarettenasche zu Boden fällt, sehe, wie er unter dreitausend Paar Füßen verschwindet. Der Seidenstoff meines Kleides streift über meine Beine, während wir vorwärts wogen, stehen bleiben, vorwärts wogen, stehen bleiben, während dreitausend von uns zu den Fabriktoren getrieben und in eine lange Kolonne wartender Fuhrwerke gestopft werden. Abermals kauern wir im Dunkeln zusammen. Kurz bevor das Fuhrwerk losfährt, höre ich meinen Namen rufen. Es ist Eric. Er ruft durch die Schlitze zwischen den Holzleisten des Lastwagens. Ich dränge mich in Richtung seiner Stimme durch.

»Ich bin hier!«, rufe ich, als der Motor angelassen wird. Die Schlitze sind zu schmal, um ihn sehen oder berühren zu können.

»Ich werde nie deine Augen vergessen«, sagt er. »Ich werde nie deine Hände vergessen.«

Ich wiederhole diese Sätze unaufhörlich, als wir am Bahnhof in einen überfüllten Waggon einsteigen. Wie Balsam blendet die Erinnerung an seine Stimme das Gebrüll der Polizisten oder das Weinen der Kinder aus meinen Ohren aus. *Wenn ich heute überlebe, dann kann ich ihm meine Augen zeigen, ich kann ihm meine Hände zeigen.* Ich atme im Rhythmus dieser Melodie. *Wenn ich heute überlebe... Wenn ich heute überlebe, werde ich morgen frei sein.*

In einem solchen Zugwaggon war ich noch nie. Es ist kein Waggon zur Personenbeförderung; er dient zum Transport von Vieh oder Fracht. Wir sind menschliche Fracht. Wir sind hundert Menschen in einem Waggon. Jede Stunde mutet wie eine Woche an. Die Ungewissheit zieht die Augenblicke in die Länge. Die Ungewissheit und der unbarmherzige Lärm der Räder auf den Gleisen. Acht Menschen müssen sich einen

Laib Brot teilen. Einen Eimer Wasser. Einen Eimer für unsere Körperausscheidungen. Es riecht nach Schweiß und Exkrementen. Während der Fahrt sterben Menschen. Wir schlafen alle im Stehen, lehnen uns an unsere Familienmitglieder, schubsen die Toten mit den Schultern zur Seite. Ich sehe einen Vater, der seiner Tochter etwas gibt: eine Schachtel Tabletten. »Wenn sie dir etwas antun wollen …«, sagt er. Gelegentlich hält der Zug an, und ein paar Leute aus jedem Waggon bekommen den Befehl, Wasser zu holen. Einmal nimmt Magda den Eimer. »Wir sind in Polen«, sagt sie, als sie zurückkommt. Später erzählt sie, woher sie das weiß. Als sie Wasser holte, rief ihr ein Mann auf seinem Feld eine Begrüßung auf Polnisch und auf Deutsch zu, nannte ihr den Namen der Stadt, gestikulierte heftig und zog dabei einen Finger quer über seinen Hals. »Der will uns nur Angst machen«, sagt Magda.

Der Zug fährt immer weiter. Meine Eltern sind rechts und links von mir zusammengesackt. Sie sprechen nicht. Ich sehe nie, dass sie sich berühren. Der Bart meines Vaters wächst grau nach. Er sieht älter aus als sein eigener Vater, und das ängstigt mich. Ich bitte ihn, sich zu rasieren. Da kann ich noch nicht wissen, dass Jugendlichkeit tatsächlich ein Leben retten kann, wenn wir am Ende unserer Reise angekommen sind. Es ist nur ein Bauchgefühl, nur ein Mädchen, das den Vater vermisst, so, wie sie ihn kannte, sich danach sehnt, dass er wieder der Lebemann werde, der leichtlebige Charmeur, der Frauenversteher. Ich will nicht, dass er so wird wie der Vater mit den Tabletten, der seiner Familie vorjammert: »Das hier ist schlimmer als der Tod.«

Aber als ich meinem Vater einen Kuss auf die Wange gebe und sage: »Bitte rasier dich«, antwortet er mir gereizt:

»Wozu?«, sagt er. »Wozu? Wozu?« Ich schäme mich, dass ich das Falsche gesagt habe und er jetzt böse auf mich ist. Warum habe ich das Falsche gesagt? Warum glaubte ich, es sei meine Aufgabe, meinem Vater zu sagen, was er tun soll? Ich denke an seinen Wutausbruch, als ich das Schulgeld verloren hatte. Ich lehne mich an meine Mutter, um Trost zu finden. Ich wünschte, meine Eltern würden einander in die Arme nehmen, statt wie Fremde dazusitzen. Meine Mutter sagt nicht viel. Aber sie klagt auch nicht. Sie möchte nicht tot sein. Sie zieht sich einfach in sich zurück.

»Dicuka«, sagt sie eines Nachts im Dunkeln, »hör zu. Wir wissen nicht, wohin wir kommen. Wir wissen nicht, was passieren wird. Denk bitte daran: Niemand kann dir das wegnehmen, was du in deinen Kopf hineingetan hast.«

Ich versinke in einen weiteren Traum von Eric. Ich wache wieder auf.

Sie öffnen die Türen des Viehwaggons, und die helle Sonne knallt herein. Wir wollen nichts als hinaus. Wir drängen zur Luft und zum Licht. In unserer Hast auszusteigen, fallen wir förmlich aus dem Waggon und stolpern übereinander. Nachdem der Zug mehrere Tage lang unaufhörlich in Bewegung war, ist es nun schwierig, aufrecht auf festem Boden zu stehen. Wir versuchen in jeder Hinsicht, uns zurechtzufinden – herauszufinden, wo wir sind, unsere Nerven und Gliedmaßen zu stabilisieren. Ich sehe die dunkle Masse von Wintermänteln zusammengedrängt auf einem schmalen, unbefestigten Weg. Ich sehe Weiß, das aus irgendeinem Kopftuch oder Stoffbündel mit den Habseligkeiten hervorblitzt, und das Gelb der vorschriftsmäßigen Sterne. Ich sehe die Aufschrift ARBEIT MACHT FREI. Musik spielt. Mein Vater ist plötzlich aufgekratzt. »Seht ihr«, sagt er, »das hier kann kein schrecklicher Ort sein.« Er sieht aus, als wollte er tanzen, wäre der Bahnsteig nur nicht so überfüllt. »Wir werden nur ein bisschen arbeiten, bis der Krieg vorüber ist«, sagt er. Die Gerüchte, die wir in der Ziegelfabrik gehört haben, müssen stimmen. Wir sind bestimmt zum Arbeiten hergekommen. Ich halte Ausschau nach Furchen auf den nahe gelegenen Feldern und stelle mir Erics schlanken Körper vor, der sich gegenüber von mir bückt und sich um eine Pflanze kümmert. Aber ich sehe nur durchgehende, waagrechte Linien: die Bretter an den Viehwaggons, die endlosen Drähte eines Zauns, flache Gebäude. In der Ferne unterbrechen ein paar Bäume und Kamine das flache Gelände dieses unwirtlichen Ortes.

Männer in Uniform schieben uns hin und her. Niemand erklärt etwas. Sie bellen nur knappe Anweisungen. *Hierhin. Dorthin.* Die Nazis deuten und stoßen. Die Männer werden in einer separaten Kolonne zusammengetrieben. Ich sehe, wie mein Vater uns zuwinkt. Vielleicht werden sie vorausgeschickt, um einen Platz für ihre Familien auszusuchen. Ich frage mich, wo wir heute Nacht schlafen werden. Ich frage mich, wann wir essen werden. Meine Mutter, Magda und ich stehen zusammen in einer langen Kolonne mit Frauen und Kindern. Schritt für Schritt geht es vorwärts. Wir nähern uns dem Mann, der uns wie ein Dirigent mit einem Fingerzeig unserem Schicksal zuführen wird. Ich weiß noch nicht, dass dieser Mann Dr. Josef Mengele ist, der berüchtigte Todesengel. Während wir uns auf ihn zubewegen, kann ich den Blick nicht von seinen Augen abwenden, so dominierend, so kalt. Als wir fast bei ihm angekommen sind, sehe ich einen kurzen Augenblick einen jungenhaften Spalt zwischen seinen Zähnen, wenn er grinst. Seine Stimme ist fast freundlich, wenn er fragt, ob jemand krank sei, und diejenigen, die es bejahen, nach links schickt.

»Wenn Sie über vierzehn und unter vierzig sind, bleiben Sie in dieser Kolonne«, sagt ein anderer Aufseher. »Alle über vierzig nach links.« Eine lange Kolonne mit Älteren, Kindern und Müttern mit Babys auf dem Arm zweigt nach links ab. Das Haar meiner Mutter ist grau, vollkommen grau, vorzeitig ergraut, doch ihr Gesicht ist so glatt und faltenfrei wie meines. Magda und ich quetschen unsere Mutter zwischen uns.

Nun sind wir an der Reihe. Dr. Mengele dirigiert. Er dirigiert meine Mutter nach links. Ich will ihr nachgehen. Er packt mich an der Schulter. »Du wirst deine Mutter schon bald wiedersehen«, sagt er. »Sie geht nur duschen.« Er schubst Magda und mich nach rechts.

Wir wissen nicht, was links oder rechts bedeutet. »Wohin geht es jetzt?«, fragen wir einander. »Was wird mit uns geschehen?« Wir werden zu einem anderen Abschnitt des öden Geländes geführt. Wir sind ausschließlich von Frauen umgeben, die meisten sind jung. Ein paar sehen fröhlich aus, fast euphorisch, sind glücklich, frische Luft zu atmen und nach dem elenden Gestank und der klaustrophobischen Dunkelheit im Zug Sonne auf der Haut zu spüren. Andere nagen an ihren Lippen. Angst geht um, aber auch Neugier.

Vor weiteren flachen Gebäuden befiehlt man uns, anzuhalten. Frauen in gestreiften Kitteln stehen um uns herum. Bald werden wir erfahren, dass sie Insassinnen sind, die die anderen beaufsichtigen sollen, aber wir wissen noch nicht, dass wir hier Häftlinge sind. Ich habe meinen Mantel in der warmen Sonne aufgeknöpft, und eines der Mädchen in den gestreiften Kitteln erspäht mein blaues Seidenkleid. Sie kommt auf mich zu und legt den Kopf schief.

»Nun, sieh dir das an«, sagt sie auf Polnisch. Mit den Schuhspitzen spritzt sie Sand auf meine flachen Schuhe. Bevor ich weiß, was geschieht, greift sie nach den winzigen, goldgefassten Korallenohrringen, die einer ungarischen Tradition zufolge seit meiner Geburt in meinen Ohren stecken. Ein kurzer Ruck, und ich spüre einen brennenden Schmerz. Sie steckt die Ohrringe ein.

Trotz der körperlichen Schmerzen setze ich alles daran, dass sie mich mag. Wie immer will ich dazugehören. Ihr demütigendes Gespött schmerzt mehr als meine aufgerissenen Ohrläppchen. »Warum hast du das gemacht?«, frage ich. »Ich hätte dir die Ohrringe gegeben.«

»Ich bin hier verfault, während du frei warst, während du in die Schule und ins Theater gehen konntest«, sagt sie.

Ich wüsste gern, wie lange sie schon hier ist. Sie ist dünn, aber zäh. Sie hält sich gerade. Sie könnte eine Tänzerin sein. Ich frage mich, warum sie wohl so wütend ist, dass ich sie an ein normales Leben erinnert habe. »Wann werde ich meine Mutter wiedersehen?«, frage ich sie. »Sie haben mir gesagt, dass ich sie bald sehen kann.«

Sie wirft mir einen kalten, mitleidlosen Blick zu. In ihren Augen liegt keine Empathie. Nur Wut. Sie deutet auf den Rauch, der am Horizont aus einem der Kamine steigt. »Dort drüben brennt deine Mutter«, sagt sie. »Vielleicht solltest du ab jetzt in der Vergangenheit von ihr sprechen.«

KAPITEL 3

In der Hölle tanzen

»Deine ganze Begeisterung im Leben wird von innen kommen«, hatte mein Ballettmeister zu mir gesagt. Ich habe nie verstanden, was er damit meinte. Bis Auschwitz.

Magda starrt zum Kamin auf dem Gebäude, in das meine Mutter gegangen ist. »Die Seele stirbt nie«, sagt sie. Meine Schwester findet Worte des Trostes. Aber ich stehe unter Schock. Ich bin wie betäubt. Ich kann über all das Unfassbare nicht nachdenken, das geschieht, das schon geschehen ist. Ich kann mir meine Mutter nicht vorstellen, wie sie in den Flammen umkommt. Ich kann nicht wirklich erfassen, dass sie tot ist. Und ich kann nicht fragen, warum. Ich kann nicht einmal trauern. Noch nicht. Meine ganze Aufmerksamkeit wird allein darauf gerichtet sein, die nächste Minute, den nächsten Atemzug zu überleben. Ich werde überleben, wenn meine Schwester da ist. Ich werde überleben, wenn ich mich an sie hefte wie ihr Schatten.

Wir werden durch die stillen und dennoch hallenden Duschen getrieben. Wir werden unserer Haare beraubt. Wir stehen draußen, kahl geschoren und nackt und warten auf unsere Uniform. Der Spott der Kapos und der SS-Leute umschwirrt uns wie Pfeile, die unsere nackte, nasse Haut ritzen. Schlimmer als ihre Worte sind ihre Blicke. Ich bin überzeugt davon, dass der Abscheu, mit dem sie uns anstarren, meine

Haut aufreißen, meine Rippen brechen kann. Ihr Hass ist zugleich besitzgierig und ablehnend, mir wird übel davon. Ich hatte gedacht, dass Eric der erste Mann sein würde, der mich nackt sieht. Nun wird er meinen Körper nie mehr frei von den Narben ihres Hasses sehen. Haben sie mich schon zu weniger als einem Menschen gemacht? Werde ich jemals wieder Ähnlichkeit mit dem Mädchen haben, das ich einmal gewesen bin? *Ich werde nie deine Augen, deine Hände vergessen.* Ich muss mich zusammenreißen, wenn schon nicht für mich, dann für Eric.

Ich drehe mich zu meiner Schwester um, die sich im Schock still in sich zurückgezogen hat, der es gelungen ist, bei jedem chaotischen, in aller Eile durchgeführten Ortswechsel, in jeder dicht gedrängten Kolonne, nicht von meiner Seite zu weichen. Die Sonne geht unter, und sie zittert. In den Händen hält sie ihre abgeschorenen Locken, dicke Strähnen ihrer nun nutzlosen Haare. Wir stehen seit Stunden nackt da, und sie hält ihre Haare fest, als könne sie so sich selbst, ihre Menschlichkeit, festhalten. Sie ist so nah, dass wir uns fast berühren, und doch sehne ich mich nach ihr. Magda. Das selbstbewusste attraktive Mädchen mit all seinen Scherzen. Wo ist sie? In den zotteligen Haarbüscheln sucht sie nach sich selbst.

Das Widersprüchliche an diesem Ort bringt mich aus der Fassung. Mord, wie wir gerade erfahren haben, ist effizient hier. Systematisch. Aber für die Verteilung der Uniformen, auf die wir schon fast den ganzen Tag warten, scheint kein funktionierendes System zu existieren. Die Aufseher sind grausam und streng, und doch scheint niemand die Verantwortung zu haben. Der prüfende Blick, den sie auf unsere Körper werfen, signalisiert nicht unseren Wert, er signalisiert nur das Maß dessen, wie sehr die Welt uns vergessen hat.

Nichts ergibt einen Sinn. Aber auch das, dieses unendliche Warten, das gänzliche Fehlen eines Grundes, muss Teil des Konzepts sein. Wie kann ich mich an einem Ort stabil halten, an dem die einzige Stabilität in Zäunen, Tod, Erniedrigung und unablässig ausgestoßenen Rauchwolken liegt?

Schließlich spricht mich Magda an: »Wie sehe ich aus?«, fragt sie. »Sag mir die Wahrheit.«

Die Wahrheit? Sie sieht aus wie ein räudiger Hund. Eine nackte Unbekannte. Das kann ich ihr natürlich nicht sagen, doch jede Lüge würde sie zu sehr verletzen, und so muss ich eine eigentlich unmögliche Antwort finden, eine Wahrheit, die nicht verletzt. Ich schaue in das lodernde Blau ihrer Augen und denke, dass schon allein die Frage »Wie sehe ich aus?« das Tapferste ist, was ich je gehört habe. Es gibt hier keine Spiegel. Sie fragt mich, damit ich ihr helfe, sich zu finden und sich mit sich selbst zu konfrontieren. Und so sage ich ihr die einzige Wahrheit, die mir zu sagen zusteht.

»Deine Augen«, sage ich zu meiner Schwester, »die sind so wunderschön. Ich habe das nie bemerkt, solange sie unter den vielen Haaren verborgen waren.« Es ist das erste Mal, dass ich erkenne, dass wir eine Wahl haben: uns auf das zu konzentrieren, was wir verloren haben, oder auf das, was wir immer noch haben.

»Danke«, flüstert sie.

All das andere, was ich sie fragen will, ihr erzählen will, soll lieber wortlos bleiben. Worte können dieser neuen Realität keine Umrisse geben. Der Realität des grauen Mantels über der Schulter meiner Mama, an die ich mich lehne, während der Zug immer weiterfährt. Der Realität des Gesichts meines Papas, das von Schatten umwölkt ist. Der Realität dessen, was ich nicht dafür geben würde, um diese düsteren und hungrigen Stunden wiederzuhaben. Der Realität der Verwandlung meiner Eltern zu Rauch. Beider Elternteile. Ich muss davon ausgehen, dass auch mein Vater tot ist. Ich versuche gerade, eine Stimme zu finden, um Magda zu fragen, ob wir zu hoffen wagen dürfen, nicht binnen eines Tages Vollwaisen geworden zu sein, aber ich sehe, dass Magda ihre Haare aus den Fingern auf den staubigen Boden fallen lässt.

Sie bringen die Kittel: graue, schlecht sitzende Kutten aus kratziger Baumwolle und Wolle. Der Himmel wird dunkel. Sie treiben uns zu den öden, primitiven Baracken, in denen wir auf mehrstöckigen Pritschen zu sechst auf einem Holzbrett schlafen werden. Es ist eine Erleichterung, in den hässlichen Raum zu gehen und endlich dem Anblick der endlos rauchenden Kamine zu entkommen. Die Kapo, die junge Frau, die mir die Ohrringe gestohlen hat, weist uns Pritschen zu und erklärt die Vorschriften. Nachts darf sich niemand draußen aufhalten. Dort ist der Eimer – unsere Toilette für die Nacht. Mit unseren Bettnachbarinnen versuchen Magda und ich, uns auf unserem Brett auf der obersten Pritsche zu arrangieren. Wir stellen fest, dass wir mehr Platz haben, wenn wir jeweils Kopf an Fuß liegen. Trotzdem kann sich niemand umdrehen oder eine bessere Lage finden, ohne eine andere aus dem Weg zu schubsen. Wir entwickeln ein System, wie wir uns gemeinsam, koordiniert umdrehen können. Die Kapo verteilt eine Schüssel an jede Gefangene. »Nicht verlieren«, warnt sie uns. »Wenn ihr keine Schüssel habt, gibt es nichts zu essen.« In den immer dunkler werdenden Baracken warten wir auf den nächsten Befehl. Werden wir etwas zu essen bekommen? Werden wir zum Schlafen geschickt? Wir hören Musik. Ich denke, dass ich mir die Musik von Holzbläsern und Streichern nur einbilde, aber eine andere Insassin verrät mir, dass es hier ein Lagerorchester unter der Leitung einer Weltklasse-Geigerin gibt. *Klara!*, denke ich. Aber die Geigerin, von der sie spricht, ist Wienerin.

Wir hören abgehackte Stimmen, die vor den Baracken deutsch sprechen. Die Kapo steht stramm, als die Tür ratternd aufgeht. Dort auf der Schwelle erkenne ich den Uniformierten von der Selektion. Ich weiß, dass er es ist, ich erkenne ihn an seinen grinsend geöffneten Lippen, an der Lücke zwischen den Vorderzähnen. Dr. Mengele, erfahren wir. Er ist ein kultivierter Mörder und ein Bewunderer der Kunst. An den Abenden durchstreift er die Baracken auf der Suche nach talentierten Häftlingen, die ihn unterhalten sollen. Heute Nacht kommt er mit seiner Entourage von Assistenten herein und wirft seinen starren Blick wie ein Netz über uns Neuankömmlinge mit den sackartigen Kutten und den eilig geschorenen Haaren. Wir stehen stramm mit dem Rücken zu den Holzpritschen, die den Raum einrahmen. Er inspiziert uns. Magda streift kaum merklich meine Hand mit der ihren. Dr. Mengele bellt eine Frage, und ehe ich weiß, wie mir geschieht, schubsen mich die Mädchen, die direkt neben mir stehen, nach vorn, hin zum Todesengel. Sie wissen, dass ich damals in Kassa als Ballerina und als Kunstturnerin trainiert habe.

Er sieht mich prüfend an. Ich weiß nicht, wohin mit meinen Augen. Ich starre geradeaus, zur offenen Tür. Das Orchester hat sich direkt davor aufgestellt. Die Musiker schweigen, warten auf Befehle. Ich komme mir vor wie Eurydike in der Unterwelt, die darauf wartet, dass Orpheus eine Saite seiner Lyra anschlägt, um das Herz des Hades schmelzen zu lassen und mich zu befreien. Oder ich bin Salome, die für ihren Stiefvater Herodes tanzen muss und einen Schleier nach dem anderen lüftet und ihre Haut zeigt. Gibt der Tanz ihr Macht oder nimmt er sie ihr?

»Kleine Tänzerin«, sagt Dr. Mengele, »tanz für mich.« Er weist die Musiker an, zu spielen. Der vertraute erste Satz von »An der schönen blauen Donau« fließt in den dunklen, kalten Raum. Mengele glotzt mich mit hervortretenden Augäpfeln an. Ich habe Glück. Ich kenne eine Improvisation zu »An der schönen blauen Donau«, die ich im Schlaf tanzen kann. Aber meine Glieder sind schwer; es ist wie in einem Alptraum, wenn Gefahr droht und man nicht weglaufen kann. »Tanz!«, befiehlt er abermals, und ich spüre, wie mein Körper allmählich in Bewegung kommt.

Als Erstes der hohe Kick. Dann die Pirouette und die Drehung. Der Spagat. Und wieder hoch. Während ich schreite, mich beuge und herumwirble, höre ich, wie Mengele mit seinem Assistenten spricht. Er wendet seine Augen nie von mir ab, aber während er zusieht, kommt er seinen Pflichten nach. Ich höre seine Worte durch die Musik hindurch. Er unterhält sich mit dem anderen Aufseher darüber, welche der hundert anwesenden Mädchen die Nächsten sind, die ermordet werden. Wenn mir ein Schritt misslingt, wenn ich etwas mache, was ihm missfällt, könnte ich darunter sein. Ich tanze. Ich tanze. Ich tanze in der Hölle. Ich ertrage es nicht, den Henker zu sehen, der gerade unser Schicksal bestimmt. Ich schließe die Augen.

Ich konzentriere mich auf meinen Tanz, auf mein jahrelanges Training – jede Linie und Biegung meines Körpers ist wie eine Silbe in einem Gedicht, mein Körper erzählt eine Geschichte: Ein Mädchen kommt zu einer Tanzveranstaltung. Voller Begeisterung und Erwartung wirbelt sie herum. Dann hält sie inne, überlegt und beobachtet. Was wird in den vor ihr liegenden Stunden passieren? Wen wird sie treffen? Sie wendet sich zu einem Brunnen, fängt die Szene mit weit ausladenden Armbewegungen ein. Sie bückt sich, pflückt Blumen und wirft eine nach der anderen ihren Bewunderern und den Festgästen zu, wirft den Menschen Blumen zu, reicht ihnen Zeichen der Liebe. Ich höre, wie die Geigen anschwellen. Mein Herz rast. In der geheimen Finsternis in meinem Inneren höre ich wieder die Worte meiner Mutter, als wäre sie hier in diesem trostlosen Raum und raunte mir unter den Klängen der Musik zu: *Denk dran, niemand kann dir das wegnehmen, was du in deinen Kopf hineingetan hast.* Doktor Mengele verschwindet, meine bis auf die Knochen abgemagerten Mitgefangenen, die Trotzigen, die überleben werden, und die bald schon Toten, sogar meine geliebte Schwester, verschwinden, und die einzige Welt, die existiert, ist die Welt in meinem Kopf. »An der schönen blauen Donau« verebbt, und jetzt kann ich Tschaikowskis *Romeo und Julia* hören. Der Fußboden der Baracke wird zur Bühne des Budapester Opernhauses. Ich tanze für meine Bewunderer im Publikum. Ich tanze im Schein heißer Scheinwerfer. Ich tanze für meinen Geliebten Romeo, der mich hoch über die Bühnenbretter hebt. Ich tanze für Liebe. Ich tanze für Leben.

Mitten in meinem Tanz entdecke ich ein Stück Weisheit, das ich nie vergessen habe. Ich werde nie erfahren, welches Wunder der Gnade mir diese Einsicht gewährt. Es wird mein Leben viele Male retten, auch dann noch, als das Grauen vorüber ist. Ich erkenne, dass Dr. Mengele, der erfahrene Mörder, der erst heute Morgen meine Mutter ermordet hat, bemitleidenswerter ist als ich. Ich bin frei in meinem Kopf, was er niemals sein kann. Er wird immer mit dem leben müssen, was er getan hat. Er ist gefangener, als ich es bin. Als ich mein Programm mit einem letzten anmutigen Spagat beende, bete ich, doch ich bete nicht für mich. Ich bete für ihn. Ich bete ihm zuliebe dafür, dass er nie die Notwendigkeit sehen wird, mich töten zu müssen.

Meine Vorführung muss ihn beeindruckt haben, denn er wirft mir einen Laib Brot zu – eine Geste, die, wie sich später herausstellt, mir das Leben retten wird. Als der Abend in die Nacht übergeht, teile ich das Brot mit Magda und meinen Pritschennachbarinnen. Ich bin dankbar, Brot zu haben. Ich bin dankbar, am Leben zu sein.

In meinen ersten Wochen in Auschwitz lerne ich die Überlebensregeln kennen. Wenn du den Aufsehern ein Stück Brot klauen kannst, bist du ein Held, doch wenn du eine Mitgefangene bestiehlst, bringst du Schande über dich, du stirbst. Konkurrenz und Herrschaftsdenken führen nirgendwohin. Das Zauberwort heißt Zusammenarbeit: Um zu überleben, ist es notwendig, die eigenen Bedürfnisse zu überwinden und sich jemandem oder etwas anderem anzuvertrauen. Für mich ist dieser Jemand Magda, und dieses Etwas ist die Hoffnung, dass ich Eric morgen wiedersehen werde, wenn ich frei bin. Um zu überleben, bauen wir uns eine innere Welt, einen Zufluchtsort, selbst dann, wenn wir die Augen geöffnet haben. Ich erinnere mich an eine Mitgefangene, der es gelungen ist, ein Foto von sich aus der Zeit vor der Internierung zu retten, ein Bild, auf dem sie lange Haare hatte. Sie konnte sich in Erinnerung rufen, wer sie war, dass diese Person noch immer existierte. Dieses Bewusstsein wurde zur Fluchtburg, die ihren Lebenswillen bewahrte.

Ich erinnere mich, dass einige Monate später, im Winter, alte Mäntel an uns ausgegeben wurden. Sie warfen uns die Mäntel ohne Rücksicht auf die Größe in einem Haufen vor die Füße. Es blieb uns überlassen, den herauszusuchen, der am besten passte, und darum zu kämpfen. Magda hatte Glück. Sie warfen ihr einen langen, dicken, warmen und schweren Mantel hin, der sich bis zum Hals zuknöpfen ließ. Er war so warm, so begehrt. Aber sie tauschte ihn sofort ein. Der Mantel, den sie stattdessen aussuchte, war ein dünnes, kurzes Etwas, das ihr kaum bis zu den Knien reichte und viel vom Brustkorb frei ließ. Für Magda war es überlebenswichtiger, etwas Reizvolles zu tragen, als sich warm zu halten. Sich attraktiv zu fühlen, gab ihr etwas in ihrer Seele, ein Gefühl von Würde, und das war ihr wichtiger als körperliches Wohlbefinden.

Ich erinnere mich, dass wir selbst dann Festmahle feierten, wenn wir hungerten. In Auschwitz kochten wir ständig. In unseren Köpfen hatten wir stündlich etwas zu feiern, wir stritten uns, wie viel Paprika in ungarisches Hühnerpaprikasch gehört oder welches das beste Rezept für den siebenlagigen Schokoladenkuchen war. Wir wachten um vier Uhr früh zum Appell auf, stellten uns draußen in der eiskalten Nacht auf, um gezählt und nochmals gezählt zu werden, und dabei rochen wir das duftende, volle Aroma von gekochtem Fleisch. Wenn wir zur täglichen Arbeit marschierten – in einen Schuppen namens Kanada, in dem wir die Habseligkeiten der neu angekommenen Häftlinge sortieren mussten; in die Baracken, die wir immerzu putzen mussten; oder zu den Krematorien, wo die Unglücklichsten unter uns gezwungen wurden, Goldzähne, Haare und Haut von den Leichen zu ernten, die verbrannt werden sollten –, unterhielten wir uns, als gingen wir auf den Markt und kauften für unseren

Wochenspeiseplan ein, diskutierten, wie wir jede Frucht und jedes Gemüse auf Frische prüften. Wir brachten uns gegenseitig Kochrezepte bei. Wie man *palacsinta*, ungarische Pfannkuchen, backt. Wie dünn ein Pfannkuchen sein muss. Wie viel Zucker hineingehört. Wie viele Nüsse. Kommt Kümmel ins *székely gulyás*? Nimmt man zwei Zwiebeln? Nein, drei. Nein, nur eineinhalb. Bei unseren imaginären Gerichten lief uns das Wasser im Mund zusammen, und wenn wir unser einziges wirkliches Essen am Tag aßen – Wassersuppe, ein fades Stück Brot –, plauderte ich über die Gans, die meine Mutter auf dem Dachboden hielt und jeden Tag mit Mais fütterte, bis ihre Leber immer größer wurde und die Zeit gekommen war, sie zu schlachten und die Leber zu Pastete zu verarbeiten. Und wenn wir nachts auf unsere Pritschen fielen und endlich einschliefen, träumten wir selbst dann noch von Essen. Im Dorf schlug die Kirchturmuhr zehn Uhr vormittags, und mein Vater schlüpft mit einem Paket vom Fleischer gegenüber in unsere Wohnung. Heute gibt es ein Stück Schinken, versteckt in Zeitungspapier. »Dicuka, komm, probier mal«, lockt er. »Und du willst ein Vorbild sein?«, schimpft meine Mutter. »Fütterst ein jüdisches Mädchen mit Schweinefleisch.« Aber sie lächelt fast. Sie macht gerade Strudel, zieht den Strudelteig über den Esszimmertisch, arbeitet mit den Händen und bläst immer wieder darunter, bis er papierdünn ist.

Der Geschmack von Paprika und Kirschen im Strudel meiner Mutter; die scharf gewürzten Eier; die Nudeln, die sie von Hand schnitt – so schnell, dass ich befürchtete, sie könnte sich einen Finger abschneiden –, und insbesondere das Sabbatbrot. Für meine Mutter ging es beim Essen sowohl um die Kunst, es zu kreieren, als auch darum, die fertigen Mahlzeiten zu genießen. Essensfantasien hielten uns in Auschwitz am

Leben. Nicht anders als Sportler und Musiker, die sich durch mentale Übungen verbessern können, waren wir Barackenkünstler, ständig damit beschäftigt, etwas zu erschaffen. Das, was wir in unseren Köpfen herstellten, verschaffte uns eine eigene Art von geistiger Nahrung.

An einem Abend veranstalten wir vor dem Schlafengehen einen Schönheitswettbewerb in der Baracke. Wir laufen mit unseren grauen, formlosen Kutten und unserer schäbigen Unterwäsche über den Laufsteg. Es gibt ein ungarisches Sprichwort, wonach die Schönheit nur in den Schultern liegt. Niemand kann so posieren wie Magda. Sie gewinnt den Wettbewerb. Aber keine von uns kann schlafen. »Ich hätte einen besseren Wettbewerb anzubieten«, sagt Magda. »Wer hat die besten Brüste?«

Wir ziehen uns im Dunkeln aus, strecken unsere Brüste vor und stolzieren auf und ab. Es ist erst ein paar Monate her, dass ich über fünf Stunden täglich in einem Studio trainiert habe. Ich wollte immer, dass mich mein Vater auf den Bauch schlägt, damit er spüren konnte, wie stark ich war. Ich konnte ihn sogar hochheben und herumtragen. Und jetzt spüre ich diesen Stolz in meinem Körper, während ich oben ohne und frierend in der Baracke herumlaufe. Früher habe ich meine Mutter immer um ihren runden, reizvollen Busen beneidet und mich für meine winzigen Brüste geschämt. Aber so wollten wir sie in Europa haben. Ich stolziere im Dunkeln wie ein Mannequin herum. Und ich gewinne den Wettbewerb!

»Meine berühmte Schwester«, sagt Magda, als wir wegdämmern.

Wir können selbst wählen, was wir aus dem Grauen lernen. Entweder lassen uns Kummer und Angst verbittert werden. Feindselig. Gelähmt. Oder wir halten an dem fest, was kindlich an uns ist, an dem, was lebendig ist und neugierig – an dem Teil, der unschuldig ist.

An einem anderen Abend erfahre ich, dass die junge Frau auf der Pritsche neben mir vor dem Krieg verheiratet war. Ich quetsche sie aus. »Wie ist das so?«, frage ich. »Einem Mann zu gehören?« Ich frage nicht nach Sex, nicht nur. Natürlich interessiert mich Leidenschaft. Aber noch mehr die Vorstellung, Tag für Tag zu jemandem zu gehören. In ihrem Seufzen höre ich den Anklang von etwas Schönem, das vom Verlust unbeeinträchtigt ist. Während sie spricht, sehe ich ein paar Minuten lang die Ehe nicht so, wie meine Eltern sie lebten, sondern als etwas Strahlendes. Sie strahlt sogar noch heller als die friedliche Behaglichkeit der Zuneigung meiner Großeltern. Es klingt wie Liebe, wie vollkommene Liebe.

Als meine Mutter zu mir sagte: »Ich bin froh, dass du wenigstens Köpfchen hast, wenn du schon nach nichts aussiehst«, schürten diese Worte meine Angst, unzulänglich, wertlos zu sein. Aber in Auschwitz tönte Mutters Stimme mit einer anderen Bedeutung in meinen Ohren. *Ich habe Köpfchen. Ich bin schlau. Ich werde mich zurechtfinden.* Die Worte, die ich in meinem Kopf hörte, gaben meiner Fähigkeit, Hoffnung zu bewahren, ein ganz anderes Gesicht. Und das traf auch für andere Mitgefangene zu. Wir konnten eine innere Stärke entdecken, auf die wir zurückgreifen konnten – eine Art, mit uns selbst zu sprechen, die uns half, uns innerlich frei zu fühlen. Die uns in unserer eigenen Moral geerdet hielt, uns ein Fundament und ein Versprechen gab, selbst wenn die externen Gewalten uns zu beherrschen und auszumerzen versuchten. *Ich bin ein guter Mensch*, lernten wir zu sagen. *Ich bin unschuldig. Irgendwie wird aus dem hier etwas Gutes entstehen.*

Ich kannte ein Mädchen in Auschwitz, das sehr krank war und immer weniger wurde. Jeden Morgen rechnete ich damit, sie tot auf ihrer Pritsche zu finden, und befürchtete bei jeder Selektion, dass man sie in den Tod schickte. Aber sie überraschte mich. Es gelang ihr jeden Morgen irgendwie, die Kraft aufzubringen, einen weiteren Tag zu arbeiten und einen Funken Leben in ihre Augen zu bringen, wann immer sie in einer Selektionsreihe mit Dr. Mengeles Finger konfrontiert war. Und am Abend brach sie regelmäßig mit rasselndem Atem auf ihrer Pritsche zusammen. Ich fragte sie, wie sie es schaffte, weiterzumachen. »Ich habe gehört, dass wir Weihnachten befreit werden«, sagte sie. Sie hatte einen genauen Kalender im Kopf, anhand dessen sie, fest entschlossen, bis zu ihrer Befreiung durchzuhalten, die Tage und schließlich die Stunden zählte.

Dann kam Weihnachten, doch unsere Befreier kamen nicht. Und am nächsten Tag starb sie. Ich glaube, dass ihre innere Stimme der Hoffnung sie am Leben gehalten hat, aber als sie die Hoffnung verlor, konnte sie nicht mehr weiterleben. Während mir fast alle um mich herum – SS-Leute, Kapos, Mitgefangene – jeden Augenblick eines jeden Tages, vom Appell bis zum Ende des Arbeitstages, von Selektionsreihen bis Essensschlangen, versicherten, dass ich das Todeslager niemals lebend verlassen werde, arbeitete ich an mir, eine innere Stimme zu entwickeln, die mir eine alternative Geschichte erzählte. *Das ist vorübergehend*, sagte ich mir immer wieder. *Wenn ich den heutigen Tag überlebe, bin ich morgen frei.*

In Auschwitz wurden wir täglich zum Duschen geschickt, und jeder Gang dorthin war mit Ungewissheit befrachtet. Wir wussten nie, ob Wasser oder Gas aus dem Hahn strömen würde. An einem Tag, als ich spüre, wie Wasser auf uns herunterprasselt, atme ich hörbar aus. Ich verteile fettige Seife auf meinem Körper. Noch bin ich nicht Haut und Knochen. Hier in der Stille nach der Angst, kann ich mich selbst wahrnehmen. Meine Arme, die Oberschenkel und der Bauch haben noch immer die Festigkeit meiner Tänzermuskeln. Ich gleite in einen Traum mit Eric. Wir sind jetzt Studenten an der Universität und leben in Budapest. Wir nehmen unsere Bücher und wollen in einem Café lernen. Seine Augen wandern von dem aufgeschlagenen Buch über mein Gesicht. Ich spüre, wie sein Blick auf meinen Augen und Lippen innehält. Gerade als ich mir vorstelle, dass ich das Gesicht hebe, um ihn zu küssen, wird mir bewusst, wie still es im Duschraum geworden ist. Ich spüre, wie sich mein Magen verkrampft. Der Mann, den ich am meisten von allen fürchte, steht an der Tür. Der Todesengel starrt mich unverhohlen an. Ich starre auf den Boden und warte darauf, dass die anderen wieder zu atmen beginnen, damit ich weiß, dass er gegangen ist. Aber er geht nicht.

»Du!«, ruft er. »Meine kleine Tänzerin.«

Ich versuche, Erics Stimme lauter zu hören als die von Mengele. *Ich werde nie deine Augen vergessen. Ich werde nie deine Hände vergessen.*

»Komm«, befiehlt er.

Ich folge ihm. Was bleibt mir schon übrig? Ich gehe auf seine Mantelknöpfe zu, vermeide den Augenkontakt mit meinen Mitgefangenen, kann den Gedanken nicht ertragen, meine Angst in deren Augen gespiegelt zu sehen. *Atme, atme,* mahne ich mich. Nackt und nass, wie ich bin, geht er vor mir über einen Flur und in ein Büro mit einem Schreibtisch, einem Stuhl. Wasser läuft von meinem Körper auf den kalten Fußboden. Er lehnt sich an den Schreibtisch und begutachtet mich ausgiebig. Ich habe zu große Angst, um zu denken, doch kleine Stromimpulse durchlaufen meinen Körper wie Reflexe. Tritt ihn. Spring einen hohen Kick mitten in sein Gesicht. Lass dich wie ein Ball zu Boden fallen und halte dich fest umschlungen. Ich hoffe, dass ich das, was immer er mit mir vorhat, bald überstanden habe.

»Komm näher«, sagt er.

Ich bewege mich zentimeterweise auf ihn zu, aber ich sehe ihn nicht. Ich konzentriere mich nur auf den lebenden Teil in mir, den *ja, ich kann, ja, ich kann*. Ich fühle seinen Körper, als ich mich ihm nähere. Mentholgeruch. Ein blecherner Geschmack auf meiner Zunge. Solange ich zittere, weiß ich, dass ich lebe. Seine Finger fummeln an seinen Knöpfen. *Ja, ich kann, ja, ich kann*. Ich denke an meine Mama und ihr langes, langes Haar. Wie sie es auf ihrem Kopf zusammendrehte und es abends wie einen Vorhang fallen ließ. Ich bin nackt bei ihrem Mörder, aber er kann sie mir niemals wegnehmen. Gerade als ich nah genug bei ihm bin, dass er mich mit den Fingern berühren kann, die ich, wie ich beschließe, nicht spüren werde, läutet ein Telefon in einem anderen Raum. Er zuckt zusammen. Er knöpft seinen Mantel wieder zu.

»Rühr dich nicht von der Stelle«, befiehlt er und öffnet die Tür.

Ich höre, wie er den Telefonhörer im nächsten Raum abhebt und mit neutraler und knapper Stimme spricht. Ich treffe keine Entscheidung. Ich laufe los. Das Nächste, was ich weiß, ist, dass ich neben meiner Schwester sitze, wir den täglichen Schöpflöffel Suppe genießen und sehen, wie die kleinen Fitzelchen Kartoffelschale in der dünnen Brühe wie Schorf auf und ab hüpfen. Die Angst verlässt mich nie, er könnte mich abermals holen und bestrafen, beenden, was er beginnen wollte, mich in den Tod schicken. Sie verschwindet nie. Ich weiß nicht, was als Nächstes passieren wird. Aber bis es so weit ist, kann ich mich innerlich am Leben erhalten. *Ich habe den heutigen Tag überlebt*, singe ich in meinem Kopf. *Ich habe den heutigen Tag überlebt. Morgen werde ich frei sein.*

KAPITEL 4

Ein Rad schlagen

Irgendwann im Sommer 1944 fällt Magda und mir auf, dass keine ungarischen Juden mehr im Lager ankommen. Später werden wir erfahren, dass Premierminister Horthy, der nicht länger vor den deutschen Machthabern katzbuckeln will, im Juli die Deportationen ausgesetzt hat. Es war zu spät. Hunderttausende von uns waren bereits in die Lager geschickt, 400 000 von uns in nur zwei Monaten umgebracht worden. Im Oktober schließlich fiel Horthys Regierung an die Nazis. Die 200 000 Juden, die immer noch in Ungarn verblieben waren – hauptsächlich in Budapest –, wurden nicht nach Auschwitz transportiert. Sie wurden auf einen Fünfhundert-Kilometer-Gewaltmarsch nach Österreich geschickt. Aber davon wussten wir damals nichts, wir wussten nichts über das Leben da draußen, den Krieg.

Eines Morgens im Winter stehen wir in wieder einer anderen Kolonne. Die Kälte sticht. Wir sollen tätowiert werden. Ich warte, bis ich an der Reihe bin. Ich rolle den Ärmel hoch. Ich halte den Arm hin. Ich reagiere automatisch, mache die Bewegungen, die von mir verlangt werden, so frierend und hungrig, so frierend und hungrig, dass ich fast nichts spüre. *Weiß irgendjemand, dass ich hier bin?*, habe ich mich früher oft gefragt, und jetzt kommt die Frage fast lustlos wie durch einen dichten, dauerhaften Nebel. Ich weiß nicht, wie ich früher dachte. Ich muss mich ermahnen, mir Eric vorzustellen, aber wenn ich allzu bewusst an ihn denke, kann ich sein Gesicht nicht mehr abrufen. Ich muss mich mit Erinnerungen überlisten, mich überrumpeln. *Wo ist Magda?* Das ist das Erste, was ich wissen will, wenn ich aufwache, wenn wir zur Arbeit marschieren, bevor wir in den Schlaf fallen. Ich blicke mich hektisch um, will sicherstellen, dass sie immer noch hinter mir ist. Selbst wenn unsere Blicke sich nicht treffen, weiß ich, dass sie auch über mich wacht. Ich habe begonnen, mein Brot vom Abendessen aufzuheben, damit wir es am Morgen gemeinsam essen können.

Der Beamte mit der Nadel und der Tinte ist jetzt direkt vor mir. Er packt mein Handgelenk und beginnt zu stechen, schiebt mich dann aber zur Seite. »An dir werde ich meine Tinte nicht verschwenden«, sagt er. Er stößt mich in eine andere Kolonne.

»Diese Reihe heißt Tod«, sagt das Mädchen, das mir am nächsten steht. »Das ist das Ende.« Sie ist vollkommen grau, als sei sie staubbedeckt. Jemand vor uns in der Reihe betet. An einem Ort, an dem man ständig vom Tod bedroht ist, versetzt dieser Moment mir dennoch einen Stich. Ich denke plötzlich über den Unterschied zwischen tödlich und abtötend nach. Auschwitz ist sowohl als auch. Die Kamine rauchen und rauchen. Jeder Augenblick könnte der letzte sein. Warum sich also sorgen? Warum sich aufregen? Und doch, wenn dieser Moment, genau dieser Moment mein letzter auf der Welt sein sollte, muss ich ihn mit Resignation verbringen und mich geschlagen geben? Muss ich ihn so verbringen, als sei ich bereits tot?

»Wir wissen nie, was die verschiedenen Reihen zu bedeuten haben«, sage ich zu dem Mädchen, das am dichtesten bei mir steht. Was, wenn das Unbekannte uns neugierig machen könnte, statt uns vor Angst zu verkrampfen? Und dann sehe ich Magda. Sie wurde einer anderen Reihe zugeteilt. Wenn ich in den Tod geschickt werde, wenn ich zur Arbeit geschickt werde, wenn sie mich in ein anderes Lager evakuieren, was sie schon mit anderen getan haben … das zählt alles nicht, wenn ich nur bei meiner Schwester bleibe, wenn sie nur bei mir bleibt. Wir gehören zu den wenigen Insassinnen, den Glückspilzen, die noch nicht vollkommen von ihren Familien abgeschnitten worden sind. Es ist keine Übertreibung zu sagen, dass ich für meine Schwester lebe. Es ist keine Übertreibung zu sagen, dass meine Schwester für mich lebt. Im Hof herrscht ein gewaltiges Durcheinander. Ich weiß nicht, was die Reihen zu bedeuten haben. Das Einzige, was ich weiß, ist, dass ich das, was vor mir liegt, *mit Magda* gehen muss. Selbst wenn das, was vor mir liegt, der Tod ist. Ich werfe einen Blick auf die schneeverkrustete Fläche, die uns trennt. Überall stehen Aufseher. ich habe keinen Plan. Die Zeit vergeht langsam, und die Zeit vergeht schnell. Magda und ich tauschen einen Blick. Ich sehe ihre blauen Augen. Und dann bin ich plötzlich in Bewegung. Ich schlage Räder, Hände auf die Erde, Beine in die Luft, immer und immer wieder. Ein Aufseher starrt mich an. Er ist richtig herum. Er ist verkehrt herum. Ich rechne jeden Augenblick mit einer Kugel. Und ich will nicht sterben, aber ich kann nichts dagegen tun, ich muss meine Räder schlagen. Er legt nicht auf mich an. Ist er zu überrascht, um mich zu erschießen? Ist mir zu schwindelig, um es zu sehen? Er zwinkert mir zu. Ich schwöre, ich sehe, wie er mir zuzwinkert. *Also gut*, scheint er zu sagen, *dieses Mal hast du gewonnen*.

In den paar Sekunden, in denen ich seine ganze Aufmerksamkeit auf mich lenke, rennt Magda über den Hof zu mir in meine Reihe. Wir verschmelzen wieder mit den Menschen, die auf das warten, was als Nächstes passieren mag.

Wir werden über den eiskalten Platz zum Bahnsteig getrieben, an dem wir sechs Monate zuvor angekommen waren, wo wir von unserem Vater getrennt wurden, wo wir mit unserer Mutter in der Mitte in den letzten Augenblicken ihres Lebens zusammen waren. Damals hatte die Kapelle gespielt, jetzt ist es still. Sofern man Wind still nennen kann. Das ständige Rauschen der klirrenden Kälte, der weit geöffnete, seufzende Hauch des Todes und der Winter hören sich für mich nicht mehr wie Lärm an. Mein Kopf ist voller Fragen und voller Furcht, aber diese Gedanken sind so endlos, dass sie sich nicht mehr wie Gedanken anfühlen. Es ist immer beinahe das Ende.

Wir werden nur ein bisschen arbeiten, bis der Krieg vorüber ist, wurde uns erzählt. Wenn wir auch nur zwei Minuten Nachrichten hören könnten, würden wir wissen, dass der Krieg selbst das nächste Opfer sein könnte. Während wir dort stehen und darauf warten, über die schmale Rampe in den Viehwaggon zu steigen, sind die Russen von einer Seite im Anmarsch auf Polen und die Amerikaner von der anderen. Die Nazis evakuieren Auschwitz nach und nach. Die Mitgefangenen, die wir zurücklassen, die, die noch einen Monat in Auschwitz überleben dürfen, werden bald frei sein. Wir sitzen im Dunkeln und warten darauf, dass der Zug abfährt. Ein Soldat – Wehrmacht, nicht SS – steckt den Kopf zur Tür herein und spricht uns auf Ungarisch an. »Sie müssen essen«, sagt er. »Egal, was Sie machen, denken Sie daran zu essen, denn Sie könnten vielleicht freikommen, vielleicht schon bald.« Ist das Hoffnung, die er uns geben will? Oder ein falsches Versprechen? Eine Lüge? Dieser Soldat ist wie die *nyilas* in der Ziegelfabrik, die Gerüchte streuten, eine Stimme der Obrigkeit, um unser inneres Wissen zum Schweigen zu bringen. Wer erinnert einen fast verhungerten Menschen daran zu essen?

Aber selbst in der Dunkelheit des Viehwaggons, in dem sein Gesicht von kilometerlangen Zäunen, kilometerlangen Schneeflächen von hinten beleuchtet wird, kann ich erkennen, dass seine Augen gütig sind. Wie seltsam, dass Güte mittlerweile wie eine Lichtspiegelung daherkommt.

Ich verliere jedes Zeitgefühl, wie lange wir in Bewegung sind. Ich schlafe an Magdas Schulter, sie an meiner. Einmal wache ich von der Stimme meiner Schwester auf. Sie spricht mit jemandem, den ich in der Dunkelheit nicht erkennen kann. »Meine Lehrerin«, erklärt sie. Die von der Ziegelfabrik, deren Baby ständig geschrien hat. In Auschwitz wurden alle Frauen mit kleinen Kindern auf der Stelle vergast. Die Tatsache, dass sie noch am Leben ist, kann nur eines bedeuten: Ihr Kind ist gestorben. Was ist wohl schlimmer, frage ich mich, ein Kind zu sein, das seine Mutter verloren hat, oder eine Mutter zu sein, die ihr Kind verloren hat? Als die Türen aufgehen, sind wir in Deutschland.

Wir sind nicht mehr als hundert Menschen. Anscheinend ist das ein Kinderferienlager, in dem wir untergebracht sind: Stockbetten und eine Küche, in der wir mit minimalen Mitteln unsere eigenen Mahlzeiten zubereiten.

Am Morgen werden wir zur Arbeit in eine Spinnerei geschickt. Wir tragen Lederhandschuhe. Wir halten die Räder der Spinnmaschinen an, damit die Fäden sich nicht verheddern. Selbst mit den Handschuhen schneiden uns die Räder in die Hände. Magdas frühere Lehrerin sitzt an einem Rad neben Magda. Sie weint laut. Ich vermute, dass sie weint, weil ihre Hände bluten und aufgescheuert sind. Aber sie weint um Magda. »Du brauchst doch deine Hände«, klagt sie. »Du spielst Klavier. Was willst du ohne deine Hände machen?«

Die deutsche Vorarbeiterin, die unsere Arbeit überwacht, befiehlt ihr, still zu sein. »Du hast Glück, dass du jetzt arbeiten kannst«, sagt sie. »Bald werden sie dich töten.«

In jener Nacht bereiten wir unser Abendessen unter den Augen von Aufsehern zu. »Wir sind der Gaskammer entkommen«, sagt Magda, »aber wir werden beim Garnspinnen sterben.« Das ist komisch, denn *noch* leben wir. Vielleicht werden wir den Krieg nicht überleben, aber immerhin haben wir Auschwitz überlebt. Ich schäle Kartoffeln für unser Abendessen. Ich schaffe es einfach nicht, auch nur das kleinste bisschen Essen wegzuwerfen, so sehr bin ich an Hungerrationen gewöhnt. Ich verstecke die Kartoffelschalen in meiner Unterwäsche. Als die Aufseher in einen anderen Raum gehen, röste ich die Schalen im Ofen. Als wir sie gierig mit unseren schmerzenden Händen in den Mund stopfen, sind die Schalen immer noch zu heiß zum Essen.

»Wir sind der Gaskammer entkommen, aber wir werden an den Kartoffelschalen sterben«, sagt jemand, und unser Lachen kommt tief aus uns heraus, aus einem Teil in uns, von dem wir nicht wussten, dass er noch existiert. Wir lachen, wie ich jeden Tag in Auschwitz gelacht habe, als wir gezwungen wurden, unser Blut für Transfusionen zugunsten verwundeter deutscher Soldaten zu spenden. Da saß ich mit der Nadel im Arm und hielt mich selbst bei Laune. *Na denn, viel Glück, wenn ihr den Krieg mit meinem pazifistischen Tänzerinnen-*

blut gewinnen wollt!, dachte ich dabei. Ich hätte ihnen meinen Arm nicht verweigern können, sonst wäre ich erschossen worden. Ich konnte mich meinen Peinigern nicht mit einer Waffe oder meiner Faust widersetzen. Aber ich konnte einen Weg zu meiner eigenen Kraft finden. Und nun liegt die Kraft in unserem Gelächter. Unsere Kameradschaft, unsere Unbeschwertheit erinnert mich an jenen Abend in Auschwitz, an dem ich den Busenwettbewerb gewann. Unsere Gespräche sind unser Lebenselixier.

»Wer kommt aus dem besten Land?«, fragt ein Mädchen namens Hava. Wir debattieren, preisen unser jeweiliges Heimatland in den höchsten Tönen. »Nirgends ist es so schön wie in Jugoslawien«, behauptet Hava. Aber dieser Wettbewerb ist nicht zu gewinnen. Die Heimat ist kein geografischer Punkt mehr, kein Land. Es ist ein Gefühl, so universell wie spezifisch. Wenn wir zu viel darüber reden, riskieren wir, dass es verschwindet.

Nach ein paar Wochen in der Spinnerei kommt die SS eines Morgens mit gestreiften Kutten zu uns, die die grauen Kittel ersetzen. Wir steigen abermals in einen Zug. Aber diesmal werden wir gezwungen, in unseren gestreiften Uniformen auf das Dach zu klettern – menschliche Schutzschilde, mit dem Ziel zu verhindern, dass die Briten den Zug bombardieren. Er transportiert Munition.

»Von Garn zu Kugeln«, sagt jemand.

»Leute, wir sind befördert worden«, sagt Magda.

Der Wind auf dem geschlossenen Güterwaggon ist unbarmherzig, zermürbend. Aber wenigstens spüre ich bei dieser Kälte keinen Hunger. Würde ich lieber durch Kälte oder Feuer sterben? Durch Gas oder Schusswaffe? Und plötzlich passiert es. Ohne Rücksicht auf die Häftlinge auf den Waggons, werfen die Briten zischende und krachende Bomben auf uns ab. Rauch. Schreie. Der Zug hält an, und ich springe. Ich bin die Erste, die unten ist. Ich renne schnurstracks die schneebedeckte Anhöhe hinauf, die die Gleise einbettet, auf einen Hain mit dünnen Bäumen zu. Dort bleibe ich stehen, verschnaufe und suche den Schnee nach meiner Schwester ab. Magda ist nicht hier unter den Bäumen. Ich sehe sie nicht vom Zug weglaufen. Bomben zischen und explodieren auf den Gleisen. Ich kann ein Häufchen menschlicher Körper an der Seite des Zuges erkennen. Magda.

Ich muss mich entscheiden. Ich kann wegrennen. In den Wald flüchten. Von dem leben, was ich zusammenkratzen kann. Die Freiheit ist so nah, nur ein paar Schritte entfernt. Aber wenn Magda am Leben ist und ich sie im Stich lasse, wer wird ihr dann Brot geben? Und wenn sie tot ist? Eine Sekunde klickt wie der Verschluss einer Kamera. *Klick*: Wald. *Klick*: Gleise. Ich renne wieder den Abhang hinunter.

Magda sitzt im Graben, ein totes Mädchen auf den Knien. Es ist Hava. Blut strömt von Magdas Kinn. In einem Waggon in der Nähe essen Männer. Sie sind ebenfalls Häftlinge, aber andere als wir. Sie tragen Zivil, keine Uniform. Und sie haben zu essen. Deutsche Politische, vermuten wir. Jedenfalls sind sie privilegierter als wir. Sie essen. Hava ist tot, und meine Schwester lebt, und alles, woran ich denken kann, ist Essen. Magda, die Schöne, blutet.

»Jetzt, wo wir einmal die Gelegenheit haben, um Essen zu betteln, siehst du so aus«, schimpfe ich. »Du bist viel zu zerschnitten, als dass du flirten könntest.« Solange ich sie angiften kann, bleibe ich davor verschont, Angst zu verspüren oder umgekehrt, vor der grauenvollen Vorstellung dessen, was hätte passieren können. Statt zu jubeln, statt dankbar zu sein, dass wir beide am Leben sind, dass wir abermals einen lebensbedrohlichen Vorfall überlebt haben, bin ich wütend auf meine Schwester. Ich bin wütend auf Gott, auf das Schicksal, aber ich richte meine Fassungslosigkeit und meine Seelenqualen auf das blutende Gesicht meiner Schwester.

Magda reagiert nicht auf meine Beschimpfung. Sie wischt das Blut nicht weg. Die Aufseher umzingeln uns, brüllen uns an, stoßen mit ihren Waffen gegen Körper, um sicherzustellen, dass die, die sich nicht bewegen, wirklich tot sind. Wir lassen Hava im schmutzigen Schnee liegen und stehen mit den anderen Überlebenden auf.

»Du hättest weglaufen können«, sagt Magda. Es hört sich an, als sei ich bescheuert.

Innerhalb einer Stunde ist die Munition in andere Waggons verladen, und wir sitzen in unseren gestreiften Uniformen wieder auf dem Dach. Das Blut auf Magdas Kinn ist getrocknet.

Wir sind Gefangene und Flüchtlinge. Wir haben keinen Überblick mehr über das Datum, haben jegliches Zeitgefühl verloren. Magda ist mein Leitstern. Solange sie in meiner Nähe ist, habe ich alles, was ich brauche. Eines Morgens werden wir von den Munitionszügen heruntergeholt und marschieren viele Tage hintereinander. Der Schnee beginnt zu schmelzen und macht totem Gras Platz. Möglich, dass wir schon wochenlang unterwegs sind. Bomben fallen, manchmal ganz in unserer Nähe. Wir sehen Städte brennen. Auf dem Weg durch Deutschland machen wir in kleinen Städten halt, bewegen uns manchmal in südlicher Richtung, manchmal in östlicher, verrichten Zwangsarbeiten in Fabriken am Weg.

Die SS ist hauptsächlich damit beschäftigt, die Gefangenen zu zählen. Ich zähle nicht nach, wie viele wir noch sind. Vielleicht zähle ich nicht, weil ich weiß, dass wir Tag für Tag weniger werden. Es ist kein Todeslager. Aber es gibt Dutzende Möglichkeiten, zu sterben. Die Gräben am Straßenrand färben sich rot vom Blut derjenigen, die in Rücken oder Brust geschossen wurden – derjenigen, die versuchten wegzulaufen, derjenigen, die nicht Schritt halten konnten. Manchen Mädchen erfrieren die Gliedmaßen, und mit ihren steifgefrorenen Beinen kippen sie um wie gefällte Bäume. Erschöpfung. Der Witterung ausgesetzt. Fieber. Hunger. Wenn die Bewacher nicht den Abzug betätigen, tut es der Körper.

Tagelang sind wir schon unterwegs, ohne zu essen. Wir kommen auf eine Hügelkuppe und sehen einen Bauernhof, Außengebäude, einen Viehstall.

»Bin gleich wieder da«, sagt Magda. Sie rennt zum Bauernhof hinüber, schlängelt sich zwischen den Bäumen durch, hofft, dass die SS-Leute sie nicht entdecken, die gerade eine Rauchpause einlegen.

Ich beobachte, wie Magda im Zickzack zum Gartenzaun rennt. Es ist zu früh für Frühlingsgemüse, aber ich würde das Viehfutter essen, trockenes Heu. Wenn eine Ratte in den Raum flitzt, in dem wir schlafen, stürzen sich einige Mädchen auf sie. Ich passe auf, dass ich mit meinen Blicken die Aufmerksamkeit nicht auf Magda lenke. Ich schaue weg, und als ich wieder zurückschaue, sehe ich sie nicht mehr. Ein Schuss fällt. Dann noch einer. Jemand hat meine Schwester entdeckt. Die Wachleute brüllen uns an, zählen uns mit gezogenen Waffen. Ein paar weitere Schüsse krachen. Magda ist nicht zu sehen. *Hilf mir. Hilf mir.* Ich merke, dass ich zu meiner Mutter bete. Ich spreche so mit ihr, wie sie immer zu dem

Porträt ihrer Mutter über dem Piano gesprochen hat. Auch in ihren Wehen tat sie es. Das weiß ich von Magda. In der Nacht, in der ich auf die Welt kam, hörte Magda, wie unsere Mutter stöhnte: »Mutter, hilf mir!« Dann hörte Magda das Baby schreien – mich –, und unsere Mutter sagte: »Du hast mir geholfen.« Die Toten anzurufen, ist mein Geburtsrecht. *Mutter, hilf uns*, bete ich. Ich sehe einen grauen Schatten zwischen den Bäumen. Sie lebt. Sie ist den Schüssen entkommen. Und irgendwie entkommt sie jetzt der Entdeckung. Ich halte den Atem an, bis Magda wieder bei mir steht.

»Dort gab's Kartoffeln«, sagt sie. »Und wenn diese Schweine nicht zu schießen angefangen hätten, hätten wir jetzt Kartoffeln zu essen.«

Ich stelle mir vor, in eine Kartoffel zu beißen wie in einen Apfel. Ich würde mir nicht einmal die Zeit nehmen, sie vorher abzureiben. Ich würde die Erde zusammen mit der Stärke, mit der Haut essen.

Wir gehen in eine Munitionsfabrik an der tschechischen Grenze arbeiten. Es ist März, erfahren wir. An einem Morgen kann ich in den Verschlägen, in denen wir schlafen, nicht mehr von der Pritsche aufstehen. Ich habe hohes Fieber, zittere und bin schwach.

»Steh auf, Dicuka!«, befiehlt mir Magda: »Du kannst dich nicht krankmelden.« In Auschwitz sagte man zu denen, die nicht arbeiten konnten, dass man sie ins Krankenhaus brächte, aber dann verschwanden sie. Warum sollte es jetzt anders sein? Es gibt hier allerdings keine Infrastruktur für das Morden, keine Installationen, keine für diesen Zweck gemauerten Ziegel. Aber eine einzelne Kugel tötet dich genauso. Trotzdem kann ich nicht aufstehen. Ich höre meine eigene

Stimme, die von unseren Großeltern stammelt. Sie ließen uns die Schule schwänzen und gingen mit uns in die Bäckerei. Unsere Mutter kann uns die süßen Sachen nicht wegnehmen. Irgendwo in meinem Kopf weiß ich, dass ich dummes Zeug rede, aber ich kann nicht mehr klar denken. Magda sagt, ich soll den Mund halten, und deckt mich mit einem Mantel zu – der mich warm halten soll, wenn das Fieber abklingt, wie sie sagt, unter dem ich aber vor allem unsichtbar bleiben soll. »Wehe, du machst einen Mucks«, sagt sie.

Die Fabrik ist direkt nebenan, hinter einer kleinen Brücke über einem schnell fließenden Bach. Ich liege unter dem Mantel, tue so, als gäbe es mich nicht, warte auf den Moment, wenn mein Fehlen bemerkt wird, wenn ein Bewacher in den Verschlag kommt und mich erschießt. Wird Magda über dem Maschinenlärm den Schuss hören? Ich bin im Moment für niemanden von Nutzen.

Ich sinke in einen delirierenden Schlaf. Ich träume von Feuer. Es ist ein vertrauter Traum – ich träume seit fast einem Jahr davon, dass mir warm ist. Doch dann wache ich aus dem Traum auf, und diesmal raubt mir tatsächlich Rauchgeruch den Atem. Brennt der Verschlag? Ich habe Angst, zur Tür zu gehen, habe Angst, es mit meinen wackeligen Beinen nicht zu schaffen, mich zu verraten, wenn ich hinauslaufe. Dann höre ich die Bomben. Sie pfeifen, explodieren. Wie konnte ich den Beginn des Angriffs verschlafen haben? Ich krabble von der Pritsche herunter. Wo ist es am sichersten? Selbst wenn ich rennen könnte, wohin würde ich rennen? Ich höre Rufe. »Die Fabrik brennt! Die Fabrik brennt«, schreit jemand.

Mir wird die Distanz zwischen mir und meiner Schwester bewusst: Ich bin inzwischen eine Meisterin im Messen von Abständen. Wie viele Hände zwischen uns? Wie viele

Beine? Rad schlagen? Nun, es gibt eine Brücke. Wasser und Holz. Und Feuer. Ich sehe es von der Tür des Verschlages, an der ich schließlich stehe und mich an den Türrahmen lehne. Die Brücke zur Fabrik steht in Flammen, die Fabrik ist vom Rauch verschluckt. Für alle, die den Bombenangriff überlebt haben, bedeutet das Chaos eine Verschnaufpause. Eine Möglichkeit, wegzulaufen. Ich stelle mir vor, wie Magda ein Fenster aufstößt und auf die Bäume zuläuft. Durch die Äste hinauf in den Himmel schaut. Entschlossen, sogar bis dorthin zu laufen, um frei zu sein. Wenn sie darauf zuläuft, kann ich mich entspannen. Ich kann wieder zu Boden sinken und nie mehr aufstehen. Was für eine Erleichterung. Zu existieren, ist eine solche Verpflichtung. Ich lasse zu, dass meine Beine sich wie ein Tuch zusammenfalten. Ich lasse mich einfach fallen. Und da ist Magda in einem Halo aus Flammen. Schon tot. Sie ist mir zuvorgekommen. Ich werde sie einholen. Ich spüre die Hitze des Feuers. Jetzt werde ich mich ihr anschließen. Jetzt. »Ich komme!«, rufe ich. »Warte auf mich!«

Ich verpasse den Augenblick, in dem sie kein Phantom mehr ist und wieder zu Fleisch wird. Irgendwie gibt sie mir zu verstehen: Sie hat die brennende Brücke überquert, um zu mir zurückzukommen.

»Du dumme Kuh!«, sage ich, »du hättest wegrennen können.«

Inzwischen ist es April. Das Gras sprießt grün auf den Hügeln. Jeden Tag ist es länger hell. Kinder spucken uns an, wenn wir durch die Vororte einer Stadt kommen. Wie traurig, denke ich, dass diesen Kindern eingetrichtert wurde, mich zu hassen.

»Weißt du, wie ich mich rächen werde?«, sagt Magda. »Ich

werde eine deutsche Mutter umbringen. Ein Deutscher bringt meine Mutter um; ich werde eine deutsche Mutter umbringen.«

Ich habe einen anderen Wunsch. Ich wünsche mir, dass der Junge, der uns anspuckt, eines Tages erkennt, dass er nicht zu hassen braucht. In meiner Rachefantasie hält uns der Junge, der uns jetzt mit »dreckige Juden! Parasiten!« beschimpft, einen Blumenstrauß hin. »Ich weiß jetzt«, sagt er, »dass es keinen Grund gibt, euch zu hassen. Überhaupt gar keinen Grund.« Wir umarmen uns in gegenseitiger Absolution. Ich erzähle Magda nichts von meiner Fantasie.

Eines Tages stößt uns die SS in der Abenddämmerung in eine Gemeindehalle, wo wir die Nacht verbringen werden. Es gibt wieder nichts zu essen.

»Jeder, der den Raum verlässt, wird auf der Stelle erschossen«, warnt uns der Bewacher.

»Dicuka«, klagt Magda, als wir uns auf die Holzbretter legen, die unser Bett sein werden, »mit mir wird es bald zu Ende gehen.«

»Halt den Mund«, sage ich. Sie macht mir Angst. Ihre Verzagtheit ist schrecklicher für mich als eine auf mich gerichtete Waffe. Sie spricht nicht so. Sie gibt nicht auf. Vielleicht war ich eine Belastung für sie. Vielleicht hat die Anstrengung, mich in meiner Krankheit bei Kräften zu halten, sie ausgelaugt. »Du wirst nicht sterben«, sage ich zu ihr. »Heute Abend gibt es etwas zu essen.«

»Ach, Dicuka«, sagt sie und dreht sich zur Wand.

Ich werde es ihr zeigen. Ich werde ihr zeigen, dass es Hoffnung gibt. Ich werde ein wenig zu essen besorgen. Ich werde sie wiederbeleben. Die SS-Leute haben sich im letzten Licht des Abends an der Tür versammelt und machen sich über ihre Rationen her. Manchmal werfen sie uns ein Fitzelchen davon zu, nur um Spaß daran zu haben, wie wir vor ihnen kriechen. Ich falle vor ihnen auf die Knie. »Bitte, bitte«, bettle ich. Sie lachen. Ein Soldat hält mir ein Stück Dosenfleisch vor die Nase, und als ich danach greife, steckt er es sich selbst in den Mund, und alle lachen noch lauter. Dieses Spielchen setzen sie so lange fort, bis ich nicht mehr kann. Magda schläft. Ich weigere mich, aufzugeben, sie im Stich zu lassen. Die SS-Leute unterbrechen ihr Picknick, um sich zu erleichtern oder um zu rauchen, und ich schlüpfe durch eine Seitentür ins Freie.

Ich rieche Stalldung, Apfelblüten und deutschen Tabak. Das Gras ist feucht und kühl. Auf der anderen Seite einer Begrenzungsmauer sehe ich einen Garten: kleine Salatköpfe, Bohnenranken, das fedrige Grün von Karotten. Ich kann die knackigen, erdigen Karotten schmecken, als hätte ich sie schon gepflückt. Die Mauer zu überwinden, ist nicht schwierig. Ich schürfe mir die Haut an den Knien auf, als ich mich über den oberen Rand schiebe. Die hellen Blutstropfen fühlen sich wie frische Luft auf meiner Haut an, wie etwas Gutes, das tief aus mir heraus an die Oberfläche dringt. Ich bin euphorisch. Ich packe das Karottengrün und ziehe; es hört sich ein wenig wie ein aufgetrennter Saum an, als die Erde die Wurzeln freigibt. Selbst die Erde riecht nach einem Festmahl – es riecht nach Saatgut –, alles nur Mögliche ist darin enthalten. Ich überwinde abermals die Wand. Erde regnet auf meine Knie. Ich stelle mir Magdas Gesicht vor, wenn sie in das erste frische Gemüse seit einem Jahr beißt. Ich habe etwas Gefährliches gemacht, und es hat sich gelohnt. Ich möchte, dass Magda erkennt, dass es mehr als nur eine Mahlzeit ist, mehr als nur Nährstoffe, die sich in ihrem Blut auflösen: schlicht und einfach Hoffnung. Ich springe wieder auf die Erde.

Aber ich bin nicht allein. Ein Mann starrt auf mich herunter. Er hält eine Waffe in der Hand. Er ist ein Soldat – Wehrmacht oder SS. Schlimmer noch als seine Waffe sind seine Augen, strafende Augen. *Wie kannst du es wagen?*, sagen seine Augen. *Ich werde dich Gehorsam lehren.* Er stößt mich auf die Knie. Er bringt die Waffe in Anschlag und richtet sie auf meine Brust. *Bitte, bitte, bitte, bitte*, bete ich wie bei Mengele. *Bitte, hilf ihm, mich nicht zu töten.* Ich zittere. Die Karotten schlagen gegen meine Beine. Er lässt einen Augenblick lang die Waffe sinken und hebt sie dann erneut. *Klick. Klick.* Schlimmer als die Angst vor dem Tod ist das Gefühl, festgesetzt und machtlos zu sein, nicht zu wissen, was beim nächsten Atemzug passiert. Er reißt mich auf die Füße und zwingt mich zum Gebäude hin, in dem Magda schläft. Mit seinem Gewehrkolben stößt er mich hinein.

»Hat gepisst«, sagt er zu dem Aufseher drinnen, und sie grölen. Ich halte die Karotten unter meinem Kittel versteckt.

Zuerst will Magda nicht aufwachen. Ich muss ihr die Karotten in die Hand legen, bevor sie die Augen öffnet. Sie isst so schnell, dass sie sich in die Wange beißt. Als sie sich bei mir bedankt, weint sie.

Die SS brüllt uns am Morgen aus dem Schlaf. Zeit, weiterzumarschieren. Ich bin halb verhungert und hohl, und glaube, dass ich die Karotten nur geträumt habe, aber Magda zeigt mir eine Handvoll Grün, das sie sich für später in die Tasche gesteckt hat. Es ist welk geworden. Es ist Abfall, den wir in einem früheren Leben weggeworfen oder der Gans auf dem

Dachboden gegeben hätten, aber jetzt ist es für uns wie Zauberwerk, wie ein Kessel in einem Märchen, der sich auf wunderbare Weise mit Gold füllt. Das schlaffe, welkende Karottengrün ist der Beweis für eine geheime Kraft. Ich hätte nicht riskieren sollen, sie zu ernten, aber ich habe es getan. Ich hätte nicht überleben sollen, aber ich habe überlebt. Diese »hätte« sind nicht wichtig. Sie sind nicht die einzige Art der Steuerung. Hier greift ein anderes Prinzip, eine andere Autorität. Wir sind nur noch Haut und Knochen. Wir sind so krank und unterernährt, dass wir kaum laufen können, geschweige denn marschieren, geschweige denn arbeiten. Und doch geben mir die Karotten ein Gefühl von Kraft. *Wenn ich den heutigen Tag überlebe, bin ich morgen frei.* In Gedanken singe ich diese Melodie.

Wir stellen uns zum Zählappell auf. Ich singe mir immer noch insgeheim vor. Als wir uns anschicken, in den eiskalten Morgen hinauszugehen, um einen weiteren schrecklichen Tag durchzustehen, gibt es einen Tumult an der Tür. Der SS-Aufseher brüllt auf Deutsch, ein anderer Mann brüllt zurück und verschafft sich Zutritt zum Raum. Mir stockt der Atem, und ich packe Magda am Ellbogen, um nicht umzukippen. Es ist der Mann vom Garten. Mit ernstem Gesicht schweift sein Blick über den Raum.

»Wo ist das Mädchen, das es gewagt hat, die Vorschriften zu missachten?«, bellt er.

Ich zittere. Ich kann meinen Körper nicht beruhigen. Er will sich jetzt rächen. Er will mich öffentlich bestrafen. Oder er glaubt, es tun zu müssen. Jemand hat von seiner unerklärlichen Güte mir gegenüber erfahren, und nun muss er für *sein* Risiko geradestehen. Er muss für sein Risiko geradestehen, indem er mich für das meine bezahlen lässt. Ich bebe, habe eine solche Angst, dass ich kaum Luft kriege. Ich sitze in der Falle. Ich weiß, wie nah ich dem Tod bin.

»Wo ist die kleine Verbrecherin?«, fragt er abermals.

Er wird mich gleich entdecken. Oder er wird das Karottengrün erspähen, das aus Magdas Mantel herausguckt. Ich kann die Ungewissheit nicht ertragen zu warten, bis er mich erkennt. Ich falle zu Boden und krieche zu ihm hinüber. Magda zischt mir etwas zu, aber es ist zu spät. Ich kauere zu seinen Füßen. Ich sehe den Schlamm auf seinen Stiefeln, die Maserung des Holzfußbodens.

»Du«, sagt er. Er klingt angewidert. Ich schließe die Augen. Ich warte darauf, dass er mir einen Tritt gibt. Ich warte darauf, dass er schießt.

Etwas Schweres fällt neben meine Füße. Ein Stein? Wird er mich zu Tode steinigen, auf die langsame Art?

Nein. Es ist Brot. Ein kleiner Laib dunklen Roggenbrotes.

»Du musst sehr hungrig gewesen sein, um das zu tun, was du getan hast«, sagt er. Ich wünschte, ich könnte diesen Mann heute wiedersehen. Er ist der Beweis dafür, dass zwölf Jahre Drittes Reich unter Hitler nicht genügend Hass gesät haben, um den Menschen das Gute auszutreiben. Seine Augen sind die Augen meines Vaters. Grün. Und voller Erleichterung.

KAPITEL 5

Die Todesstiege

Wir marschieren abermals tage- oder wochenlang. Seit Auschwitz sind wir in Deutschland geblieben, aber eines Tages kommen wir an die österreichische Grenze, wo wir auf den Grenzübertritt warten. Die Bewacher schwatzen, während wir in den nicht enden wollenden Kolonnen stehen, die für mich zur Illusion von Ordnung geworden sind, der Illusion, dass ein Ding natürlicherweise auf ein anderes folgt. Es ist eine Erleichterung, stillzustehen. Ich lausche der Unterhaltung der Bewacher. Präsident Roosevelt ist gestorben, sagen sie. Jetzt ist es an Truman, den verbleibenden Krieg zu führen. Wie seltsam zu hören, dass sich da draußen in der Welt außerhalb unseres Fegefeuers etwas ändert. Ein neuer Kurs wird festgelegt. Diese Ereignisse finden so weit entfernt von unserem täglichen Leben statt, dass ich mit Entsetzen erkenne, dass sogar jetzt, in diesem Augenblick, jemand eine Entscheidung über mich fällt. Nicht spezifisch über mich. Ich habe keinen Namen. Aber jemand mit Autorität trifft eine Entscheidung, die festlegen wird, was mit mir geschieht. Norden, Süden, Osten oder Westen? Deutschland oder Österreich? Was soll man mit den überlebenden Juden machen, bevor der Krieg zu Ende ist?

»Wenn der Krieg aufhört…«, sagt einer der Bewacher. Er beendet den Gedanken nicht. Dies ist die Art von Zukunftsgesprächen, die Eric und ich gern miteinander geführt hatten. *Nach dem Krieg…* Wenn ich mich nur richtig konzentriere, kann ich dann herausbekommen, ob er noch lebt? Ich stelle mir vor, vor einem Bahnhof zu warten, wo ich eine Fahrkarte kaufen werde. Allerdings habe ich nur einen Versuch, herauszufinden, in welcher Stadt ich mich mit ihm treffen werde. Prag? Wien? Düsseldorf? Prešov? Paris? Ich greife in meine Tasche, taste reflexartig nach meinem Pass. *Eric, mein Liebster, ich bin auf dem Weg zu dir.* Eine Grenzbeamtin brüllt mich und Magda auf Deutsch an und dirigiert uns zu einer anderen Kolonne. Ich gehe los. Magda bleibt stehen. Die Beamtin brüllt wieder. Magda bewegt sich noch immer nicht, reagiert nicht. Hat sie den Verstand verloren? Warum will sie mir nicht folgen? Die Beamtin brüllt Magda direkt ins Gesicht, und Magda schüttelt den Kopf.

»Ich verstehe nicht«, sagt Magda auf Ungarisch zu der Grenzbeamtin. Natürlich versteht sie. Wir sprechen beide fließend deutsch.

»Du verstehst mich schon«, brüllt die Grenzbeamtin.

»Ich verstehe nicht«, wiederholt Magda. Ihre Stimme ist vollkommen neutral. Ihre Schultern sind gestreckt. Verpasse ich gerade etwas? Warum tut sie so, als verstünde sie nicht? Mit Trotz ist hier nichts zu gewinnen. Ist sie übergeschnappt? Die beiden diskutieren weiter. Nur, dass Magda nicht diskutiert. Sie wiederholt nur tonlos, ruhig, dass sie nicht versteht, sie versteht nicht. Die Beamtin verliert die Beherrschung. Sie schlägt Magda mit dem Pistolenknauf ins Gesicht. Sie schlägt sie abermals quer über die Schultern. Sie schlägt so lange, bis Magda umkippt und die Grenzbeamtin mir und einem anderen Mädchen bedeutet, sie fortzuschaffen.

Magda ist verletzt und hustet, aber ihre Augen leuchten.

»Ich habe Nein gesagt!«, sagt sie. »Ich habe Nein gesagt.« Für sie sind es wunderbare Prügel. Das beweist, dass sie stark ist. Sie hat ihre Position behauptet, während die Grenzbeamtin die Nerven verlor. Magdas ziviler Ungehorsam gibt ihr das Gefühl, Herrin über Entscheidungen zu sein, nicht Opfer des Schicksals.

Aber die Stärke, die Magda spürt, ist nur von kurzer Dauer. Bald marschieren wir wieder, auf einen Ort zu, der schlimmer ist als alles, was wir bisher gesehen haben.

Wir kommen in Mauthausen an. Es ist ein reines Männer-Konzentrationslager an einem Steinbruch, in dem die Gefangenen Granit hacken und schleppen müssen, der zum Bau der Fantasiestadt Hitlers, einer neuen deutschen Hauptstadt, eines neuen Berlin, verwendet werden soll. Ich sehe nur Stufen und Leiber. Die Stufen sind aus weißem Stein und reichen über unseren Köpfen bis in schwindelnde Höhen, als könnten wir auf ihnen bis in den Himmel steigen. Die Toten liegen überall, zu großen Haufen übereinandergeworfen. Verbogen und gespreizt daliegende Leichen wie zerbrochene Teile eines Zauns. Körper, so abgemagert, entstellt und ineinander verflochten, dass sie fast nicht als Menschen zu erkennen sind. Wir stehen in einer Reihe auf der weißen Treppe. Die Todesstiege, wie sie genannt wird. Wir vermuten, dass wir auf der Treppe auf eine weitere Selektion warten, die uns entweder in den Tod oder wieder zur Arbeit schickt. Gerüchte flattern durch die Reihe. Die Häftlinge in Mauthausen, erfahren wir, müssen in einer Menschenkette 50 Kilo schwere Steinblöcke vom Steinbruch unten die 186 Stufen hinaufwuchten. Ich stelle mir meine Vorfahren vor, Sklaven des Pharao in Ägypten, niedergedrückt vom Gewicht der Steine. Hier auf der Todesstiege, erzählt man uns, kann es sein, dass der Vordermann beim Hinaufschleppen der Steine vielleicht strauchelt oder zusammenbricht. Dann bist du unweigerlich der Nächste, der fällt, und so geht das weiter, bis die ganze Menschenkette schließlich unten auf einem Haufen übereinanderfällt. Für die, die überlebt haben, ist es noch schlimmer, hören wir. Denn sie müssen sich an der Kante einer senkrechten Wand, der sogenannten Fallschirmspringerwand, aufstellen. Bei vorgehaltener Waffe müsse sich dann jeder entscheiden, ob er sich erschießen lässt oder den Mithäftling neben sich von der Klippe stößt.

»Stoß mich einfach«, sagt Magda. »Falls es dazu kommt.«

»Mich auch«, sage ich. Ich würde tausendmal lieber hinunterstürzen, als zusehen zu müssen, wie meine Schwester erschossen wird. Wir sind zu schwach und zu ausgehungert, um es aus Höflichkeit zu sagen. Wir sagen es aus Liebe, aber auch aus Selbsterhaltung. Gebt mir nichts Schweres mehr zu tragen. Lass mich mitten in die Steine fallen.

Ich wiege weniger, viel weniger als die Steinblöcke, die die Häftlinge über die Todestreppe hinaufwuchten müssen. Ich bin so leicht, dass ich wie ein Blatt oder eine Feder schweben könnte. Hinunter, hinunter. Ich könnte jetzt fallen. Ich könnte mich einfach rückwärts hinunterfallen lassen, statt die nächste Stufe zu erklimmen. Ich glaube, ich bin jetzt leer. Es gibt kein Gewicht, das mich auf der Erde festhalten könnte. Ich will mich gerade in dieser Vorstellung der Schwerelosigkeit versenken, mich von dieser Bürde des Lebens zu befreien, als jemand vor mir in der Reihe den Bann bricht.

»Dort ist das Krematorium«, sagt sie.

Ich hebe den Kopf. Wir sind schon so viele Monate von den Todeslagern fort, dass ich vergessen habe, wie unspektakulär die Schornsteine aufragen. In gewisser Weise sind sie beruhigend. Die Nähe des Todes, die Todesgefahr in dem hoch aufragenden, gemauerten Schornstein zu spüren – den Kamin zu sehen, der eine Brücke ist, die den Übergang von Fleisch in Luft darstellt, sich bereits als tot zu betrachten –, ergibt irgendwie Sinn.

Und doch, solange dieser Kamin Rauch produziert, habe ich etwas, wogegen ich kämpfen kann. Ich habe ein Ziel. »Wir sterben am Morgen«, verkünden die Gerüchte. Ich spüre, wie die Resignation wie Schwerkraft an mir zieht – eine unabwendbare und konstante Kraft.

Die Nacht bricht herein, und wir schlafen auf der Treppe. Warum haben sie so lange mit der Selektion gewartet? Mein Mut beginnt zu wanken. *Wir sterben am Morgen. Am Morgen sterben wir.* Wusste meine Mutter, was geschehen würde, als sie sich in die Kolonne mit den Kindern und den Älteren stellte? Als sie sah, dass Magda und ich einer anderen Kolonne zugeordnet wurden? Hat sie sich gegen den Tod gewehrt? Hat sie ihn hingenommen? Blieb sie bis zuletzt ahnungslos? Kommt es darauf an, ob du dir bewusst bist, dass du stirbst, wenn du gehst? *Wir sterben am Morgen. Am Morgen sterben wir.* Ich höre, wie das Gerücht, die Gewissheit, sich wiederholt, als würde sie als Echo vom Steinbruch herauf hallen. Haben sie uns wirklich diese vielen Hundert Kilometer hierher marschieren lassen, nur damit wir uns jetzt in Luft auflösen?

Ich möchte Ordnung in meinem Kopf schaffen. Ich möchte nicht, dass meine letzten Gedanken klischeehaft sind oder mutlos. *Worum geht es? Welchen Sinn hatte das alles?* Ich möchte nicht, dass meine letzten Gedanken ein erneutes Abspulen des Grauens sind, das wir erlebt haben. Ich möchte mich lebendig fühlen. Ich möchte auskosten, was Lebendigkeit ist. Ich denke an Erics Stimme und an seine Lippen. Ich versuche, Gedanken heraufzubeschwören, die immer noch die Macht haben könnten, Schmetterlinge in meinem Bauch zu spüren. *Ich werde nie deine Augen vergessen. Ich werde nie deine Hände vergessen.* Daran möchte ich mich erinnern: an Wärme in meinem Brustkorb, an mein Erröten; wenngleich: »erinnern« ist nicht das richtige Wort. Ich möchte mich an meinem Körper erfreuen, solange ich noch einen habe.

Vor einer Ewigkeit verbot mir meine Mutter in Kassa, Émile Zolas *Nana* zu lesen, aber ich schlich aufs Klo und las den Roman heimlich. Wenn ich morgen sterbe, werde ich als Jungfrau sterben. Warum hatte ich überhaupt einen Körper, wenn ich ihn nie ganz und gar kennenlernen durfte? So vieles in meinem Leben war ein Mysterium. Ich erinnere mich an den Tag, an dem ich meine erste Periode bekam. Ich fuhr mit dem Fahrrad von der Schule nach Hause, und als ich dort ankam, sah ich überall blutige Streifen auf meinem weißen Rock. Ich hatte Angst. Ich lief weinend zu meiner Mutter und bat sie, mir zu helfen, die Wunde zu suchen. Sie gab mir eine Ohrfeige. Ich wusste nicht, dass es in Ungarn Tradition ist, einem Mädchen bei seiner ersten Periode eine Ohrfeige zu geben. Ich wusste rein gar nichts über die Menstruation. Niemand, weder meine Mutter oder meine Schwestern noch Lehrerinnen oder Trainerinnen oder Freundinnen hatten mir jemals etwas zu meiner Anatomie erklärt. Ich wusste, dass es etwas gab, was Männer hatten, Frauen aber nicht. Ich habe meinen Vater nie nackt gesehen, aber ich hatte jenen Körperteil Erics gespürt, der sich an mich presste, wenn er mich umarmte. Er hatte mich nie gebeten, ihn zu berühren, hatte nie seinen Körpersignalen nachgegeben. Mir gefiel die Vorstellung, dass sein Körper – und der meine – Mysterien waren, die auf ihre Entdeckung warteten, dass sie etwas Besonderes waren, dass sie Energieströme durch uns schickten, wenn wir uns berührten.

Nun war dies ein Mysterium, das ich nie auflösen würde. Ich hatte kleine Funken von Verlangen erlebt, würde nun aber nie mehr deren Erfüllung spüren, all die ersehnte Galaxie aus Licht. Nun weine ich auf der Todesstiege um dieses Mysterium. Es ist schrecklich, alles Bekannte zu verlieren, ja, verloren zu haben: Mutter, Vater, Schwester, Freund, Land, Zuhause. Warum muss ich auch verlieren, was ich nicht kenne? Warum muss ich die Zukunft verlieren? Mein Potenzial? Die Kinder, deren Mutter ich nie sein werde. Das Hochzeitskleid, das mein Vater mir niemals nähen wird. *Ich werde als Jungfrau sterben.* Ich möchte nicht, dass dies mein letzter Gedanke ist. Ich sollte über Gott nachdenken.

Ich versuche, mir eine allumfassende höhere Macht vorzustellen. Magda hat ihren Glauben verloren. Sie und viele andere. »Ich kann nicht an einen Gott glauben, der so etwas zulässt«, sagen sie. Ich verstehe, was sie meinen. Und dennoch hatte ich nie Schwierigkeiten, zu erkennen, dass es nicht Gott ist, der uns in Gaskammern, in Straßengräben, an Felsabstürzen, auf 186 weißen Stufen sterben lässt. Gott betreibt keine Todeslager. Menschen tun es. Aber nun ist das Grauen wieder da, und ich möchte mich nicht darin verlieren. Ich stelle mir Gott wie ein tanzendes Kind vor. Munter, unschuldig und *neugierig.* Auch ich muss es sein, wenn ich jetzt nahe bei Gott sein will. Ich möchte den Teil in mir am Leben halten, der Wunder empfindet, der sich bis zum bitteren Ende *wundert.* Ich frage mich, ob jemand weiß, dass ich hier bin, ob er weiß, was hier vor sich geht, dass es so etwas wie Auschwitz, wie Mauthausen gibt? Ich frage mich, ob meine Eltern mich jetzt sehen können. Ich frage mich, ob Eric mich sehen kann. Ich frage mich, wie ein Mann nackt aussieht. Um mich herum sind lauter Männer. Männer, die nicht mehr leben. Ich würde ihren Stolz nicht mehr verletzen, wenn ich hinsehen würde. Die schlimmste Sünde wäre es, meine Neugier nicht zu befriedigen, rede ich mir ein.

Ich lasse Magda auf der Treppe schlafen und krieche zu dem morastigen Abhang hinüber, auf dem die Leichen übereinandergeworfen liegen. Ich werde niemanden entkleiden, der noch Kleidung trägt. Ich werde mich nicht an den Toten zu schaffen machen. Aber wenn ein Mann heruntergefallen ist, werde ich hinsehen.

Ich sehe einen Mann mit gespreizten Beinen. Sie scheinen nicht zum selben Körper zu gehören, aber ich kann die Stelle erkennen, an der die Beine zusammengewachsen sind. Ich sehe Haare wie die meinen, dunkel, kraus, und dann ein kleines Anhängsel. Es ist wie ein kleiner Pilz, ein zartes Etwas, das aus der Erde herausragt. Wie seltsam, dass bei Frauen alles weggepackt ist und bei den Männern alles frei liegt, so verwundbar. Ich bin zufrieden. Ich werde nicht in Unkenntnis der Biologie sterben, die mich geschaffen hat.

Bei Tagesanbruch kommt Bewegung in die Kolonne. Wir sprechen nicht viel. Einige klagen. Einige beten. In unserem Grauen, unserem Bedauern, unserer Resignation oder Erleichterung bleiben wir die meiste Zeit für uns. Ich sage Magda nicht, was ich letzte Nacht gesehen habe. Die Kolonne bewegt sich schnell. Es wird nicht viel Zeit sein. Ich versuche, mich an die Konstellationen der Sterne zu erinnern, die ich am Nachthimmel identifizieren konnte. Ich versuche, mich an den Geschmack von Mutters Brot zu erinnern.

»Dicuka«, sagt Magda, aber ich muss erst ein paar rasselnde Atemzüge machen, bis ich meinen Namen erkenne. Wir haben das obere Ende der Treppe erreicht. Der Selektionsbeamte ist direkt vor uns. Alle werden in dieselbe Richtung geschickt. Das ist keine Selektionskolonne. Sie wird zielstrebig geführt. Das ist wirklich das Ende. Sie haben auf den Morgen gewartet, um uns alle in den Tod zu schicken. Sollen wir einander ein Versprechen geben? Eine Entschuldigung? Gibt es etwas, was gesagt werden muss? Fünf Mädchen sind jetzt vor uns. Was soll ich zu meiner Schwester sagen? Zwei Mädchen.

Und dann stoppt die Reihe. Wir werden zu einer Gruppe von SS-Leuten an einem Tor dirigiert.

»Wer abhauen will, wird erschossen«, brüllen sie uns zu. »Wer zurückbleibt, wird erschossen.«

Wir sind abermals gerettet. Unerklärlich.

Wir marschieren.

Dies ist der Todesmarsch von Mauthausen nach Gunskirchen. Es ist die bisher kürzeste Distanz, die wir gezwungen wurden zu marschieren, aber wir sind inzwischen so geschwächt, dass von den zweitausend von uns nur hundert überleben werden. Magda und ich klammern uns aneinander, entschlossen, zusammenzubleiben, uns aufrecht zu halten. Stunde um Stunde fallen Hunderte Mädchen in die Gräben beiderseits der Straße. Zu schwach oder zu krank, um weiterzulaufen, werden sie auf der Stelle ermordet. Wir sind wie der Samenstand eines Löwenzahns, an dem der Wind zupft und an dem nur noch ein paar weiße Büschelchen hängen. Hunger ist mein einziger Name.

Jeder Teil von mir schmerzt; jeder Teil von mir ist taub. Ich kann keinen Schritt weiter. Ich habe solche Schmerzen, dass ich nicht spüre, wie ich mich bewege. Ich bin nur noch ein Schmerzkreislauf, ein Signal, das sich ständig rückkoppelt. Ich weiß erst, dass ich gestolpert bin, als ich Magdas Arme und die der anderen Mädchen spüre, die mich aufheben. Sie haben ihre Finger ineinander verhakt, formen einen menschlichen Sitz.

»Du hast uns von deinem Brot abgegeben«, sagt eine von ihnen.

Mit diesen Worten kann ich nichts anfangen. Wann habe ich jemals Brot geschmeckt? Aber dann steigt eine Erinnerung auf. Unsere erste Nacht in Auschwitz. Mengele, der den Musikern befahl zu spielen, Mengele, der mir befahl zu tanzen. Dieser Körper tanzte. Dieser Kopf träumte von der Budapester Oper. Dieser Körper aß das Brot. Ich bin diejenige, die in jener Nacht den Gedanken hatte und die ihn jetzt abermals denkt: Mengele hat meine Mutter getötet, Mengele hat mich leben lassen. Und jetzt hat ein Mädchen mich wiedererkannt, welches vor fast einem Jahr einen Kanten Brot mit mir geteilt hatte. Sie bietet ihre letzte Kraft auf, um ihre Finger mit Magdas Fingern und denen der anderen Mädchen zu verhaken und mich hochzuheben. In gewisser Weise hat Mengele diesen Moment geschehen lassen. Er hat keine von uns in jener Nacht oder in irgendeiner Nacht danach getötet. Er gab uns Brot.

KAPITEL 6

Einen Grashalm aussuchen

Es gibt immer eine noch schlimmere Hölle. Das ist unsere Belohnung dafür, dass wir leben. Als wir zu marschieren aufhören, sind wir im Lager Gunskirchen. Es ist ein Außenlager von Mauthausen, ein paar Holzgebäude in einem sumpfigen Wald in der Nähe eines Dorfes. Ein für ein paar Hundert Zwangsarbeiter erbautes Lager, in dem jetzt achttausend Menschen zusammengepfercht sind. Es ist kein Vernichtungslager. Hier gibt es keine Gaskammern, keine Krematorien. Aber es besteht kein Zweifel, dass wir zum Sterben hierhergeschickt worden sind.

Es ist bereits schwierig zu unterscheiden, wer lebt und wer tot ist. Krankheiten gelangen in und unter unsere Körper. Typhus. Ruhr. Kopfläuse. Offene Wunden. Fleisch an Fleisch. Lebend und verwesend. Eine halb abgenagte Pferdekarkasse. Roh essen. Wer braucht schon ein Messer, um das Fleisch abzuschneiden? Einfach vom Knochen abnagen. Man schläft zu dritt übereinander auf den überfüllten Holzgestellen oder auf dem nackten Fußboden. Wenn jemand unter dir stirbt, schlaf weiter. Keine Kraft, die Toten wegzuschaffen. Da ist ein Mädchen, vor Hunger umgekippt. Da ist ein Fuß, schwarz, vollkommen verwest. Wir wurden in dem feuchten, dichten Wald zusammengetrieben, wo wir alle in einem Flammeninferno getötet, verbrannt werden sollen. Das ganze Gebiet ist mit Dynamit vermint. Wir warten auf die Explosion, die uns in ihren Flammen vernichten wird. Bis zu dem großen Knall gibt es andere Bedrohungen: Hungertod, Fieber, Krankheit. Es gibt für das ganze Lager nur eine einzige Zwanzig-Loch-Latrine. Wenn du nicht warten kannst, bis du an der Reihe bist, um dich zu erleichtern, erschießen sie dich genau dort. wo deine Ausscheidungen eine Pfütze bilden. Überall glost verbrannter Müll. Der Boden ist ein schlammiger Pfuhl, und wenn du keine Kraft hast, zu laufen, rutschen deine Füße in einem Brei, der zum Teil Schlamm, zum Teil Scheiße ist. Es ist fünf oder sechs Monate her, seit wir Auschwitz verlassen haben.

Magda flirtet. Das ist ihre Antwort auf den Tod, der anklopft. Sie lernt einen Franzosen kennen, einen Jungen aus Paris, der vor dem Krieg in der Rue Soundso gewohnt hat, eine Adresse, von der ich mir vornehme, sie nie zu vergessen. Selbst in den Abgründen dieses Grauens zirkuliert Chemie von Mensch zu Mensch, lässt Herzen pochen, Seelen strahlen. Ich beobachte sie, wie sie miteinander reden, als säßen sie in einem Gartencafé und zwischen ihnen klapperten kleine Teller. Das ist es, was die Lebenden tun. Wir setzen unseren von Gott gegebenen Pulsschlag als Zunder gegen die Angst ein. Mach deinen Geist nicht kaputt. Lass ihn wie eine Fackel lodern. Sag dem Franzosen, wie du heißt, und steck seine Adresse ein, genieße sie, kaue sie langsam wie Brot.

In nur wenigen Tagen werde ich in Gunskirchen zu einem Menschen, der nicht laufen kann. Obwohl ich es noch nicht weiß, habe ich einen gebrochenen Rücken (nicht einmal heute weiß ich, wann oder wie die Verletzung entstanden ist). Ich spüre nur, dass meine Reserven jetzt aufgebraucht sind.

Ich liege draußen in der schweren Luft, mein Körper ist mit fremden Körpern verflochten, wir liegen alle auf einem Haufen, manche sind tot, manche schon lange, manche gerade noch so am Leben, wie ich. Ich sehe Dinge, obwohl ich weiß, dass sie nicht real sind. Ich sehe sie, vermischt mit Dingen, die *real sind*, es aber nicht sein sollten. Meine Mutter liest mir vor. Scarlett ruft: »*Ich habe etwas geliebt, das es nicht wirklich gibt.*« Mein Vater wirft mir ein Petit Four zu. Klara beginnt, das Violinkonzert von Mendelssohn zu spielen. Sie spielt am Fenster, damit jemand, der unten vorbeigeht, es hört und zu ihr hinaufschaut, damit sie ihm zuwinken, seine Aufmerksamkeit auf sich ziehen kann, nach der sie sich sehnt und die sie nicht offen einfordern kann. Das ist es, was die Lebenden machen. Wir bringen Saiten mit unseren Bedürfnissen zum Schwingen.

Hier in der Hölle schaue ich einem Mann zu, der Menschenfleisch isst. Könnte ich das tun? Könnte ich, um zu überleben, den Mund um die Haut schließen, die noch an den Knochen eines Toten hängt, und sie essen? Ich habe mit unverzeihlicher Grausamkeit geschändetes Fleisch gesehen. Einen an einen Baum gebundenen Jungen, dem die SS-Leute in den Fuß, in die Hand, in die Arme schossen, ihm ein Ohr abschossen. Ein unschuldiges Kind als Übungsschießscheibe. Oder die schwangere Frau, die es irgendwie nach Auschwitz geschafft hatte, ohne sofort ermordet zu werden. Als die Wehen einsetzten, band die SS ihr die Beine zusammen. Ihre Qualen waren das Schlimmste, was ich je gesehen habe. Aber wenn ich einem fast verhungerten Mann zusehe, wie er das Fleisch eines Toten isst, würgt es mich, und mir wird schwarz vor Augen. Ich kann es nicht. Und trotzdem muss ich essen. Ich muss essen, sonst sterbe ich. Aus dem zertrampelten

Schlamm wächst Gras heraus. Ich starre die Halme an. Ich sehe ihre unterschiedlichen Längen und ihr Farbenspiel. Ich werde Gras essen. Ich werde diesen Grashalm jenem anderen vorziehen. Ich werde meinen Kopf mit dieser Auswahl beschäftigen. Das ist es, was Aussuchen bedeutet. Die meiste Zeit schlafen wir. Es gibt nichts zu trinken. Ich verliere jegliches Zeitgefühl. Ich schlafe oft. Selbst wenn ich wach bin, muss ich darum kämpfen, bei Bewusstsein zu bleiben.

Einmal sehe ich Magda, die mit einer Dose in der Hand auf mich zukriecht, einer Dose, die in der Sonne glitzert. Eine Dose Sardinen. Dem Roten Kreuz wurde als neutraler Organisation gestattet, den Häftlingen Hilfe zukommen zu lassen, und Magda war in eine Schlange geschlüpft und bekam eine Dose Sardinen. Aber es gibt keine Möglichkeit, sie zu öffnen. Es ist einfach nur eine neue Form von Grausamkeit. Selbst eine gute Absicht, eine gute Tat, verkommt zu Sinnlosigkeit. Meine Schwester stirbt langsam den Hungertod; meine Schwester hält Essen in der Hand. Sie umklammert die Dose genauso wie einst ihre Haare, versucht, sich daran festzuhalten. Eine nicht zu öffnende Fischdose ist jetzt das Menschlichste an ihr. Wir sind die Toten und die fast Toten. Ich kann nicht sagen, wer davon ich bin.

An den Rändern meines Bewusstseins fühle ich, dass der Tag mit der Nacht Platz tauscht. Wenn ich die Augen öffne, weiß ich nicht, ob ich geschlafen habe oder ohnmächtig war und wie lange. Ich bin nicht in der Lage, zu fragen. Wie lange? Manchmal spüre ich, dass ich atme. Manchmal versuche ich, den Kopf zu bewegen und nach Magda Ausschau zu halten. Manchmal fällt mir ihr Name nicht ein.

Rufe reißen mich aus einem todesähnlichen Schlaf. Die

Rufe müssen die Todesboten sein. Ich warte auf die versprochene Explosion, auf die versprochene Hitze. Ich halte die Augen geschlossen und warte darauf, zu brennen. Aber es gibt keine Explosion. Es gibt keine Flamme. Ich öffne die Augen und sehe, wie Jeeps langsam durch den Kiefernwald hereinrollen, der das Lager von der Straße her und vom Himmel abschirmt. »Die Amerikaner sind gekommen! Die Amerikaner sind da!« Das ist es, was die Kraftlosen rufen. Die Jeeps sehen wellig und verschwommen aus, als beobachtete ich sie durch Wasser oder in glühender Hitze. Ist das vielleicht eine kollektive Halluzination? Jemand singt: »When the Saints Go Marching In.« Mehr als siebzig Jahre lang sind mir diese sensorischen Eindrücke unauslöschlich erhalten geblieben. Aber als sie geschehen, kann ich mir keinen Reim darauf machen. Ich sehe Männer in Feldjacken. Ich sehe Flaggen mit den Stars and Stripes – amerikanische Flaggen. Ich sehe Flaggen, geschmückt mit der Nummer 71. Ich sehe einen Amerikaner, der Zigaretten an Häftlinge verteilt, die so hungrig sind, dass sie sie mitsamt dem Papier und allem essen. Ich beobachte aus einem Wirrwarr von Körpern heraus. Ich kann nicht sagen, welche Beine meine Beine sind. »Gibt es hier noch Lebende?«, rufen die Amerikaner auf Deutsch. »Heben Sie die Hand, wenn Sie am Leben sind.« Ich versuche, meine Finger zu bewegen, um zu zeigen, dass ich lebe. Ein Soldat kommt so nahe an mich heran, dass ich die Schlammspritzer auf seiner Hose sehen kann. Ich rieche seinen Schweiß. *Hier bin ich*, will ich rufen. *Ich bin hier.* Ich habe keine Stimme. Er wandert zwischen den Körpern herum. Seine Augen streifen mich, ohne mich wahrzunehmen. Er hält sich ein Stück schmutzigen Stoff vors Gesicht. »Heben Sie die Hand, wenn Sie mich hören«, sagt er. Auch beim Sprechen nimmt er kaum den Stoff vom Mund. Ich strenge mich an, meine Finger zu finden. *Hier kommt ihr niemals lebend heraus*, haben sie gesagt: die Kapo, die mir meine Ohrringe aus den Ohren gerissen hat, der SS-Wachmann mit der Tätowierungspistole, der die Tinte nicht verschwenden wollte, die Vorarbeiterin in der Spinnerei, die SS, die uns auf dem langen, langen Marsch niedergeschossen hat. Das ist ihre Vorstellung davon, im Recht zu sein.

Der Soldat ruft etwas auf Englisch. Jemand außerhalb meines Blickfeldes ruft zurück. Sie gehen.

Und dann explodiert ein Lichtfleck auf der Erde. Das ist das Feuer. Also doch. Ich bin überrascht, dass es kein Geräusch macht. Die Soldaten kehren um. Mein tauber Körper ist plötzlich von Hitze überflutet – von Flammen, glaube ich, oder von Fieber. Aber nein. Es gibt kein Feuer. Der Lichtschimmer ist ganz und gar kein Feuer. Es ist die Sonne, die auf Magdas Sardinendose reflektiert! Ob absichtlich oder nicht, hat sie die Aufmerksamkeit der Soldaten mit einer Fischdose auf sich gelenkt. Sie kommen zurück. Wir haben noch eine Chance. Wenn ich in meinem Kopf tanzen kann, kann ich meinen Körper sichtbar machen. Ich schließe die Augen und konzentriere mich, hebe die Hände wie eine imaginäre Arabeske über den Kopf. Ich höre die Soldaten wieder rufen, einer zum anderen. Einer ist ganz nah bei mir. Ich halte die Augen fest geschlossen und tanze weiter. Ich stelle mir vor, dass ich mit ihm tanze. Dass er mich über den Kopf hebt wie Romeo in der Baracke mit Mengele. Dass es Liebe gibt und dass sie aus dem Krieg entspringt. Dass es Tod gibt und immer, immer auch sein Gegenteil.

Und jetzt kann ich meine Hand spüren. Ich weiß, dass es meine Hand ist, weil der Soldat sie berührt. Ich öffne die

Augen. Ich sehe, dass seine breite, dunkle Hand meine Finger umschließt. Er drückt mir etwas in die Hand. Perlen. Farbige Perlen. Rot, braun, grün, gelb.

»Essen«, sagt der Soldat. Er sieht mir in die Augen. Seine Haut ist so dunkel, wie ich sie noch nie gesehen habe, seine Lippen dick, seine Augen tiefbraun. Er hilft mir, die Hand zum Mund zu führen. Er hilft mir, die Perlen auf meine trockene Zunge fallen zu lassen. Speichel sammelt sich, und ich schmecke Süßes. Ich schmecke Schokolade. Ich erinnere mich an den Namen dieses Geschmacks. *Man soll immer etwas Süßes in der Tasche haben*, sagte mein Vater. Und das hier ist süß.

Aber Magda? Wurde sie auch entdeckt? Ich habe noch keine Worte, und auch keine Stimme. Ich kann nicht Danke stammeln. Ich kann die Silben des Namens meiner Schwester nicht formulieren. Ich schaffe es kaum, die kleinen Bonbons zu schlucken, die der Soldat mir gegeben hat. Ich kann kaum an etwas anderes denken als an das Verlangen nach noch mehr Nahrung. Oder nach einem Schluck Wasser. Seine Aufmerksamkeit ist nun darauf gerichtet, mich aus dem Berg von Leichen herauszuholen. Er muss die Toten von mir wegziehen. Sie sind schlaff im Gesicht, schlaff in den Gliedmaßen. Auch wenn sie nur noch Skelette sind, sind sie schwer, und er ächzt und keucht, wenn er sie anhebt. Schweiß läuft ihm übers Gesicht. Der Gestank verursacht einen Hustenreiz. Er drückt wieder das Stück Stoff auf seinen Mund. Wer weiß, wie lange die Toten schon tot sind? Vielleicht trennen sie nur ein, zwei Atemzüge von mir. Ich weiß nicht, wie ich meine Dankbarkeit in Worte fassen soll. Aber ich spüre, wie sie über meine Haut kribbelt.

Jetzt hebt er mich auf und legt mich in geringem Abstand

zu den Leichen auf den Rücken. Ich sehe stellenweise Himmel zwischen den Baumwipfeln. Ich spüre die feuchte Luft auf meinem Gesicht, die Feuchtigkeit des schlammigen Grases unter mir. Ich lasse meinen Kopf in Sinneseindrücken schwelgen. Ich stelle mir das lange, aufgedrehte Haar meiner Mutter vor, den Zylinder und den Schnurrbart meines Vaters. Alles, was ich fühle und jemals gefühlt habe, kommt von ihnen, von ihrer Vereinigung, die mich gemacht hat. Sie wiegten mich in ihren Armen. Sie machten mich zu einem Kind der Erde. Ich erinnere mich an Magdas Geschichte von meiner Geburt: »Du hast mir geholfen«, rief meine Mutter ihrer Mutter zu. »Du hast mir geholfen.«

Und jetzt ist Magda neben mir im Gras. Sie hält ihre Dose Sardinen fest umklammert. Wir haben die allerletzte Selektion überlebt. Wir leben. Wir sind zusammen. Wir sind frei.

TEIL II

FLUCHT

KAPITEL 7

Mein Befreier, mein Angreifer

Wenn ich es mir erlaubt hatte, mir einen Augenblick wie diesen vorzustellen – das Ende meiner Gefangenschaft, das Ende des Krieges –, hatte ich mir vorgestellt, wie Glücksgefühle in meiner Brust erblühten. Ich hatte mir vorgestellt, aus voller Kehle zu schreien: »ICH BIN FREI! ICH BIN FREI!« Aber jetzt habe ich keine Stimme. Wir sind ein stiller Fluss, ein Strom von Befreiten, der vom Gunskirchner Friedhof in die nächste Stadt hineinfließt. Ich werde auf einem eilig zusammengeschusterten Karren gefahren. Die Räder quietschen. Ich kann mich kaum wach halten. In dieser Freiheit gibt es keine Freude oder Erleichterung. Es ist ein langsamer Weg aus einem Wald heraus. Es ist ein benommenes Gesicht. Es ist, gerade eben am Leben zu sein und wieder einzuschlafen. Es ist die Gefahr, die Nahrung hinunterzuschlingen. Die Gefahr von falscher Ernährung. Freiheit ist Wunden, Läuse und Typhus, eingefallene Bäuche und teilnahmslose Augen.

Ich registriere, dass Magda neben mir geht. Registriere Schmerzen im ganzen Körper, wenn der Karren ruckelt. Über ein Jahr lang hatte ich nicht den Luxus gehabt, darüber nachzudenken, was wehtut und was nicht. Ich habe nur daran denken können, wie ich mit den anderen mithalten, einen Schritt voraus sein kann, wie ich ein bisschen Essen ergattern, schnell genug laufen, nie stehen bleiben, am Leben bleiben kann und nicht zurückgelassen werde. Jetzt, da die Gefahr vorüber ist, verwandeln die Schmerzen in mir und das Leid um mich herum mein Bewusstsein in Halluzination. Ein Stummfilm. Marschierende Skelette. Die meisten von uns sind physisch zu kaputt, um laufen zu können. Wir liegen auf Karren, wir stützen uns auf Stöcke. Unsere Kittel sind schmutzig und zerfleddert, so zerrissen und zerschlissen, dass sie unsere Haut kaum noch zu bedecken vermögen. Unsere Haut bedeckt kaum noch unsere Knochen. Wir sind eine Anatomiestunde. Ellbogen, Knie, Fußknöchel, Wangen, Fingerknöchel, Rippen stechen wie Fragen hervor. Was sind wir jetzt? Unsere Knochen sehen obszön aus, unsere Augen sind Kavernen, hohl, dunkel, leer. Hohle Gesichter. Blauschwarze Fingernägel. Wir sind wandernde Traumata. Wir sind eine langsame Prozession von Zombies. Beim Gehen schwanken wir, unsere Karren rollen über gepflasterte Straßen. Kolonne um Kolonne bevölkern wir den Platz in Wels, Österreich. Stadtmenschen starren aus Fenstern zu uns herunter. Wir sind furchterregend. Niemand spricht. Wir ersticken den Platz mit unserer Stille. Stadtmenschen laufen in ihre Häuser. Kinder halten sich die Augen zu. Wir haben die Hölle überlebt, nur um ein Albtraum für andere zu werden.

Wichtig ist es jetzt, zu essen und zu trinken. Aber nicht zu viel, nicht zu schnell. Man kann Nahrung überdosieren. Einige von uns können sich nicht beherrschen. Zurückhaltung ist zusammen mit unserer Muskelmasse, mit unserem Fleisch verschwunden. Wir haben so lange gehungert. Später werde ich erfahren, dass ein Mädchen aus meiner Heimatstadt, die Schwester einer Freundin meiner Schwester Klara, aus Auschwitz befreit wurde, nur, um dann doch noch zu sterben, weil sie zu viel aß. Es ist lebensgefährlich, Hunger zu leiden, aber auch, ihn zu stillen. Da ist es ein Segen, dass die Kraft, die ich brauche, um zu kauen, sich nur zeitweise einstellt. Ein Segen, dass die GIs wenig Essen anzubieten haben, hauptsächlich Süßigkeiten, diese kleinen farbigen Perlen, die M&Ms, wie wir erfahren.

Niemand will uns Unterkunft geben. Hitler ist seit knapp einer Woche tot, Deutschland noch immer Tage von der offiziellen Kapitulation entfernt. Gewalt überzieht Europa, aber es ist immer noch Krieg. Nahrung und Hoffnung gibt es nur wenig für alle. Und wir Überlebende, wir ehemaligen Gefangenen, sind für einige immer noch der Feind. Parasiten. Geschmeiß. Der Antisemitismus hört nicht mit dem Krieg auf. Die GIs bringen Magda und mich in ein Haus, in dem eine deutsche Familie lebt, eine Mutter, ein Vater, eine Großmutter, drei Kinder. Dort werden wir wohnen, bis wir kräftig genug sind, um zu reisen. Seid vorsichtig, warnen uns die Amerikaner in gebrochenem Deutsch. Noch gibt es keinen Frieden. Alles Mögliche kann passieren.

Die Eltern räumen alle Habseligkeiten der Familie in ein Zimmer, und der Vater schließt demonstrativ die Tür ab. Die Kinder starren uns abwechselnd an, rennen dann davon und verstecken sich hinter den Röcken ihrer Mutter. Wir sind die Gefäße für ihre Faszination und ihre Angst. Ich bin die kaltschnäuzige, automatische Grausamkeit der SS gewöhnt, ihre unpassende, ausgelassene Stimmung – ihre Lust an der Macht. Ich bin es gewöhnt, wie sie sich gegenseitig Mut machen, um sich mächtig zu fühlen, um sich ihrer Sinnhaftigkeit und ihrer Kontrolle zu versichern. Schlimmer ist es, wie die Kinder uns ansehen. Wir sind eine Attacke auf die Unschuld. Und genau so sehen uns die Kinder an – als seien wir die Übeltäter. Ihr Schrecken ist bitterer als Hass.

Die Soldaten bringen uns in das Zimmer, in dem wir schlafen werden. Es ist das Kinderzimmer. Wir sind die Kriegswaisen. Sie heben mich in eine Krippe aus Holz. So klein bin ich. Ich wiege 35 Kilo. Ich kann nicht alleine laufen. Ich bin ein Baby. Ich denke kaum in sprachlichen Kategorien. Ich denke in Kategorien von Schmerzen und Bedürfnissen. Ich würde weinen, damit mich jemand in den Arm nimmt, aber hier ist keiner, der mich in den Arm nehmen könnte. Magda rollt sich auf ihrem kleinen Bett zu einem Ball zusammen.

Ein Geräusch vor der Tür durchbricht meinen Schlaf. Selbst Ausruhen ist fragil. Ich habe ständig Angst. Ich habe Angst vor dem, was bereits geschehen ist. Und vor dem, was noch geschehen könnte. Geräusche in der Dunkelheit lassen mich wieder an meine Mutter denken, die Klaras Glückshaube in ihrem Mantel verbirgt, und an meinen Vater, der bei unserer Vertreibung am frühen Morgen einen letzten Blick auf unsere Wohnung wirft. Während die Vergangenheit sich erneut vor meinen Augen abspult, verliere ich abermals mein Zuhause und meine Eltern. Ich starre auf die Holzstäbe meiner Krippe und versuche, mich wieder in den Schlaf oder wenigstens zur Ruhe zu lullen. Aber die Geräusche halten an. Krachen und Stampfen. Und dann fliegt die Tür auf. Zwei GIs torkeln ins Zimmer. Sie stolpern nacheinander über ein kleines Regal. Lampenlicht ergießt sich in das dunkle Zimmer. Einer der Männer zeigt auf mich, lacht und greift sich in den Schritt. Magda ist nicht da. Ich weiß nicht, wo sie ist, ob sie so nah ist, dass sie mich schreien hören könnte, ob sie sich irgendwo versteckt hat und ebenso verängstigt ist wie ich. Ich höre die Stimme meiner Mutter. *Wagt es nicht, vor eurer Heirat eure Jungfräulichkeit zu verlieren*, mahnte sie uns immer wieder, noch bevor wir überhaupt wussten, was Jungfräulichkeit ist. Ich brauchte es auch nicht zu wissen. Ich verstand die Warnung. Richte dich nicht zugrunde. Enttäusche mich nicht. Doch nun könnte ein grober Umgang mit mir mehr anrichten, als mich zu beflecken: Er könnte mich umbringen. So zerbrechlich bin ich. Aber es ist nicht das Sterben oder noch mehr Schmerzen, wovor ich mich fürchte. Ich habe Angst, den Respekt meiner Mutter zu verlieren. Der Soldat schiebt seinen Freund wieder zur Tür, damit er Wache hält. Er kommt zu mir herüber, gibt absurde, lockende Laute von sich, seine Stimme klingt kratzig, verdreht. Der Schweiß und der Alkohol in seinem Atem riechen stechend nach Moder. Ich muss ihn von mir fernhalten. Es gibt nichts, womit ich werfen könnte. Ich kann mich nicht einmal aufsetzen. Ich versuche zu schreien, aber meine Stimme ist nur ein Brabbeln. Der Soldat an der Tür lacht. Doch dann lacht er nicht mehr. Er sagt scharfe Worte. Ich verstehe kein Englisch, weiß aber, dass es dabei um ein Baby geht. Der andere Soldat lehnt sich an die Stäbe der Krippe. Seine Hand greift zu seiner Taille. Er wird mich missbrauchen. Mich zerbrechen. Er zieht seine Pistole. Er fuchtelt wie mit einer Fackel damit herum. Ich warte darauf, dass seine Hände mich packen. Aber stattdessen zieht er sich zurück. Er geht zur Tür, zu seinem Freund. Die Tür fällt ins Schloss. Ich bin allein in der Dunkelheit.

Ich kann nicht schlafen. Ich bin sicher, dass der Soldat zurückkommt. Und wo ist Magda? Hat ein anderer Soldat sie genommen? Sie ist ausgemergelt, aber ihr Körper ist in weitaus besserer Verfassung als der meine, und er zeigt immer noch schwache Anzeichen einer weiblichen Figur. Um meinen Geist zu beruhigen, versuche ich zusammenzukratzen, was ich über Männer weiß, was ich über die menschliche Vielfalt weiß: Eric, zärtlich und optimistisch; mein Vater, von sich selbst und den Umständen enttäuscht, manchmal niedergeschlagen, der manchmal das Beste daraus macht, die kleinen Freuden entdeckt; Dr. Mengele, lasziv und beherrscht; der Wehrmachtsoldat, strafend, aber barmherzig, dann freundlich – er war es, der mich mit den Karotten frisch vom Garten erwischt hat; der GI, der mich entschlossen und tapfer aus dem Leichenhaufen in Gunskirchen befreit hat; und nun diese neue Variante, diese neue Schattierung. Ein Befreier und doch ein Angreifer, sein Auftreten bedrohlich und doch kraftlos. Eine große, dunkle Leere, als hätte die Menschlichkeit seinen Körper verlassen. Ich werde nie erfahren, wo Magda in jener Nacht gewesen ist. Auch heute erinnert sie sich nicht daran. Aber ich werde etwas Entscheidendes aus dieser furchteinflößenden Nacht mitnehmen, etwas, das ich hoffentlich nie vergessen werde: Auch dieser Mann, der mich beinahe vergewaltigt hat, der vielleicht zurückkommen wollte, um zu vollenden, was er begonnen hatte, sah das Grauen. Wie ich hat er wahrscheinlich den Rest seines Lebens versucht, es zu verjagen, an den Rand zu drängen. In jener Nacht, glaube ich, war er so verloren in der Finsternis, dass er fast zu einem Teil von ihr wurde. Aber dazu ist es nicht gekommen. Er entschied sich dagegen.

Er kommt am Morgen zurück. Ich weiß, dass er es ist, weil er immer noch nach Alkohol stinkt, weil die Angst mir die Landkarte seines Gesichts ins Gedächtnis geprägt hat, obwohl ich es nur im Halbdunkel gesehen habe. Ich schlinge die Arme um meine Knie und wimmere. Ich höre mich wie ein Tier an. Ich kann nichts dagegen tun. Es ist ein Wehklagen, ein brummendes Geräusch, irgendwie insektenähnlich. Er kniet sich neben die Krippe. Er weint. Er wiederholt zwei Worte. Ich weiß nicht, was sie bedeuten, aber ich weiß noch, wie sie sich anhören. *Vergib mir. Vergib mir.* Er reicht mir einen Stoffsack. Er ist zu schwer, ich kann ihn nicht aufheben, und so stülpt er ihn für mich um, lässt den Inhalt auf die Matratze purzeln: kleine Dosen Armeerationen. Er zeigt mir die Bilder auf den Dosen. Er zeigt darauf und spricht mit mir wie ein verrückter Oberkellner, der mir die Speisekarte erklärt und mich animieren will, meine nächste Mahlzeit zu wählen. Ich verstehe kein Wort von dem, was er sagt. Ich gucke nur die Bilder an. Er öffnet eine Dose und füttert mich mit einem Löffel. Es ist Schinken mit etwas Süßem: Rosinen. Hätte mein Vater mir nicht von seinen heimlichen Schweinefleischpaketen abgegeben, hätte ich den Geschmack vielleicht gar nicht gekannt – obgleich in Ungarn Schweinefleisch nie mit etwas Süßem kombiniert würde. Ich mache immer nur den Mund auf und bekomme dann noch ein Stückchen hineingeschoben. Natürlich vergebe ich ihm. Ich habe einen Mordshunger, und er bringt mir Essen.

Er kommt jeden Tag wieder. Magda geht es so gut, dass sie schon wieder flirten kann, und zu jener Zeit glaube ich, dass er uns deshalb besucht, weil er ihre Aufmerksamkeit genießt. Aber Tag für Tag nimmt er weniger Notiz von ihr. Er kommt meinetwegen. Ich bin diejenige, bei der er etwas wiedergutmachen muss. Vielleicht tut er Buße für das, was er beinahe getan hätte. Oder vielleicht muss er sich selbst beweisen, dass Hoffnung und Unschuld wiederhergestellt werden können, seine eigene, meine, die der ganzen Welt, und dass ein kaputtes Mädchen wieder laufen kann. In den sechs Wochen, in denen er sich um mich kümmert, bin ich so schwach und kaputt, dass ich nicht einmal lernen kann, seinen Namen auszusprechen, geschweige denn zu buchstabieren. Und so hebt mich der GI aus der Krippe heraus, hält mich an den Händen fest und redet mir gut zu, einen Schritt nach dem anderen im Zimmer zu machen. Die Schmerzen in meinem oberen Rücken brennen wie glühende Kohle, wenn ich mich zu bewegen versuche. Ich konzentriere mich darauf, das Gewicht von einem Fuß auf den anderen zu verlagern, versuche, den genauen Augenblick zu erspüren, wenn es so weit ist. Ich strecke die Hände über den Kopf und halte mich an seinen Fingern fest. Ich tue so, als sei er mein Vater, mein Vater, der sich statt meiner einen Jungen gewünscht hatte, mich dann aber dennoch geliebt hat. *Du wirst einmal die bestangezogene Lady in Košice sein*, sagte er mir immer wieder. Wenn ich an meinen Vater denke, zieht sich die Hitze aus meinem Rücken zurück und glüht in meinem Brustkorb. Es gibt Schmerzen, und es gibt Liebe. Ein Baby kennt diese beiden Empfindungen im Leben, und auch ich lerne sie wieder neu.

Magda geht es körperlich besser als mir, und sie versucht, unser Leben auf die Reihe zu bringen. Eines Tages – die deutsche Familie ist nicht zu Hause – stöbert Magda in den Schränken und findet Kleider für uns. Sie schickt Briefe – an Klara, an den Bruder meiner Mutter in Budapest, an die Schwester meiner Mutter in Miskolc, Briefe, die niemand liest. Sie möchte herausfinden, wer vielleicht noch am Leben ist und wo wir uns ein Leben aufbauen könnten, wenn es an der Zeit ist, Wels zu verlassen. Ich erinnere mich nicht mehr, wie mein eigener Name geschrieben wird. Geschweige denn, eine Adresse. Einen Satz. *Bist du da?*

Eines Tages bringt der GI Papier und Bleistifte. Wir beginnen mit dem Alphabet. Er schreibt ein großes A. Ein kleines a. Großes B. Kleines b. Er gibt mir den Stift und nickt. Kann ich überhaupt Buchstaben schreiben? Er möchte, dass ich es versuche. Er möchte wissen, wie sehr ich mich rückentwickelt habe, wie viel ich noch weiß. Ich kann C und c schreiben. D und d. Ich weiß es wieder! Er ermuntert mich. Er feuert mich an. E und e. F und f. Aber dann zögere ich. Ich weiß, dass das G als Nächstes kommt, aber ich kann es mir nicht vorstellen, ich weiß nicht, wie ich es zu Papier bringen kann.

Eines Tages bringt er ein Radio mit. Er spielt die fröhlichste Musik, die ich je gehört habe. Sie ist heiter. Mitreißend. Ich höre Hörner. Sie verlangen, dass du dich bewegst. Ihr Schmettern will nicht verführen – es ist intensiver, eine Einladung, unmöglich, ihr zu widerstehen. Der GI und seine Freunde zeigen Magda und mir die Tänze, die zu der Melodie passen – Jitterbug, Boogie-Woogie. Die Männer stellen sich zu zweit wie Turniertänzer auf. Sogar die Art, wie sie ihre Arme halten, ist neu für mich – es ist wie ein Gesellschaftstanz, aber lässig, geschmeidig. Es ist informell, aber nicht schlampig. Wie können sie ihre Körper so unter Spannung halten und doch so flexibel bleiben? So *bereit*? Ihre Körper leben das aus, was immer die Musik in Bewegung setzt. Ich möchte so tanzen wie sie. Ich möchte, dass meine Muskeln sich erinnern.

Eines Morgens will Magda ein Bad nehmen und bebt am ganzen Körper, als sie wieder ins Zimmer kommt. Ihre Haare sind nass, sie ist halb ausgezogen. Mit geschlossenen Augen schaukelt sie auf dem Bett vor und zurück. Während sie im Bad war, habe ich auf dem Bett geschlafen – ich bin inzwischen zu groß für die Krippe –, und ich weiß nicht, ob ihr bewusst ist, ob ich wach bin oder nicht.

Seit unserer Befreiung ist jetzt ein Monat vergangen. Magda und ich haben in den letzten vierzig Tagen fast jede Stunde in diesem Zimmer verbracht. Wir haben die Funktionen unserer Körper wiedergewonnen, unsere Fähigkeit, zu sprechen, zu schreiben und sogar den Versuch, zu tanzen. Wir können über Klara sprechen, über unsere Hoffnung, dass sie irgendwo am Leben ist und nach uns sucht. Aber wir können nicht über das sprechen, was wir durchgemacht haben.

Vielleicht versuchen wir, durch unser Stillschweigen eine Sphäre zu schaffen, die frei ist von unserem Trauma. Wels ist ein Leben im Schwebezustand, aber vermutlich winkt ein neues Leben. Vielleicht versuchen wir, füreinander und für jede von uns einen leeren Raum zu schaffen, in dem wir unsere Zukunft aufbauen können. Wir wollen das Zimmer nicht mit Bildern von Gewalt und Verlust besudeln. Wir wollen noch etwas anderes als den Tod sehen. Und so vereinbaren wir stillschweigend, nichts anzusprechen, was die Seifenblase unseres Überlebens zum Platzen bringen könnte.

Jetzt zittert und leidet meine Schwester. Wenn ich ihr sage, dass ich wach bin; wenn ich sie frage, was sie hat; wenn ich Zeugin ihres Zusammenbruchs werde, muss sie mit dem, was der Grund für ihr Zittern ist, nicht allein sein. Aber wenn ich so tue, als schliefe ich, kann ich einen Spiegel für sie bewahren, der diesen neuen Schmerz nicht reflektiert; ich kann ein selektiver Spiegel sein. Ich kann ihr die Dinge widerspiegeln, die sie kultivieren möchte, und alles andere unsichtbar machen.

Am Ende brauche ich nicht zu entscheiden, was ich tun soll. Sie beginnt zu sprechen.

»Bevor ich von hier weggehe, bekomme ich meine Rache«, gelobt sie.

Die Familie, in deren Haus wir wohnen, sehen wir so gut wie nie, aber ihr stiller, bitterer Groll lässt mich das Schlimmste befürchten. Ich stelle mir vor, dass der Vater ins Badezimmer gekommen ist, als sie sich gerade entkleidet hat.

»Ist er …?«, stammle ich.

»Nein.« Ihr Atem geht rasselnd. »Ich wollte mich einseifen. Und plötzlich hat sich das ganze Zimmer gedreht.«

»Bist du krank?«

»Nein. Ja. Ich weiß nicht.«

»Hast du Fieber?«

»Nein. Es ist die Seife, Dicu. Ich konnte sie nicht anrühren. Irgendwie bin ich in Panik geraten.«

»Dir hat niemand etwas angetan?«

»Nein. Es war die Seife. Du weißt doch, was man sich erzählt. Dass sie aus Menschen gemacht ist. Aus denen, die sie ermordet haben.« Ich weiß nicht, ob das stimmt. Aber so nah bei Gunskirchen? Wer weiß.

»Ich will immer noch eine deutsche Mutter umbringen«, sagt Magda. Ich denke an die vielen Kilometer, die wir im Winter marschiert sind, als dies ihre fixe Idee war, ihr Refrain. »Du weißt, dass ich es tun könnte.«

Es gibt verschiedene Möglichkeiten, weiterzuleben. Ich muss meinen eigenen Weg finden, mit dem zu leben, was geschehen ist. Ich weiß noch nicht, wie dieser Weg aussehen wird. Wir sind frei *von* den Todeslagern, aber wir müssen auch frei *für* etwas sein – frei *für* Kreativität, *für* unsere Lebensplanung, für unsere eigenen Entscheidungen. Und bis wir diese *Freiheit* finden, drehen wir uns nur in der immer gleichen, grenzenlosen Finsternis im Kreis.

Später wird es Ärzte geben, die uns helfen werden, unsere körperliche Gesundheit wiederherzustellen. Aber niemand wird uns die psychologische Dimension der Genesung erklären. Es wird viele Jahre dauern, bis ich allmählich lernen werde zu verstehen.

Eines Tages kommen der GI und seine Freunde zu uns und verkünden, dass wir Wels verlassen werden, dass die Russen helfen werden, die Überlebenden nach Hause zu transportieren. Sie kommen, um sich von uns zu verabschieden. Sie bringen das Radio mit. Glenn Millers »In the Mood« erklingt, und wir lassen uns treiben. Mit meinem gebrochenen Rücken schaffe ich es kaum, die Schritte zu tanzen, aber in meinem Kopf, in meiner Fantasie, drehen wir Fouettes. Langsam, langsam, schnell-schnell, langsam. Langsam, langsam, schnell-schnell, langsam. Ich kann das auch: meine Arme und Beine locker lassen, aber nicht schlaff. Glenn Miller. Duke Ellington. Ich wiederhole ständig die großen Namen der Big Bands. Der GI führt mich zu einer behutsamen Drehung, einem winzigen Dip, einem Breakaway. Ich bin immer noch so schwach, aber ich spüre das Potenzial in meinem Körper, all das, was ich mit ihm werde ausdrücken können, wenn ich geheilt bin. Viele Jahre später werde ich mit einem Soldaten arbeiten, der seine Desorientierung aufgrund der Phantomempfindung in seinen amputierten Gliedmaßen erklären wird. Als ich sechs Wochen nach meiner Befreiung zu Glenn Miller tanze, mit meiner Schwester, die am Leben ist, und dem GI, der mich beinahe vergewaltigt hätte, aber eben nur beinahe, habe ich genau das Gegenteil von Phantomempfindungen. Es ist kein Gefühl in einem Körperteil, der nicht mehr da ist, sondern das Gefühl eines Teils von mir, der wieder zurückkehrt, der wieder seine volle Leistungskraft erreicht. Ich kann das ganze Potenzial der Gliedmaßen und des Lebens spüren, in das ich wieder hineinwachsen kann.

* * *

Während der mehrstündigen Zugfahrt von Wels nach Wien durch das russisch besetzte Österreich kratze ich an dem von den Läusen oder den Röteln verursachten Schorf, mit dem mein Körper immer noch übersät ist. Nach Hause. Es geht nach Hause. Zwei Tage noch, dann sind wir zu Hause! Und dennoch ist es unmöglich, die Freude über unsere Heimkehr von der Verzweiflung über unsere Verluste abzukoppeln. Ich weiß, dass meine Mutter und meine Großeltern tot sind und mein Vater mit Sicherheit auch. Sie sind nun schon über ein Jahr tot. Ohne sie nach Hause zu kommen, heißt, sie abermals zu verlieren. *Vielleicht Klara*, erlaube ich mir zu hoffen. *Vielleicht Eric.*

Auf den Plätzen neben uns sitzen zwei Brüder. Auch sie sind Überlebende. Waisen. Aus Kassa wie wir! Lester und Imre heißen sie. Später werden wir erfahren, dass ihr Vater in den Rücken geschossen wurde, als er zwischen ihnen auf dem Todesmarsch unterwegs war. Bald werden wir wissen, dass von den mehr als fünfzehntausend Deportierten aus unserer Heimatstadt wir zu den siebzig gehören, die den Krieg überlebt haben.

»Wir haben einander«, sagen sie jetzt. »Was für ein Glück, was für ein Glück!«

Lester und Imre, Magda und ich. Wir sind Anomalien. Die Nazis haben nicht nur Millionen Menschen ermordet. Sie haben Familien ermordet. Und nun geht trotz der unfassbar langen Liste von Vermissten und Toten unser Leben weiter. Später werden wir Geschichten von den über ganz Europa verstreuten Vertriebenenlagern hören. Wiederzusammenführungen. Eheschließungen. Geburten. Wir werden von den Sonderzuteilungsmarken für Paare erfahren, um sich für die Hochzeit einkleiden zu können. Auch wir werden die Zeitschriften der Nothilfe- und Wiederaufbauverwaltung der Vereinten Nationen durchforsten und den Atem anhalten in der Hoffnung, vertraute Namen auf der Liste der Überlebenden zu finden, die über den Kontinent verstreut sind. Aber im Augenblick starren wir nur aus den Zugfenstern, schauen auf leere Felder, geborstene Brücken und hier und da auf zaghafte Ansätze von Vegetation. Die Besetzung Österreichs durch die Alliierten wird mindestens weitere zehn Jahre dauern. Die Stimmung in den Städten, durch die wir fahren, ist nicht von Erleichterung oder Freudenfesten geprägt – es herrscht eine verbissene Atmosphäre von Ungewissheit und Hunger. Der Krieg ist vorbei, aber es ist noch nicht vorbei.

»Sind meine Lippen hässlich?«, fragt Magda, als wir auf die Wiener Vororte zufahren. Sie betrachtet ihr Spiegelbild vor der vorbeiziehenden Landschaft in der Fensterscheibe.

»Warum? Hast du was damit vor?«, necke ich sie. Ich will dieses unvergleichlich lose Mundwerk, das so typisch für sie ist, aus ihr herauskitzeln. Ich versuche, meine eigenen unrealistischen Wunschgedanken zu bremsen, dass Eric irgendwo am Leben ist, dass ich bald eine Nachkriegsbraut unter einem provisorischen Schleier sein werde. Dass ich mit meinem Geliebten auf immer zusammen sein werde, nie mehr allein.

»Ich meine es ernst«, sagt sie. »Sag mir die Wahrheit.«

Ihre Besorgnis erinnert mich an unseren ersten Tag in

Auschwitz, als sie nackt und mit geschorenem Kopf dastand und ihre Haarsträhnen fest umklammert hielt. Vielleicht kondensiert sie die enormen nicht fassbaren Ängste davor, was als Nächstes passiert, zu spezifischeren und persönlicheren Ängsten: der Angst, sie könnte nicht attraktiv genug sein, um einen Mann zu finden; der Angst, dass ihre Lippen hässlich sind. Oder vielleicht sind ihre Fragen in der tieferen Ungewissheit verstrickt, was ihren Wert überhaupt betrifft.

»Was soll mit deinen Lippen sein?«, frage ich.

»Mama mochte sie nicht. Jemand auf der Straße hat einmal meine Augen bewundert, und sie hat gesagt: ›Ja, schöne Augen hat sie, aber schau dir ihre dicken Lippen an.‹«

Überleben ist Schwarz und Weiß, und wenn du um dein Leben kämpfst, hat kein »aber« eine Chance. Und jetzt stürzt ein »aber« nach dem anderen auf uns ein. Wir haben Brot zu essen. *Ja, aber wir haben kein Geld.* Du nimmst zu. *Ja, aber mein Herz ist schwer.* Du lebst. *Ja, aber meine Mutter ist tot.*

Lester und Imre beschließen, noch ein paar Tage in Wien zu bleiben; sie versprechen, uns zu Hause aufzusuchen. Magda und ich steigen in einen anderen Zug um, der uns in acht Stunden Richtung Nordwesten nach Prag bringen wird. Ein Mann verstellt uns den Zugang zum Waggon. »*Naša ľudia*«, schnarrt er. *Unsere Leute.* Er ist Slowake. Die Juden müssen auf dem Zugdach reisen.

»Die Nazis haben verloren«, murmelt Magda, »aber es ist dasselbe wir vorher.«

Es gibt keine andere Möglichkeit, nach Hause zu kommen. Wir steigen auf das Zugdach und setzen uns zu den anderen Vertriebenen. Wir halten uns an den Händen. Magda sitzt neben Laci Gladstein, einem jungen Mann. Er streichelt Magdas Finger mit seinen Fingern, die nur Haut und Knochen sind. Wir fragen einander nicht, wo wir gewesen sind. Unsere Körper und unsere gehetzten Augen sagen alles, was man wissen muss. Magda lehnt an Lacis schmaler Brust, sucht nach Wärme. Ich bin eifersüchtig auf den Trost, den sie einander zu spenden scheinen, die Zuneigung, die Zugehörigkeit. Ich bin zu sehr auf meine Liebe zu Eric fixiert, auf die Hoffnung, ihn wiederzufinden, als dass ich mich nach den Armen eines anderen Mannes sehnen könnte, der mich jetzt halten würde. Selbst wenn ich Erics Stimme nicht mehr bei mir trüge, hätte ich vermutlich zu viel Angst, um nach Trost zu suchen, nach Intimität. Ich bin Haut und Knochen. Ich habe Läuse und die Krätze. Wer sollte mich schon wollen? Lieber keinen Anschluss suchen, als am Ende abgewiesen zu werden, lieber keine Bestätigung für meine Beschädigung bekommen. Und abgesehen davon: Wer könnte mir jetzt den besten Schutz bieten? Jemand, der weiß, was ich durchgemacht habe, ein Überlebender wie ich? Oder jemand, der nichts davon weiß, der mir helfen kann zu vergessen? Jemand, der mich schon kannte, bevor ich durch die Hölle ging, der mir wieder zu meinem früheren Selbst verhelfen kann? Oder jemand, der mich jetzt ansehen kann, ohne ständig das zu sehen, was zerstört wurde? *Ich werde nie deine Augen vergessen*, sagte Eric zu mir. *Ich werde nie deine Hände vergessen*. Über ein Jahr lang habe ich an diesen Worten festgehalten wie an einer Landkarte, die mich in die Freiheit führen könnte. Aber was, wenn Eric nicht mit dem zurechtkommt, was ich geworden bin? Was, wenn wir einander finden und ein Leben aufbauen, nur um dann festzustellen, dass unsere Kinder die Kinder von Geistern sind?

Ich schmiege mich an Magda. Sie und Laci reden über die Zukunft.

»Ich werde Arzt«, sagt er.

Edle Gedanken eines jungen Mannes, der wie ich noch vor einem Monat knapp am Tod vorbeigeschrammt ist. Er hat überlebt, er wird genesen, er wird andere heilen. Sein Ehrgeiz macht mir Mut. Und er erschreckt. Er ist mit Träumen aus den Todeslagern gekommen. Das kommt mir unnötig riskant vor. Selbst jetzt, nach dem Hunger und den Gräueln, erinnere ich mich an die Verletzungen durch kleinere Kränkungen, an einen Traum, der an Vorurteilen gescheitert ist, daran, wie meine Trainerin mit mir gesprochen hat, als sie mich aus der Trainingsmannschaft für Olympia genommen hat. Ich erinnere mich an meinen Großvater, der, als er bei der Singer-Nähmaschinenfabrik in Rente ging, auf die Zahlung seiner Rente wartete. Wie er wartete und wartete und kaum über etwas anderes sprach. Dann erhielt er schließlich seine erste Rente, und eine Woche später wurden wir in die Ziegelfabrik transportiert. Und noch ein paar Wochen später war er tot. Ich möchte nicht von etwas Falschem träumen.

»Ich habe einen Onkel in Amerika«, fährt Laci fort. »In Texas. Dorthin werde ich auswandern, arbeiten, fürs Studium sparen.«

»Vielleicht gehen wir auch nach Amerika«, sagt Magda. Vermutlich denkt sie an Tante Matilda in der Bronx. Überall da oben auf dem Zugdach sprechen die Leute von Amerika, von Palästina. Warum in der Asche unserer Verluste leben? Warum hier ums Überleben kämpfen, wo wir nicht erwünscht sind? Bald werden wir von den restriktiven Einwanderungsbeschränkungen in Amerika und Palästina erfahren. Es gibt keinen Zufluchtsort, der frei von Beschränkungen, frei von Vorurteilen ist. Egal, wo wir hingehen. Das Leben könnte immer so sein wie jetzt. Die Angst verdrängen, jeden Augenblick bombardiert, erschossen, in einen Graben geworfen zu werden. Oder bestenfalls gezwungen zu werden, auf dem Zugdach zu reisen. Sich an den Händen fassen und gegen den Wind stemmen.

* * *

In Prag müssen wir abermals umsteigen. Wir verabschieden uns von Laci. Magda gibt ihm unsere alte Adresse: Kossuth Lajos Utca Nr. 6. Er verspricht, Kontakt zu halten. Es ist noch Zeit bis zur nächsten Abfahrt. Zeit, die Beine zu strecken, in der Sonne zu sitzen und in Ruhe unser Brot zu essen. Ich möchte in einen Park gehen. Ich möchte Pflanzen sehen, Blumen. Alle paar Schritte schließe ich die Augen und inhaliere die Gerüche einer Stadt, ihrer Straßen und Bürgersteige und das geschäftige Hin und Her der Passanten. Bäckereien, Auspuffgase, Parfüm. Schwer zu glauben, dass es all das gegeben hat, während wir in unserer Hölle waren. Ich starre in Schaufenster. Es ist unwichtig, dass ich mittellos bin. Später wird es natürlich nicht unwichtig sein. In Košice werden Lebensmittel nicht kostenlos ausgegeben. Aber in diesem Augenblick sehe ich mich einfach daran satt, dass es Kleider und Strümpfe zu kaufen gibt, Schmuck, Pfeifen, Schreibwaren. Das Leben und der Handel gehen weiter. Eine Frau prüft den Stoff eines Sommerkleides. Ein Mann bewundert eine Halskette. Dinge sind nicht wichtig, Schönheit schon. Hier gibt es eine Stadt voller Menschen, die nicht verlernt haben, sich schöne Dinge vorzustellen, herzustellen und zu bewundern. Ich werde wieder eine Einwohnerin sein – eine Einwohnerin von irgendwo. Ich werde einkaufen gehen und Geschenke aussuchen. Ich werde im Postamt Schlange stehen. Ich werde Brot essen, das ich selbst gebacken habe. Ich werde zu Ehren meines Vaters schöne Couture tragen. Ich werde zu Ehren meiner Mutter in die Oper gehen, daran denken, wie sie auf der Stuhlkante sitzt, Wagner lauscht und dabei Tränen vergießt. Ich werde Symphoniekonzerte besuchen. Und Klara zu Ehren werde ich jede Aufführung des Violinkonzerts von Mendelssohn ausfindig machen. Diese Sehnsucht und Wehmut. Dieses Drängen in der ansteigenden Melodielinie und dann die perlende Kadenz, die donnernden, anschwellenden Akkorde. Und dann das unheilvollere Thema bei den Streichern, das die aufsteigenden Träume der Solovioline bedroht. Auf dem Bürgersteig bleibe ich mit geschlossenen Augen stehen, um dem Klang der Violine meiner Schwester zu lauschen. Magda schreckt mich auf.

»Wach auf, Dicu!«

Und als ich genau dort, mitten im Stadtgewühl, am Eingang zum Park die Augen öffne, sehe ich ein Plakat, das ein Konzert mit einer Sologeigerin ankündigt.

Das Bild auf dem Poster zeigt meine Schwester.

Dort auf dem Plakat sitzt meine Klarie und hält ihre Geige in der Hand.

KAPITEL 8

Durch ein Fenster hinein

In Košice steigen wir aus dem Zug. Unsere Heimatstadt liegt nicht mehr in Ungarn. Sie gehört jetzt wieder zur Tschechoslowakei. Wir blinzeln in die Junisonne. Wir haben kein Geld für ein Taxi, kein Geld für irgendetwas, keine Ahnung, ob die alte Wohnung unserer Familie bewohnt ist, keine Ahnung, wie wir leben sollen. Aber wir sind zu Hause. Wir haben beschlossen, nach Klara zu suchen. Klara, die erst ein paar Wochen zuvor in Prag ein Konzert gegeben hat. Klara, die irgendwo am Leben ist.

Wir gehen durch den Mestský-Park in die Innenstadt. Menschen sitzen an Gartentischen, auf Bänken. Kinder scharen sich um den Brunnen. Dort ist die Uhr, wo wir die Jungs beobachteten, die gekommen waren, um Magda zu treffen. Dort ist der Balkon vom Laden unseres Vaters, wo die Goldmedaillen am Geländer blitzen. *Er ist hier!* Ich bin mir dessen so sicher, dass ich seinen Tabak riechen, seinen Schnauzbart an meiner Wange spüren kann. Aber die Fenster des Ladens sind dunkel. Wir machen uns auf den Weg zu unserer Wohnung in der Kossuth Lajos Utca Nr. 6, und hier auf dem Trottoir in der Nähe des Platzes, auf dem das Fuhrwerk geparkt hatte, ehe es uns zur Ziegelfabrik transportierte, geschieht ein Wunder: Klara erscheint leibhaftig vor unseren Augen. Sie kommt zur Haustür heraus. Ihr Haar ist wie das unserer

Mutter zu Zöpfen geflochten und zu einem Dutt gedreht. Sie trägt ihre Geige. Als sie mich sieht, lässt sie den Geigenkasten auf den Gehsteig fallen und rennt auf mich zu. Sie seufzt auf. »Dicuka, Dicuka!«, ruft sie. Sie hebt mich wie ein Baby hoch und wiegt mich in ihren Armen.

»Nicht umarmen«, kreischt Magda. »Wir haben Läuse und die Krätze!«

Ich glaube, was sie eigentlich meint, ist: *Liebe Schwester, wir sind gezeichnet.* Sie meint: *Lass nicht zu, dass das, was wir erlebt haben, dich quält. Mach es nicht noch schlimmer. Frag bitte nicht, was geschehen ist. Lös dich bitte nicht in Luft auf.*

Klara hört nicht auf, mich in ihren Armen zu wiegen. »Das ist meine Kleine!«, ruft sie einem Fremden zu, der gerade vorbeikommt. Von diesem Augenblick an wird sie meine Mutter. An unseren Gesichtern hat sie bereits abgelesen, dass diese Position verwaist ist und neu besetzt werden muss.

Wir haben sie seit mindestens eineinhalb Jahren nicht mehr gesehen. Sie ist auf dem Weg zum Radiosender, wo sie ein Konzert geben soll. Wir wollen auf keinen Fall, dass sie fortgeht, dass wir sie nicht mehr berühren können. »Bleib doch, bleib«, betteln wir. Aber sie ist schon spät dran. »Wenn ich nicht spiele, haben wir nichts zu essen«, sagt sie. »Schnell, kommt herein.« Vielleicht ist es ein Segen, dass wir jetzt keine Zeit zum Reden haben. Wir wüssten nicht, wie wir anfangen sollten. Auch wenn Klara schockiert sein muss, unsere Körper so zerstört zu sehen, ist auch das vielleicht ein Segen. So gibt es etwas Konkretes, was Klara tun kann, um ihrer Liebe und ihrer Erleichterung Ausdruck zu verleihen, um unsere Heilung auf den Weg zu bringen. Und dazu wird mehr nötig sein als Ausruhen. Vielleicht werden wir nie wieder gesund. Aber es gibt etwas, was sie sofort tun kann. Sie bringt uns hinein und zieht uns die schmutzigen Sachen aus. Sie legt uns in das Bett, in dem früher unsere Eltern geschlafen haben, in dem wir uns auf den weißen Laken ausstrecken können. Sie reibt Galmei-Lotion auf den Ausschlag, der sich auf unserem ganzen Körper ausgebreitet hat. Auf den Ausschlag, der uns ständig juckt und der sich augenblicklich von uns auf sie überträgt, sodass sie wegen des ständigen Juckreizes ihr Konzert kaum spielen kann. Unsere Wiedervereinigung ist körperlich.

Magda und ich bleiben mindestens eine Woche im Bett, in dem unsere nackten Körper in Galmei baden. Klara stellt uns keine Fragen. Sie fragt uns nicht, wo Mutter und Vater sind. Sie übernimmt das Reden, damit wir nicht reden müssen. Sie redet, damit sie nicht hören muss. Alles, was sie uns erzählt, formuliert sie wie ein Wunder. Und es ist auch ein Wunder. Hier sind wir, zusammen. Wir sind die Glückspilze. Es gibt nur wenige Wiedervereinigungen wie die unsere. Unsere Tante und unser Onkel – die Geschwister meiner Mutter – wurden von einer Brücke geworfen und sind in der Donau ertrunken, erzählt uns Klara, geradeheraus, beiläufig. Aber sie entkam der Entdeckung, als die letzten verbliebenen Juden in Ungarn zusammengetrieben wurden. Sie wohnte als Nichtjüdin getarnt im Haus ihres Professors. »Eines Tages sagte mein Professor: ›Du wirst morgen die Bibel lernen müssen, denn du wirst sie lehren, du wirst in ein Nonnenkloster eintreten.‹ Das war anscheinend die effektivste Methode, mich versteckt zu halten. Das Kloster lag fast dreihundert Kilometer von Budapest entfernt. Ich trug ein Habit. Aber eines Tages erkannte mich ein Mädchen aus der Akademie, und dann bin ich heimlich mit dem Zug nach Budapest zurückgefahren.«

Irgendwann im Sommer bekam sie einen Brief von unseren Eltern. Es war der Brief, den sie aus der Ziegelfabrik geschrieben hatten und in dem sie Klara informierten, wo wir gefangen gehalten wurden, dass wir zusammen waren, dass wir in Sicherheit waren, dass wir glaubten, in ein Arbeitslager namens Kenyérmező überstellt zu werden. Ich erinnere mich, dass ich sah, wie meine Mutter den Brief bei unserem Abtransport von der Ziegelfabrik auf die Straße hatte fallen lassen, da sie ihn nicht mit der Post schicken konnte. Damals glaubte ich, sie hätte ihn aus Resignation fallen lassen. Aber jetzt, da ich Klaras Erzählung von ihrem Überleben lausche, sehe ich die Dinge anders. Als meine Mutter den Brief fallen ließ, hatte sie die Hoffnung nicht aufgegeben – sie hat sie vielmehr angefacht. Ob sie den Brief nun aus Resignation oder aus Hoffnung fallen ließ: Sicher ist, dass sie ein Risiko einging. Der Brief hätte auf direktem Weg zu meiner Schwester führen können, zu einer blonden Jüdin, die sich in Budapest versteckt hielt. Er verriet ihre Adresse. Während wir in der Dunkelheit in Richtung Auschwitz rollten, hielt jemand, ein Fremder, jenen Brief in der Hand. Er hätte ihn öffnen können, er hätte Klara den *nyilas* ausliefern können. Er hätte den Brief in den Müll werfen oder auf der Straße liegen lassen können. Aber dieser Fremde klebte eine Briefmarke darauf und schickte ihn an Klara nach Budapest. Das ist genauso unglaublich für mich wie das Wiederauftauchen meiner Schwester. Es ist wie Zauberei – der Beweis, dass wir über eine Rettungsleine verbunden sind, auch ein Beweis dafür, dass es selbst damals noch Güte gab auf der Welt. Durch den von dreitausend Paar Füßen aufgewirbelten Staub, von denen viele direkt auf einen Kamin in Polen zustrebten, flatterte Mutters Brief. Ein Mädchen mit blonden Haaren legte die Geige zur Seite und öffnete ihn. Klara erzählt noch eine Geschichte mit Happy End. Mit dem Wissen, dass wir in die Ziegelfabrik gebracht worden waren, dass wir täglich damit rechneten, nach Kenyérmező oder wer weiß wohin verschickt zu werden, ging sie zum deutschen Konsulat in Budapest und verlangte, auch dorthin gebracht zu werden, wo wir waren. Im Konsulat sagte der Pförtner zu ihr: »Kleines Mädchen, geh fort. Geh nicht hier hinein.« Doch mit einem Nein gab sie sich nicht zufrieden. Sie versuchte, sich heimlich ins Gebäude zu schleichen. Der Pförtner entdeckte sie, verabreichte ihr eine Tracht Prügel, schlug sie auf Schultern, Arme, Bauch und ins Gesicht. »Verschwinde von hier!«, verlangte er abermals.

»Er hat mich verprügelt und mir so das Leben gerettet«, erzählt sie uns.

Gegen Kriegsende, als die Russen Budapest umzingelt hatten, waren die Nazis sogar noch entschlossener, die Stadt von Juden zu säubern. »Wir mussten Personalausweise mit Namen, Religion und Bild mitführen. Ständig überprüften sie diese Ausweise auf den Straßen, und wenn sie sahen, dass du Jude warst, konnten sie dich umbringen. Ich wollte meinen Ausweis nicht mitführen, rechnete aber damit, dass ich nach dem Krieg etwas brauchen würde, das beweisen konnte, wer ich bin. Und so beschloss ich, meinen Ausweis einer Freundin zur Verwahrung zu geben. Sie wohnte auf der anderen Seite des Hafens, und um zu ihr zu kommen, musste ich über die Brücke, wo die Soldaten die Ausweise kontrollierten. Sie fragten: »Zeigen Sie uns bitte, wer Sie sind.« Ich sagte, ich hätte nichts bei mir, und irgendwie, ich weiß auch nicht, warum, haben sie mich gehen lassen. Meine blonden Haare und die blauen Augen haben sie vermutlich überzeugt. Ich bin nie wieder zum Haus meiner Freundin zurück, um mir den Ausweis wiederzuholen.«

Wenn du nicht durch die Tür hineinkommst, geh durchs Fenster hinein, sagte meine Mutter immer. Es gibt keine Tür, die zum Überleben führt. Und auch nicht zur Genesung. Es gibt nur Fenster. Die Riegel sind schwierig zu erreichen, die Scheiben zu klein, eigentlich zu klein für einen Körper. Aber da zu bleiben, wo du bist, geht auch nicht. Du musst einen Weg finden.

Nach der Kapitulation Deutschlands, als Magda und ich uns in Wels erholten, ging Klara abermals zu einem Konsulat, diesmal zum russischen, denn die Rote Armee hatte Budapest von der Naziherrschaft befreit. Dort wollte sie herausfinden, was aus uns geworden war. Sie hatten keinerlei Informationen über unsere Familie. Allerdings boten sie ihr an, ihr behilflich zu sein, nach Košice zurückzugehen, wenn sie ihnen als Gegenleistung ein kostenloses Konzert gab. »Als ich spielte, kamen zweihundert Russen. Und dann brachten sie mich auf dem Dach eines Zuges wieder nach Hause. Wenn der Zug anhielt und wenn wir schliefen, passten sie auf mich auf.« Als sie die Tür zu unserer alten Wohnung öffnete, fand sie ein riesiges Chaos vor: Alle unsere Möbel und Habseligkeiten waren geplündert. Die Zimmer hatten als Stall gedient, und auf den Fußböden lag Pferdemist. Während wir in Wels essen, laufen und unsere Namen schreiben lernten, begann Klara, Konzerte gegen Bezahlung zu spielen, und schrubbte die Böden wieder sauber.

Und jetzt sind wir hier. Nachdem unser Ausschlag abgeheilt ist, verlassen wir abwechselnd die Wohnung. Zu dritt besitzen wir nur ein einziges gutes Paar Schuhe. Als ich an der Reihe bin, die Schuhe zu tragen, gehe ich langsam auf dem

Bürgersteig auf und ab. Ich bin noch zu schwach, um längere Spaziergänge zu machen. Ein Nachbar erkennt mich. »Ich bin überrascht, dass Sie es geschafft haben«, sagt er. »Sie waren immer ein so zartes kleines Mädchen.« Ich triumphiere ein bisschen. Entgegen allen Erwartungen ein Happy End! Aber mich plagen Schuldgefühle. Warum ich? Warum habe ich es geschafft? Es gibt keine Erklärung. Es ist ein glücklicher Zufall. Oder ein Versehen.

Es gibt zwei Kategorien von Menschen: überlebt – nicht überlebt. Letztere sind nicht hier, um ihre Geschichte zu erzählen. Das Porträt der Mutter unserer Mutter hängt noch immer an der Wand. Ihr dunkles Haar ist in der Mitte gescheitelt und zu einem festen Knoten zurückgekämmt. Ein paar lockige Strähnen kringeln sich über ihrer glatten Stirn. Auf dem Bild lächelt sie nicht, aber ihr Blick ist eher aufrichtig als streng. Sie beobachtet uns wissend und unverhohlen. Magda spricht mit dem Porträt so wie früher unsere Mutter. Manchmal bittet sie sie um Hilfe. Manchmal klagt und schimpft sie. »Diese Nazi-Schweine … Die Scheiß-*nyilas* …« Das Piano, das früher an der Wand unter dem Porträt stand, ist fort. Das Piano war in unserem täglichen Leben so präsent, dass es fast so unsichtbar war wie die Atemluft. Jetzt dominiert sein Fehlen das Zimmer. Magda beschimpft den leeren Platz. Jetzt, wo das Piano nicht mehr da ist, fehlt auch etwas in ihr. Ein Stück ihrer Identität. Ein Ventil für ihre Selbstdarstellung. Durch sein Fehlen findet sie zu Wut. Aufbrausend, lauthals, vorsätzlich. Dafür bewundere ich sie. Meine Wut ist nach innen gerichtet und gerinnt in meiner Lunge.

Magda gewinnt mit jedem Tag an Kraft, aber ich bin noch immer schwach. Mein oberer Rücken schmerzt immer noch, macht es schwierig, zu gehen, und mein Brustkorb fühlt sich wie ein Schraubstock an. Ich gehe kaum aus dem Haus. Und selbst wenn ich nicht krank wäre, gäbe es keinen Ort, wohin ich gehen wollte. Wenn Tod die Antwort auf jede Frage ist, warum spazieren gehen? Warum mich unterhalten, wenn jede Interaktion mit den Lebenden nur den Beweis dafür liefert, dass du inmitten einer stetig wachsenden Versammlung von Geistern durch die Welt gehst? Warum jemanden Bestimmten vermissen, wenn alle so viele zu betrauern haben?

Ich baue auf meine Schwestern: Klara, meine mich umsorgende Krankenschwester; Magda, meine Nachrichtenquelle, meine Verbindung zur Außenwelt. Eines Tages kommt sie atemlos nach Hause. »Das Piano!«, sagt sie. »Ich habe es gefunden. Es steht im Kaffeehaus. *Unser* Piano. Wir müssen es uns zurückholen.«

Der Kaffeehausbesitzer will nicht glauben, dass es uns gehört. Klara und Magda reden abwechselnd auf ihn ein. Sie erzählen von den Kammermusikkonzerten der Familie in unserem Wohnzimmer, davon, dass ein Freund von Klara, der Cellist János Starker, ein weiteres Wunderkind vom Konservatorium, in dem Jahr seines beruflichen Debüts zusammen mit Klara ein Konzert in unserer Wohnung spielte. Nichts von dem, was sie sagen, beeindruckt den Mann. Schließlich macht Magda den Klavierstimmer ausfindig. Er kommt mit ihr ins Kaffeehaus, spricht mit dem Besitzer, wirft dann einen Blick in den Deckel des Klaviers und liest die Seriennummer ab. »Ja«, nickt er, »das ist das Piano der Elefánts.« Er trommelt ein paar Männer zusammen, die es in unsere Wohnung schaffen.

Habe ich auch etwas in mir, was *meine* Identität bestätigen kann, was mich wieder zu mir selbst machen kann? Und falls es so etwas gibt: Wen würde ich wohl ausfindig machen, der den Deckel hochhebt und den Code abliest?

Eines Tages kommt ein Paket von Tante Matilda. *Valentine Avenue, Bronx*, steht da als Absender. Sie schickt Tee und Crisco. Wir haben Crisco noch nie gesehen und haben daher keine Ahnung, dass es Butterersatz zum Kochen und Backen ist. Wir essen es pur, schmieren es auf Brot. Wir verwenden die Teebeutel unzählige Male wieder. Wie viele Tassen können wir mit denselben Blättern aufbrühen?

Gelegentlich klingelt es an unserer Tür, dann fahre ich wie elektrisiert hoch. Das sind die besten Momente. Jemand wartet draußen vor der Tür, und in den Sekunden, bevor wir aufmachen, könnte es jeder sein. Manchmal stelle ich mir vor, dass es unser Vater ist. Er hat am Ende doch die erste Selektion überlebt. Er hat es geschafft, Arbeit zu finden, die restliche Kriegszeit jung zu wirken, und nun steht er da, raucht eine Zigarette, hält ein Stück Schneiderkreide in der Hand und hat ein langes Maßband wie einen Schal um seinen Hals geschlungen. Manchmal ist es Eric, den ich mir am Treppenaufgang vorstelle. Er hält einen Strauß Rosen in der Hand.

Mein Vater kommt nie. Deshalb wissen wir mit Sicherheit, dass er tot ist.

Eines Tages klingelt Lester Korda an der Tür, einer der beiden Brüder, die mit uns im Zug von Wels nach Wien gefahren sind. Er möchte wissen, wie es uns geht. »Nennt mich Csicsi«, sagt er. Er bringt frischen Wind in die muffige Luft unserer Zimmer. Wir drehen uns ständig in unserem Hamsterrad, meine Schwestern und ich, zwischen Rückblick und Weitermachen. Wir verwenden so viel von unserer Energie darauf, etwas wiederzugewinnen – unsere Gesundheit, unsere Habseligkeiten, alles, was war, bevor Verlust und Gefangenschaft unser Leben bestimmten. Csicsis Zuwendung und sein Interesse an unserem Wohlergehen erinnern mich daran, dass das Leben mehr zu bieten hat als das.

Klara ist im anderen Zimmer und übt Geige. Csicsis Augen leuchten auf, als er die Musik hört. »Darf ich die Musikerin kennenlernen?«, fragt er, und Klara tut ihm den Gefallen. Sie spielt einen ungarischen Czardas. Csicsi tanzt. Vielleicht ist es Zeit, unser Leben neu zu gestalten – nicht dorthin zurück, wo es einmal gewesen ist, sondern von Grund auf neu.

Den ganzen Sommer 1945 ist Csicsi Stammgast bei uns zu Hause. Wenn Klara wieder nach Prag zu einem Konzert reisen muss, bietet Csicsi an, sie zu begleiten.

»Soll ich schon mal den Hochzeitskuchen backen?«, fragt Magda.

»Halt die Klappe«, sagt Klara. »Er hat eine Freundin. Er ist einfach nur höflich.«

»Bist du sicher, dass du dich nicht gerade verliebst?«, frage ich.

»Er kennt noch unsere Eltern«, sagt sie, »und ich kenne seine.«

Nach ein paar Wochen zu Hause mache ich mich zu Fuß auf den Weg zu Erics alter Wohnung, obwohl ich eigentlich nicht kräftig genug dafür bin. Von seiner Familie ist niemand zurückgekehrt. Die Wohnung steht leer. Ich nehme mir fest vor, so oft wie möglich hinzugehen. Wegbleiben ist schlimmer für mich als die Enttäuschung, ein weiteres Mal vergeblich dort gewesen zu sein. Die Trauer um ihn ist nicht nur die Trauer um seine Person. In den Lagern konnte ich mich nach seiner körperlichen Anwesenheit sehnen und mich an der Verheißung unserer gemeinsamen Zukunft festhalten. *Wenn ich heute überlebe, bin ich morgen frei.* Das Ironische an der Freiheit ist, dass es schwieriger ist, Hoffnung und ein Lebensziel zu finden. Jetzt muss ich mich mit der Tatsache abfinden, dass mein zukünftiger Ehemann, wer es auch sein mag, meine Eltern nicht kennen wird. Sollte ich jemals Kinder haben, werden sie ihre Großeltern nicht kennen. Es ist nicht nur der unmittelbare, eigene Verlust, der schmerzt. Es ist die Art und Weise, wie er sich auf die Zukunft auswirkt. Wie er sich immer weiter fortsetzt. Meine Mutter wollte immer, dass ich nach einem Mann mit breiter Stirn Ausschau halte, denn dies sei ein Zeichen für Intelligenz. »Achte darauf, wie er sein Taschentuch benutzt«, sagte sie immer. »Und überzeuge dich davon, dass es immer sauber ist. Achte darauf, dass seine Schuhe geputzt sind.« Sie wird bei meiner Hochzeit nicht dabei sein. Sie wird nie erfahren, was aus mir wird, wen ich heirate.

Jetzt ist Klara meine Mutter. Sie tut es aus Liebe und aus einer natürlichen Kompetenz heraus. Ihr Schuldgefühl spielt auch eine Rolle. Sie war nicht da, um uns in Auschwitz zu beschützen. Sie wird uns jetzt beschützen. Sie kümmert sich ums Essen. Sie füttert mich wie ein Baby mit dem Löffel. Ich liebe sie, ich liebe ihre Zuwendung, ich mag es, wenn sie mich in die Arme nimmt und mir ein Gefühl von Sicherheit gibt. Aber sie erstickt mich auch. Ihr großes Herz lässt mir keine Luft zum Atmen. Und anscheinend erwartet sie dafür auch etwas von mir. Nicht Dankbarkeit oder Wertschätzung. Etwas, das tiefer liegt. Ich spüre, dass ich diejenige bin, auf der sie ihre Daseinsberechtigung gründet. Den Sinn ihres Seins. Meine Pflege liefert ihr die Begründung dafür, dass sie verschont wurde. Meine Rolle ist es, so gesund zu sein, dass ich am Leben bleibe, aber doch so hilflos, dass ich sie brauche. Das ist meine Begründung dafür, dass ich überlebt habe.

Auch Ende Juni geht es meinem Rücken noch nicht besser. Zwischen den Schulterblättern spüre ich ein ständiges Knirschen und Stechen. Und selbst wenn ich normal atme, schmerzt mein Brustkorb noch immer. Dann bekomme ich Fieber. Klara bringt mich ins Krankenhaus. Sie besteht darauf, dass ich ein Privatzimmer und die bestmögliche Behandlung bekomme. Ich mache mir Sorgen wegen der Kosten, aber sie sagt, dass sie dann eben mehr Konzerte spielen wird; sie wird das nötige Geld schon irgendwie beschaffen. Als der Arzt hereinkommt, um mich zu untersuchen, erkenne ich ihn wieder. Er ist der ältere Bruder einer früheren Klassenkameradin. Er heißt Gaby. Ich erinnere mich, dass seine Schwester ihn Erzengel Gabriel nannte. Sie ist inzwischen gestorben, erfahre ich. In Auschwitz. Er fragt mich, ob ich sie dort irgendwann gesehen habe. Ich wünschte, ich hätte ein letztes Bild von ihr, anhand dessen er sich an sie erinnern könnte, überlege, ob ich ihn anlügen und eine Geschichte erzählen soll, in der sie etwas Heldenhaftes getan oder liebevoll von ihm gesprochen hätte. Aber ich lüge nicht. Ich würde mich lieber mit der Ungewissheit über die letzten Minuten meines Vaters oder Erics abfinden, als etwas vorgesetzt zu bekommen, das, so tröstlich es auch sein mag, nicht der Wahrheit entspricht. Erzengel Gabriel ist der erste Arzt seit meiner Befreiung, der mich medizinisch untersucht. Er diagnostiziert typhoides Fieber, Lungenentzündung, Rippenfellentzündung und einen gebrochenen Rücken. Er fertigt ein abnehmbares

Korsett für mich, das meinen Rumpf komplett umschließt. Ich lege es abends so auf das Bett, dass ich in meine gipserne Muschelschale hineinkriechen kann.

Gabys Visiten dienen bald nicht mehr nur der physischen Therapie. Für seine ärztlichen Bemühungen berechnet er nichts. Wir sitzen zusammen und erinnern uns. Ich kann nicht mit meinen Schwestern zusammen trauern, jedenfalls nicht explizit. Es ist zu frisch, zu präsent. Und mit ihnen zu trauern, kommt mir vor, als würden wir das Wunder unseres Zusammenseins besudeln. Wir liegen uns nie weinend in den Armen. Aber bei Gaby kann ich mir erlauben zu trauern. Irgendwann frage ich Gaby nach Eric. Er erinnert sich an ihn, weiß aber nicht, was aus ihm geworden ist. Gaby hat Kollegen, die in einem Rückführungszentrum in der Tatra arbeiten. Er sagt, er wird sie fragen, ob sie etwas über Eric in Erfahrung bringen können.

Eines Nachmittags untersucht Gaby meinen Rücken. Er wartet, bis ich auf dem Bauch liege, und erzählt mir dann, was er herausgefunden hat. »Eric ist nach Auschwitz transportiert worden«, sagt er. »Er ist im Januar gestorben. Am Tag vor der Befreiung.«

Ein Klagelaut entringt sich meiner Brust. Ich habe das Gefühl, dass mein Brustkorb zerreißt. Dieser plötzliche Schmerz ist so heftig, dass keine Tränen kommen – nur abgehackte Klagetöne tief aus meiner Kehle. Ich kann noch keinen klaren Gedanken fassen oder Fragen zu den letzten Tagen meines Geliebten stellen, zu seinen Qualen, seiner Gemütsverfassung und seinem Seelenzustand, als sein Körper sich aufgegeben hat. Trauer und die Ungerechtigkeit, ihn verloren zu haben, überwältigen mich. Hätte er nur ein paar Stunden länger ausgehalten, vielleicht nur wenige Atemzüge länger, dann könnten wir jetzt zusammen sein. Ich klage in den Tisch hinein, bis ich heiser bin.

Als der Schock nachlässt, wird mir klar, dass der Schmerz der Gewissheit seltsamerweise barmherzig ist. Zum Tod meines Vaters fehlt mir diese Gewissheit. Mit Bestimmtheit zu wissen, dass Eric nicht mehr da ist, ist so, als hätte ich nach lange andauernden Schmerzen eine Diagnose bekommen. Ich kann die Ursache für den Schmerz genau lokalisieren. Ich kann genau festlegen, was geheilt werden muss.

Aber eine Diagnose ist noch keine Heilung. Ich weiß nicht, was ich jetzt mit Erics Stimme anfangen soll, mit seinen erinnerten Worten, mit der Hoffnung.

Ende Juli habe ich kein Fieber mehr, aber Gaby ist mit meinen Fortschritten noch immer nicht zufrieden. In meiner Lunge, die von meinem gebrochenen Rücken viel zu lange zusammengedrückt wurde, hat sich Flüssigkeit angesammelt. Er macht sich Sorgen, dass ich an Tuberkulose erkrankt sein könnte, und empfiehlt mir, eine Spezialklinik für TB-Patienten in der Tatra aufzusuchen. Sie liegt in unmittelbarer Nachbarschaft des Rückführungszentrums, wo er von Erics Tod erfahren hat. Klara wird mich bis zum nächstgelegenen Dorf in den Bergen im Zug begleiten. Magda wird die Wohnung hüten. Selbst wenn nicht damit zu rechnen ist, dass wir irgendwann ungebetenen Besuch bekommen, können wir nicht riskieren, unser Zuhause auch nur einen Tag lang unbeaufsichtigt zu lassen. Klara betüddelt mich auf der Reise wie ein kleines Kind. »Schauen Sie, das ist meine Kleine«, ruft sie Mitreisenden stolz zu. Ich strahle die Leute wie ein altkluges Kleinkind an. Und genau genommen sehe ich auch so aus. Vom Typhus sind mir die Haare ausgefallen, und das, was jetzt nachwächst, ist Babyflaum. Klara hilft mir, meinen Kopf unter einem Tuch zu verstecken. Je höher es hinaufgeht, umso deutlicher spüre ich die saubere, trockene Bergluft im Brustkorb, obwohl ich noch immer Schwierigkeiten mit der Atmung habe. In meiner Lunge rasselt es unaufhörlich. Es kommt mir vor, als sammelten sich all die Tränen, die ich nicht herausfließen lassen will, in der Lunge. Ich kann die Trauer zwar nicht ignorieren, aber anscheinend auch nicht herauslassen.

Klara muss wieder nach Košice zurück, wo ein weiteres Rundfunkkonzert angesetzt ist. Ihre Konzerte sind unsere einzige Einnahmequelle, und deshalb kann sie mich nicht in die Tuberkulose-Klinik begleiten, wo ich so lange bleiben werde, bis es mir wieder besser geht. Aber sie will auf keinen Fall, dass ich alleine hingehe. Wir fragen im Rückführungszentrum nach, ob von dort aus vielleicht jemand ins Krankenhaus geht, und ich erfahre, dass ein junger Mann, der in einem Hotel in der Nähe abgestiegen ist, ebenfalls dort behandelt werden soll. Als ich in der Hotellobby auf ihn zugehe, schmust er gerade mit einem Mädchen.

»Wir treffen uns im Zug«, brummt er.

Als ich ihm auf dem Bahnsteig entgegengehe, küsst er das Mädchen noch immer. Er hat graue Haare und ist mindestens zehn Jahre älter als ich. Ich werde im September neunzehn, sehe aber mit meinen dünnen Ärmchen, der flachen Brust und dem kahlen Kopf eher wie zwölf aus. Ich stehe verlegen neben den beiden herum, die sich umarmen, und weiß nicht, wie ich mich bemerkbar machen soll. Ich bin sauer. *Das* ist der Mann, dem ich anvertraut werden soll?

»Können Sie mir bitte helfen?«, frage ich schließlich. »Eigentlich sollten Sie mich ins Krankenhaus begleiten.«

»Ich habe zu tun«, sagt er. Selbst als er mir antwortet, löst er sich nur widerwillig von ihren Lippen. Er ist wie ein älterer Bruder, der eine nervige Schwester abwimmelt. »Wir treffen uns im Zug.«

Nach Klaras ständiger Bemutterung und Fürsorglichkeit schmerzt mich diese herablassende Behandlung. Ich weiß nicht, warum es mich so stört. Liegt es daran, dass seine Freundin lebt und mein Freund tot ist? Oder daran, dass ich schon so abgebaut habe, dass ich ohne die Zuwendung oder Anerkennung eines anderen Menschen das Gefühl habe, am Ende ganz zu verschwinden?

Im Zug kauft er mir ein Sandwich und sich selbst eine Zeitung. Abgesehen davon, dass wir unsere Namen und sonstige Formalitäten austauschen, unterhalten wir uns nicht. Er heißt Béla. In meinen Augen ist er nur ein ungehobelter Mensch in einem Zug, ein Mensch, den ich nur widerwillig um Hilfe bitte, ein Mensch, der sie mir nur widerwillig gewährt.

Als wir am Bahnhof ankommen, erfahren wir, dass wir zur Tuberkulose-Klinik laufen müssen, und jetzt gibt es keine Zeitung, die ihn ablenken könnte.

»Was hast du vor dem Krieg gemacht?«, fragt er. Jetzt bemerke ich, was mir vorhin nicht aufgefallen ist: Er stottert. Als ich ihm erzähle, dass ich Kunstturnerin war und Ballett getanzt habe, sagt er: »Da fällt mir übrigens ein Witz ein.«

Ich sehe ihn erwartungsvoll an, freue mich auf eine Kostprobe des ungarischen Humors, freue mich auf die Unbeschwertheit in Auschwitz, als Magda und ich mit unseren Mithäftlingen den Busen-Wettbewerb veranstalteten, auf das befreiende Gelächter in schrecklichen Zeiten.

»Da war einmal ein Vogel«, sagt er. »Also, der Vogel war knapp davor zu sterben. Aber dann kam eine Kuh und hat ihn ein bisschen aufgewärmt – äh, vom Hinterteil her, wenn du weißt, was ich meine. Dann fing der Vogel an, sich zu regen. Aber plötzlich kam ein Lastwagen und hat den Vogel plattgemacht. Rein zufällig kam ein weises altes Pferd des Weges, sah den toten Vogel auf der Erde liegen und sagte: ›Hab ich dir nicht gesagt, dass du nicht tanzen sollst, wenn du Scheiße auf dem Kopf hast?‹« Béla lacht über seinen Witz.

Aber mich hat er beleidigt. Er will witzig sein, aber ich glaube, dass er versucht, mir zu sagen, dass ich Scheiße auf dem Kopf habe. Ich glaube, er meint, dass ich ein Haufen Dreck bin. Ich glaube, er will damit ausdrücken, dass man sich nicht als Tänzerin bezeichnen soll, wenn man so aussieht wie ich. Bevor er mich beleidigt hat, war es einen Moment lang eine solche Erleichterung gewesen, seine Aufmerksamkeit zu genießen, eine solche Erleichterung, gefragt zu werden, wer ich vor dem Krieg gewesen bin. Eine solche Erleichterung, das Ich, das es einmal gab – das vor dem Krieg etwas geleistet hat –, anzuerkennen. Sein Witz betont, wie irreparabel der Krieg mich verändert und zerstört hat. Es schmerzt, wenn ein Fremder mich zurechtstutzt. Es schmerzt, weil er Recht hat. Ich bin ein Haufen Dreck. Und trotzdem werde ich weder einem unsensiblen Mann noch seinem ungarischen Sarkasmus das letzte Wort lassen. Ich werde ihm zeigen, dass die quirlige Tänzerin noch immer in mir lebt, mögen meine Haare auch noch so kurz, mein Gesicht noch so dünn und die Trauer in meiner Brust noch so gewaltig sein. Ich überhole ihn und mache mitten auf der Straße einen Spagat.

Wie sich herausstellt, habe ich keine Tuberkulose. Trotzdem behalten sie mich drei Wochen lang in der Klinik, um die Flüssigkeitsansammlung in meiner Lunge zu behandeln. Ich habe eine solche Angst davor, mich mit Tuberkulose anzustecken, dass ich die Türen mit den Füßen statt mit den Händen öffne, obwohl ich weiß, dass die Krankheit weder über Berührung noch über Keime auf dem Türknopf übertragen wird. Es ist schön, dass ich keine TB habe, aber es geht mir immer noch nicht gut. Mir fehlen die Worte, um das überflutete Gefühl im Brustkorb zu beschreiben, das dumpfe Pochen in meiner Stirn. Es ist wie grober Staub, der wie ein Schmierfilm über dem Sichtfeld liegt. Später werden diese Empfindungen einen Namen haben. Später werde ich wissen, dass man das Depression nennt. Aber im Augenblick weiß ich nur, dass es mich anstrengt, vom Bett aufzustehen. Es strengt mich an zu atmen. Und noch schlimmer: die existenzielle Anstrengung. Warum aufstehen? Wofür soll ich aufstehen? In Auschwitz, als alles hoffnungslos war, war ich nicht selbstmordgefährdet. Jeden Tag war ich von Menschen umgeben, die zu mir sagten: »Du kommst hier nur als Leiche heraus.« Aber die düsteren Prophezeiungen gaben mir etwas, wogegen ich ankämpfen konnte. Jetzt, da es gesundheitlich wieder aufwärtsgeht; jetzt, da ich mich mit der unumstößlichen Tatsache abfinden muss, dass meine Eltern nie mehr wiederkommen, dass Eric nie mehr wiederkommt, sind die einzigen Dämonen meine eigenen. Ich denke daran, mir das Leben zu nehmen. Ich möchte einen Ausweg aus den Schmerzen. Warum nicht beschließen, nicht zu sein?

Béla bekommt das Zimmer direkt über mir zugeteilt. Eines Tages steht er vor meiner Tür, um nach mir zu sehen. »Ich will dich zum Lachen bringen«, sagt er, »dann geht es dir gleich besser. Du wirst sehen.« Er wackelt mit der Zunge, zieht an den Ohren, macht Tiergeräusche, womit man vielleicht ein Baby unterhalten könnte. Es ist absurd, vielleicht auch beleidigend, aber ich kann mir nicht helfen. Das Lachen steigt wie eine Woge in mir auf. »Nicht lachen«, hatten die Ärzte mich gemahnt, als wäre ich ständig versucht zu lachen, als liefe ich Gefahr, mich totzulachen. »Wenn Sie lachen, tut es mehr weh.« Sie hatten Recht. Es tut wirklich weh, aber es fühlt sich auch gut an.

In jener Nacht liege ich wach und denke an ihn, wie er im Bett direkt über mir liegt. Denke mir Sachen aus, mit denen ich ihn beeindrucken könnte, Sachen, die ich in der Schule gelernt habe. Als er mich am nächsten Tag in meinem Zimmer besucht, erzähle ich ihm alles, was ich mir in der Nacht über griechische Sagen und die obskursten Götter und Göttinnen in Erinnerung gerufen habe. Ich erzähle ihm von Freuds *Traumdeutung*, dem letzten Buch, das Eric und ich gemeinsam gelesen haben. Ich führe ihm vor, was ich den Abendgästen meiner Eltern früher vorgeführt habe, als ich noch im Rampenlicht stand, bevor Klara, die Hauptattraktion, die Bühne betrat. Er sieht mich an wie ein Lehrer, der seine Klassenbeste ansieht. Er erzählt mir kaum etwas über sich selbst, aber ich erfahre immerhin, dass er in jungen Jahren Geige gelernt hat und immer noch gern Aufnahmen von Kammermusik spielt und dazu dirigiert.

Béla ist siebenundzwanzig Jahre alt. Ich bin für ihn nur ein Kind. Es gibt andere Frauen in seinem Leben. Die Frau, die er auf dem Bahnsteig küsste, als ich ihn störte. Und eine andere Patientin hier in der Klinik, die beste Freundin seiner Kusine Marianna, ein Mädchen, mit dem er vor dem Krieg zusammen gewesen war, wie er mir erzählt. Sie ist sehr krank. Sie wird es nicht schaffen. Er bezeichnet sich als ihr Verlobter, eine Geste der Hoffnung für sie auf dem Totenbett, eine

Geste der Hoffnung für ihre Mutter. Monate später werde ich erfahren, dass Béla auch eine Ehefrau hat – eine fast Fremde, eine Frau, mit der er nie geschlafen hat, eine Nichtjüdin, mit der er in den ersten Kriegstagen eine schriftliche Vereinbarung getroffen hat – ein Versuch, seine Familie und sein Vermögen zu schützen.

Es ist nicht Liebe. Es ist so, dass ich hungrig bin, so hungrig, und ihn amüsiere. Und er sieht mich so an wie Eric vor langer Zeit im Buchclub, als sei ich intelligent, als hätte ich etwas Bemerkenswertes zu sagen. Im Augenblick genügt mir das.

In meiner letzten Nacht in der Tuberkulose-Klinik liege ich in meinem behaglichen kleinen Zimmer, und vom Fuß der Berge, vom Mittelpunkt der Erde herauf, kommt eine Stimme zu mir. Hinauf durch den Fußboden und die dünne Matratze hüllt sie mich ein, stürmt auf mich ein. *Wenn du lebst*, sagt die Stimme, *musst du für etwas einstehen*.

»Ich werde dir schreiben«, sagt Béla am Morgen, als wir uns verabschieden. Es ist nicht Liebe. Ich bin ihm nicht böse, wenn er es nicht tut.

Als ich nach Košice zurückkomme, holt Magda mich am Bahnhof ab. Klara hat seit unserem Wiedersehen so sehr Besitz von mir ergriffen, dass ich vergessen habe, wie es ist, mit Magda allein zu sein. Ihr Haar ist gewachsen. Sanfte Wellen umrahmen ihr Gesicht. Ihre Augen strahlen wieder. Sie sieht gut aus. Sie überschüttet mich mit Klatschgeschichten aus den vergangenen drei Wochen. Csicsi hat sich von seiner Freundin getrennt und macht jetzt unverhohlen Klara den Hof. Die Überlebenden von Košice haben einen Geselligkeitsverein gegründet, und sie hat bereits versprochen, dass ich etwas vorführen werde. Und Laci, der Mann vom Zugdach, hat geschrieben und erzählt, dass er von seinen Verwandten in Texas eine Bürgschaftserklärung mit der Zusage bekommen hat, dass sie für ihn aufkommen werden. Bald wird er zu ihnen in einen Ort namens El Paso reisen, erzählt sie mir, in deren Möbelgeschäft arbeiten und Geld für sein Medizinstudium sparen.

»Wehe, Klara wagt es, mich zu demütigen und als Erste zu heiraten«, sagt Magda.

Und genau so werden wir wieder gesund. Gestern Kannibalismus und Mord. Gestern Grashalme auswählen. Heute die antiquierten Bräuche und Anstandsregeln, die Vorschriften und Rollen, die uns ein wenig Normalität geben. Wir werden die Verluste und das Grauen in den Hintergrund rücken, die grauenvolle Unterbrechung des Lebens, indem wir so leben, als sei nichts davon geschehen. Wir werden keine verlorene Generation sein.

»Guck mal«, sagt meine Schwester: »Ich hab was für dich.« Sie reicht mir einen Briefumschlag, auf dem mein Name in Kursivschrift steht, so wie wir es in der Schule gelernt haben. »Dein alter Freund hat vorbeigeschaut.«

Einen Augenblick lang denke ich, dass sie Eric meint. Er lebt. In dem Briefumschlag liegt meine Zukunft. Er hat auf mich gewartet. Oder er hat sich inzwischen anders orientiert.

Aber der Umschlag ist nicht von Eric. Und auch meine Zukunft liegt nicht darin. Er enthält meine Vergangenheit. Er enthält ein Bild von mir, vielleicht das letzte Bild, das vor Auschwitz von mir gemacht worden ist; das Bild, auf dem ich unten am Fluss einen Spagat mache; das Bild, das Eric aufgenommen hat; das Bild, das ich meiner Freundin Rebeka gegeben habe. Sie hat es für mich verwahrt. In meinen Fingern halte ich das Ich, das seine Eltern erst noch verlieren wird, das noch nicht weiß, wie bald es seinen Liebsten verlieren wird.

An jenem Abend geht Magda mit mir in den Geselligkeitsverein. Klara und Csicsi sind da, und auch Rebeka und Csicsis Bruder Imre. Gaby, mein Arzt, ist auch gekommen. Und vielleicht ist das der Grund, dass ich, schwach, wie ich bin, bereit bin zu tanzen. Ich möchte ihm zeigen, dass es mit mir bergauf geht. Ich möchte ihm zeigen, dass die Zeit, die er für meine Pflege aufgewandt hat, nicht vergeblich war, dass die Mühe, die er investiert hat, nicht vergebens war. Ich bitte Klara und die anderen Musiker »An der schönen blauen Donau« zu spielen, und ich beginne mein Programm mit dem gleichen Tanz, den ich vor gut einem Jahr an meinem ersten Abend in Auschwitz getanzt habe – den Tanz, den Josef Mengele mit einem Wecken Brot belohnt hat. Die Schritte sind immer noch die gleichen, aber mein Körper nicht. Nichts ist geblieben von der schlanken, biegsamen Muskulatur, nichts von der Kraft in den Gliedmaßen oder der Körpermitte. Ich bin eine schnaufende Hülse, ein Mädchen mit gebrochenem Rücken und ohne Haare auf dem Kopf. Ich schließe die Augen wie damals im Lager. An jenem längst vergangenen Abend hielt ich die Lider fest geschlossen, um Mengeles furchterregende, mörderische Augen nicht sehen zu müssen, um unter dem Druck seines Blicks nicht zusammenzusacken. Jetzt schließe ich die Augen, um meinen Körper zu spüren, um nicht fluchtartig wegzulaufen, um in der Anerkennung meines Publikums zu schwelgen. Und während ich den Weg zurück zu den Bewegungsabläufen, den vertrauten Schritten, zum hohen Kick, zum Spagat finde, fühle ich mich im Hier und Jetzt zuversichtlicher und wohler. Und ich finde den

Weg zurück in die Vergangenheit, zu jenen Tagen, als wir uns keine schlimmere Einschränkung unserer Freiheit vorstellen konnten als Ausgehverbote oder gelbe Sterne. Ich tanze mich zu meiner Unschuld zurück. Zu jenem Mädchen, das die Treppe zum Ballettstudio hinaufgesprungen war. Zur weisen und liebenden Mutter, die sie zum ersten Mal dorthin gebracht hatte. *Hilf mir*, rufe ich sie an. *Hilf mir. Hilf mir, wieder zu leben.*

Ein paar Tage später kommt ein dicker, an mich adressierter Brief. Er ist von Béla. Er ist der erste von vielen langen Briefen, die er schreiben wird, zuerst aus der Tuberkulose-Klinik und dann von seinem Zuhause in Prešov – der drittgrößten Stadt in der Slowakei, nur circa dreißig Kilometer nördlich von Košice –, wo er geboren und aufgewachsen ist. Je mehr ich von Béla erfahre und beginne, die einzelnen Geschichten, die er mir erzählt, zu einem Leben zusammenzusetzen, umso klarer schält sich der grauhaarige Mann mit seinem Stottern und seinem sarkastischen Humor zu einem Menschen mit Konturen heraus.

Bélas früheste Erinnerung, schreibt er, ist ein Spaziergang mit seinem Großvater, einem der reichsten Männer im Land, als eine Konditorei ihm ein Kuchenstückchen verweigert hat. Wenn er aus der Klinik entlassen wird, wird er das Unternehmen seines Großvaters übernehmen, den Großhandel mit Agrarprodukten von Bauern aus der Region und eine Mühle für Kaffee und Weizen für die ganze Slowakei. Béla steht für eine gut gefüllte Speisekammer, ein Schlaraffenland, für Feiertag an allen Tagen.

Wie meine Mutter hat Béla in seiner frühen Kindheit schon einen Elternteil verloren. Sein Vater, Bürgermeister von Prešov und zuvor angesehener Anwalt der Armen, reiste in dem Winter, als Béla vier Jahre alt war, nach Prag zu einer Konferenz. Er stieg aus dem Zug und fiel in eine Schneelawine. Jedenfalls ist das die Version, die die Polizei Bélas Mutter erzählte. Béla hat den Verdacht, dass sein Vater, ein kontroverser Zeitgenosse, ermordet wurde, weil er sich gegen die Elite von Prešov aufgelehnt und zum Anwalt der Armen und Entrechteten gemacht hatte. Doch offiziell wurde behauptet, dass er unter dem vielen Schnee erstickt sei. Seit sein Vater gestorben ist, stottert Béla.

Seine Mutter hat sich nie vom Tod seines Vaters erholt. Ihr Schwiegervater, Bélas Großvater, sperrte sie im Haus ein, damit sie keine anderen Männer kennenlernen konnte. Während des Krieges luden Bélas Tante und Onkel sie ein, zu ihnen nach Ungarn zu ziehen, wo sie mit gefälschten Personalausweisen im Untergrund lebten. Eines Tages war Bélas Mutter auf dem Markt, als sie eine Gruppe von SS-Soldaten sah. Sie geriet in Panik. Sie rannte auf sie zu und gab sich laut rufend zu erkennen: »Ich bin Jüdin.« Sie transportierten sie auf direktem Weg nach Auschwitz, wo sie in der Gaskammer starb. Dem Rest der Familie, die durch das Geständnis von Bélas Mutter aufflog, gelang es, in die Berge zu fliehen.

Bélas Bruder George lebte schon vor Kriegsbeginn in den USA. Vor seiner Immigration wurde er einmal in Bratislava auf offener Straße von Nichtjuden attackiert, wobei seine Brille zu Bruch ging. Er räumte vor dem gärenden Antisemitismus in Europa das Feld und wohnte fortan bei seinem Großonkel in Chicago. Die Kusine der beiden, Marianna, entkam nach England. Béla weigerte sich, die Slowakei zu verlassen, obwohl er als Junge in England zur Schule gegangen war und fließend Englisch sprach. Er wollte alle in seiner

Familie beschützen. Es sollte anders kommen. Sein Großvater starb an Magenkrebs. Und Tante und Onkel, von den Deutschen mit dem Versprechen aus den Bergen gelockt, dass alle Juden, die zurückkehrten, nichts zu befürchten hätten, wurden auf der Straße in einer Reihe aufgestellt und erschossen.

Béla entkam den Nazis, indem er sich in den Bergen versteckt hielt. Konnte nicht einmal einen Schraubenzieher richtig halten, schreibt er, hatte Angst vor Waffen, wollte nicht kämpfen, war ungeschickt und wurde dennoch zum Partisanen. Er nahm eine Waffe in die Hand und schloss sich den Russen an, die gegen die Nazis kämpften. Bei den Partisanen steckte er sich mit Tuberkulose an. Ihm blieb es erspart, die Lager überleben zu müssen. Er überlebte in den Bergwäldern. Dafür bin ich dankbar. In seinen Augen werde ich nie die Schornsteinschlote widergespiegelt sehen.

Prešov ist nur eine Autostunde von Košice entfernt. An einem Wochenende kommt Béla mich besuchen und kramt Schweizer Käse und Salami aus einem Beutel. Essen! Darin habe ich mich zuerst verliebt. Wenn ich sein Interesse an mir wach halten kann, wird er mir und meinen Schwestern zu essen geben – das sind meine Gedanken. Ich verzehre mich nicht so sehr nach ihm wie nach Eric. Ich träume nicht davon, ihn zu küssen, und sehne mich auch nicht danach, ihn in meiner Nähe zu haben. Ich flirte nicht einmal – jedenfalls nicht auf die romantische Art. Wir sind wie zwei Schiffbrüchige, die das Meer nach irgendeinem Lebenszeichen absuchen. Und in unserem Gegenüber sehen wir einen Lichtschein. Ich merke, dass ich wieder ins Leben zurückkehre. Ich fühle, dass ich zu jemandem gehören werde. Ich weiß, dass Béla nicht die Liebe meines Lebens ist, nicht wie Eric. Ich versuche nicht, Eric zu ersetzen. Aber Béla erzählt mir Witze und schreibt mir zwanzigseitige Briefe, und ich muss eine Entscheidung treffen.

Als ich Klara sage, dass ich Béla heiraten werde, gratuliert sie mir nicht. Sie sagt zu Magda: »Soso, zwei Krüppel tun sich zusammen. Wie soll das funktionieren?« Später beim Essen spricht sie mich direkt an: »Du bist noch ein Kind, Dicuka«, sagt sie. »Du kannst keine solchen Entscheidungen treffen. Du bist nicht unversehrt. Und er auch nicht. Er hat Tuberkulose. Er stottert. Du kannst ihn nicht heiraten.« Jetzt habe ich eine weitere Motivation, dass diese Ehe halten wird. Ich muss meiner Schwester beweisen, dass sie im Unrecht ist.

Klaras Bedenken sind nicht das einzige Hindernis. Tatsache ist, dass Béla nach Recht und Gesetz noch immer mit der Nichtjüdin verheiratet ist, die das Familienvermögen vor den Nazis bewahrt hat und sich nun weigert, sich von ihm scheiden zu lassen. Sie haben nie zusammengelebt, hatten abgesehen von einer Zweckgemeinschaft keine irgendwie geartete Beziehung miteinander: Sie bekam Geld von ihm, er den Status als Nichtjude von ihr. Aber sie wird nicht in eine Scheidung einwilligen, jedenfalls so lange nicht, bis er sich bereit erklärt, ihr eine große Geldsumme zu zahlen.

Und dann gibt es noch seine Verlobte in der Tatra, die mit Tuberkulose im Sterben liegt. Er bittet ihre Freundin Marianna, seine Kusine, die nach England geflüchtet war, aber nach dem Krieg zurückgekommen ist, der Verlobten die Nachricht zu überbringen, dass er sie nicht heiraten wird. Marianna ist verständlicherweise außer sich. »Du bist schrecklich!«, schreit sie. »Das kannst du ihr nicht antun. Nie im Leben werde ich ihr sagen, dass du dein Versprechen brichst.« Béla bittet mich, ihn abermals ins Krankenhaus zu begleiten, damit er es ihr selbst sagen kann. Sie ist entgegenkommend und freundlich zu mir und sehr, sehr krank. Es erschüttert mich, jemanden zu sehen, der körperlich so ausgemergelt ist. Es erinnert mich zu sehr an die noch frische Vergangenheit. Es ängstigt mich, so nahe an der Schwelle zum Tod zu stehen. Sie sagt, sie sei so glücklich, dass Béla jemanden wie mich heiratet, jemanden mit so viel Energie und Leben. Ich bin froh, dass sie mir ihren Segen gibt. Und doch: Wie leicht hätte ich diejenige sein können, die, von kratzigen Kopfkissen gestützt, im Bett liegt, beim Sprechen immer wieder husten muss und Blut in ein Taschentuch spuckt.

In jener Nacht schlafen Béla und ich zusammen in einem Hotel, in dem Hotel, in dem wir uns kennengelernt haben. Bei seinen Besuchen in Košice haben wir immer in getrennten Zimmern übernachtet. Wir haben nie zusammen in einem Bett geschlafen. Wir haben einander nie ohne Kleidung gesehen. Aber diese Nacht ist anders. Ich versuche, mich an die unerhörten Worte in Zolas *Nana* zu erinnern. Wie sonst hätte ich mich darauf vorbereiten können, ihm Vergnügen zu bereiten, mir selbst Vergnügen zu verschaffen? Niemand hat mir die Choreografie der Intimität beigebracht. Nacktheit war herabwürdigend, demütigend, beängstigend. Ich muss neu lernen, in meiner Haut zu leben.

»Du zitterst«, sagt Béla. »Ist dir kalt?« Er geht zu seinem Koffer und nimmt ein Paket heraus, das mit einem glänzenden Band verschnürt ist. In dem Karton liegt, in Seidenpapier eingehüllt, ein schönes Negligé aus Seide. Es ist ein extravagantes Geschenk. Aber das ist es nicht, was mich berührt. Er hat anscheinend geahnt, dass ich eine zweite Haut brauchen würde. Es ist nicht so, dass ich mich vor ihm, meinem zukünftigen Ehemann, verstecken will. Ich bin nicht darauf aus, mich zu bedecken. Es ist eher so, dass ich mich begehrenswerter machen möchte, erweitern möchte, in das Kapitel eintreten, das noch nicht geschrieben ist. Ich bebe, als er es mir über den Kopf streift, als das Gewebe über meine Beine streicht. Das richtige Kostüm kann den Tanz aufwerten. Ich drehe mich vor ihm.

»*Izléses*«, sagt er. Große Klasse.

Ich bin so glücklich, dass jemand mich ansieht. Sein Blick ist mehr als ein Kompliment. So, wie Mutters Worte mich einst lehrten, meine Intelligenz zu würdigen, so finde ich nun in Bélas Blick eine neue Würdigung meines Körpers – meines Lebens.

KAPITEL 9

Nächstes Jahr in Jerusalem

Ich heirate Béla Eger am 12. November 1946 in der Stadthalle von Košice. Wir hätten ein rauschendes Fest auf dem Anwesen der Egers ausrichten können, wir hätten eine jüdische Zeremonie wählen können. Aber ich bin noch ein Mädchen, ich bin erst neunzehn, ich hatte nie die Möglichkeit, die Schule abzuschließen, ich stolpere von einem Ding zum nächsten. Und meine Eltern sind tot. Ein alter Freund meines Vaters, ein Nichtjude, hat sich ein wenig um meine Schwestern und mich gekümmert. Er ist Richter, und es stellt sich heraus, dass er Bélas Bruder George vom Jurastudium her kennt. Er ist ein Bindeglied zwischen Bélas Familie und meiner eigenen, ein Bindeglied zu meinem Vater, und deshalb entscheiden wir, dass er unsere Ehe schließen soll.

In den fünfzehn Monaten, die Béla und ich uns jetzt kennen, sind meine Haare von einem spärlichen Flaum zu dichten, schulterlangen Wellen gewachsen. Ich trage es offen und habe ein weißes Barett auf, das ich mir an der Schläfe festgesteckt habe. Ich werde in einem geliehenen Kleid verheiratet – knielang, schwarze Kunstseide mit Schulterpolstern, weißer Kragen und Keulenärmel. Ich trage ein von einem breiten Satinband zusammengehaltenes, kleines Bukett aus Lilien und Rosen. Ich lächle für die Fotografen auf dem Balkon des Geschäfts meines Vaters. Es sind nur acht Menschen auf der

Hochzeit: ich, Béla, Magda, Klara, Csicsi, Imre und zwei alte Freunde meines Vaters, einer davon Bankdirektor, der andere der Richter, der uns vermählt. Béla stottert, als er sein Gelübde spricht, und Klara wirft mir einen tadelnden Blick zu. Der Empfang findet in unserer Wohnung statt. Klara hat alles gekocht. Brathähnchen. Ungarischen Couscous. Kartoffeln mit Butter und Petersilie. Und *Dobostorte,* einen siebenlagigen Schokoladenkuchen. Wir versuchen, dem Tag einen glücklichen Anstrich zu geben, aber alle, die heute fehlen, stimmen uns traurig. Waisen heiraten Waisen. Später werde ich hören, dass wir unsere Eltern heiraten. Aber ich sage, wir heiraten unsere unbewältigten Probleme. Bei Béla und mir ist das unbewältigte Problem Trauer.

Wir verbringen die Flitterwochen in Bratislava an der Donau. Ich tanze mit meinem Mann zu Walzermelodien, die wir schon vor dem Krieg kannten. Wir besuchen den Maximiliansbrunnen und den Schlosshügel. Béla tut so, als sei er der neue Monarch, richtet sein Schwert nach Norden, Süden, Osten, Westen und verspricht, mich zu verteidigen. Wir besichtigen die alte Stadtmauer, die gegen die Türken doppelt verstärkt wurde. Wir glauben, dass der Sturm vorübergezogen ist.

In jener Nacht im Hotel werden wir von lauten Schlägen an unsere Tür geweckt. Polizisten verschaffen sich Zutritt zu unserem Zimmer. Die Polizei überprüft ständig Zivilisten, unser Leben ist ein Labyrinth bürokratischer Erfordernisse; selbst für die kleinsten Kleinigkeiten des täglichen Lebens braucht man offizielle Genehmigungen. Schon die fadenscheinigsten Vorwände genügen, um ins Gefängnis gesteckt zu werden. Und weil mein Mann reich ist, ist er eine wichtige Persönlichkeit, also sollte es mich nicht überraschen, dass wir überwacht worden sind. Aber ich bin doch überrascht. Und habe Angst (ich habe ständig Angst). Und fühle mich bloßgestellt. Und bin wütend. Das sind meine Flitterwochen. Warum belästigen sie uns?

»Wir haben gerade geheiratet«, versichert Béla ihnen auf Slowakisch. (In meinem Elternhaus wurde nur Ungarisch gesprochen, aber Béla beherrscht auch fließend Tschechisch und Slowakisch sowie andere Sprachen, die er für seinen Großhandel braucht.) Er zeigt ihnen unsere Pässe, unsere Heiratslizenz, unsere Ringe, alles, was unsere Identität bestätigen kann und den Grund, weshalb wir im Hotel sind. »Bitte belästigen Sie uns nicht.«

Die Polizei erklärt uns nicht, weshalb sie in unsere Privatsphäre eingedrungen ist und wessen sie uns verdächtigt. Überwachen sie Béla aus einem bestimmten Grund? Haben sie ihn mit jemand anderem verwechselt? Ich versuche, ihr Eindringen nicht als böses Omen zu werten. Ich konzentriere mich auf die ruhige Stimme meines Mannes hinter seinem Stottern. Wir haben nichts zu verbergen. Aber höchste Alarmbereitschaft ist mein ständiger Begleiter. Und ich kann das Gefühl nicht loswerden, dass ich mir etwas habe zuschulden kommen lassen. Dass man mir auf die Schliche kommt.

Mein Vergehen heißt Leben. Und die Anfänge vorsichtiger Freude.

Im Zug nach Hause haben wir ein eigenes Abteil. Dessen karge Eleganz ist mir lieber als das Hotel. Ich kann mich in eine Geschichte hineinversetzen. Wir sind Entdecker, Siedler. Die Zugbewegungen spulen die dunklen Vorahnungen und das Durcheinander in meinem Kopf ab und helfen mir, meine Gedanken auf Bélas Körper zu konzentrieren. Vielleicht ist es auch nur, weil das Bett so schmal ist. Mein Körper überrascht mich. Vergnügen ist ein Elixier. Eine Wohltat. Und während der Zug durch die Nacht fährt, suchen wir einander immer wieder.

Als wir wieder in Košice sind, um meine Schwestern zu besuchen, renne ich zur Toilette. Ich muss mich ständig übergeben. Es sind gute Nachrichten, aber das weiß ich noch nicht. Alles, was ich weiß, ist, dass ich nach einem Jahr allmählicher Gesundung wieder krank bin.

»Was hast du meiner Kleinen angetan?«, schimpft Klara.

Béla taucht sein Taschentuch in kaltes Wasser und wischt mir übers Gesicht.

Während meine Schwestern weiter in Košice bleiben, beginne ich ein unerwartetes Luxusleben. Ich ziehe auf das Anwesen der Egers in Prešov, ein fünfhundert Jahre altes, weitläufiges ehemaliges Kloster, ein Ungetüm von Haus, vor dem Pferde und Kutschen an der Auffahrt aufgereiht sind. Bélas Geschäftsräume sind im Erdgeschoss, und wir wohnen oben. In anderen Teilen des riesigen Hauses sind Mieter untergebracht. Eine Frau besorgt uns die Wäsche, kocht die Bettlaken und bügelt, alles ist blütenweiß. Wir essen von Porzellan, das eigens für die Familie angefertigt wurde und mit ihrem Namen – meinem neuen Namen – in Gold versehen ist. Im Esszimmer gibt es einen Knopf, und wenn ich ihn drücke, hört es Mariska, die Haushälterin, in der Küche. Von ihrem Roggenbrot kann ich nicht genug bekommen. Ich drücke den Knopf und bestelle mehr Brot.

»Ihr esst wie die Schweine«, beschwert sie sich bei mir.

Sie verhehlt nicht ihr Missfallen darüber, dass ich jetzt zur Familie gehöre. Ich bin eine Bedrohung für ihre Art zu leben, ihre Art der Haushaltsführung. Es ist mir unangenehm, wenn ich sehe, dass Béla ihr Geld für Lebensmittel gibt. Ich bin seine Frau. Ich komme mir nutzlos vor.

»Kann ich bei Ihnen kochen lernen?«, frage ich Mariska eines Tages.

»Bleiben Sie bloß meiner Küche fern«, sagt sie.

Um mich in mein neues Leben einzuführen, stellt Béla mich der Elite von Prešov vor, Anwälten, Ärzten und Geschäftsleuten sowie deren Ehefrauen, neben denen ich mir ungelenk, jung und unerfahren vorkomme. Ich lerne zwei Frauen kennen, die in etwa mein Alter haben. Ava Hartmann ist eine modebewusste Frau, die mit einem reichen älteren Mann verheiratet ist. Sie trägt ihre dunklen Haare mit Seitenscheitel. Marta Vadasz ist mit Bélas bestem Freund Bandi verheiratet. Sie hat rötliches Haar und ein freundliches, geduldiges Gesicht. Ich beobachte Ava und Marta aufmerksam, versuche herauszufinden, wie ich mich verhalten und was ich sagen soll. Ava, Marta und die anderen Frauen trinken Cognac. Ich trinke Cognac. Ava, Marta und die anderen Frauen rauchen alle. Nach einem Abendessen in Avas Haus, wo ich die beste geschnetzelte Leber meines Lebens gegessen habe – außer Zwiebeln waren noch grüne Paprikaschoten drin –, erwähne ich Béla gegenüber, dass ich die Einzige bin, die nicht raucht, und am nächsten Tag bringt er mir eine Zigarettendose und eine silberne Zigarettenspitze. Ich weiß nicht, wie ich damit richtig umgehen soll – wie ich die Zigarette ins eine Ende stecken, inhalieren und den Rauch durch die Lippen ausstoßen soll. Ich versuche, es den anderen Frauen nachzumachen. Ich komme mir vor wie ein eleganter Papagei, der alles nachplappert, sich aufdonnert und hübsche Kleider trägt, die nicht mein Vater für mich geschneidert hat.

Wissen sie, wo ich gewesen bin? Ich sitze in Salons und an festlich dekorierten Esstischen, schaue unsere Freunde und Verwandten an und mache mir meine Gedanken. Haben sie auch verloren, was Béla und ich verloren haben? Wir sprechen nicht darüber. Verleugnung ist unser Schutzschild. Wir wissen noch nicht, welche Defizite wir dadurch weitertragen, dass wir uns von der Vergangenheit abschotten, dass wir unsere Mauer des Schweigens aufrechterhalten. Wir sind überzeugt, dass wir umso sicherer und glücklicher sein werden, je sorgfältiger wir die Vergangenheit aussperren.

Ich versuche, mich an meine neue, privilegierte Situation und meinen Reichtum zu gewöhnen. Es wird kein lautes Hämmern mehr an der Tür geben, das unseren Schlaf stört, rede ich mir ein. Nur die Behaglichkeit von Eiderdaunen und sauberen weißen Laken. Keinen Hunger mehr. Ich esse und esse – Mariskas Roggenbrot, Spätzleknödel, die eine Hälfte mit Sauerkraut, die andere mit *bryndza*, einem slowakischen Schafmilchkäse. Ich nehme zu. Die Erinnerungen und die Verstorbenen halten nur einen kleinen Bereich in mir besetzt. Ich werde immer wieder dagegenstupsen, damit ich weiß, wo sie sind. Ich beobachte meine Hand, die die silberne Zigarettenspitze zum Gesicht führt und wieder zurück. Ich stelle mir vor, dass es ein neuer Tanz ist. Ich kann jede Geste lernen.

Das Gewicht, das ich zulege, ist nicht nur dem reichhaltigen Essen geschuldet. Im beginnenden Frühjahr stelle ich fest, dass ich schwanger bin. In Auschwitz blieb unsere Periode aus. Vielleicht waren die konstante Anspannung und der ständige Hunger so groß, dass wir keinen Zyklus hatten; vielleicht war es auch die extreme Gewichtsabnahme. Aber jetzt regt sich in meinem Körper, in dem Körper, der ausgehungert, ausgemergelt und totgeglaubt war, ein neues Leben. Ich zähle die Wochen seit meiner letzten Blutung zurück und rechne aus, dass Béla und ich in den Flitterwochen ein Kind gezeugt haben, vielleicht sogar im Zug. Ava und Marta erzählen mir, dass sie ebenfalls schwanger sind.

Ich erwarte, dass mein Arzt, der Familienarzt der Egers, derselbe Mann, der bei Béla Geburtshilfe geleistet hatte, mir gratuliert. Aber stattdessen belehrt er mich: »Sie sind nicht kräftig genug«, sagt er zu mir. Er drängt mich, einen Termin für eine Abtreibung zu vereinbaren, und zwar bald. Ich weigere mich. Tränenüberströmt laufe ich nach Hause. Er folgt mir nach. Mariska lässt ihn ins Wohnzimmer. »Frau Eger, Sie werden sterben, wenn Sie dieses Kind bekommen«, sagt er. »Sie sind zu dünn, zu schwach.«

Ich schaue ihm in die Augen. »Doktor, ich werde Leben geben«, sage ich. »Gute Nacht.«

Béla bringt ihn zur Tür. Ich höre, wie mein Mann sich bei dem Arzt für meine Respektlosigkeit entschuldigt. »Sie ist die Tochter eines Schneiders, sie kann nichts dafür«, erklärt er. Die Worte, die er wählt, um mich zu beschützen, erzeugen ein weiteres kleines Loch in meinem immer noch zerbrechlichen Ego.

Aber zusammen mit meiner Gebärmutter wächst auch mein Selbstvertrauen und meine Entschlossenheit. Ich verkrieche mich nicht zu Hause. Ich nehme fünfundzwanzig Kilo zu, und wenn ich durch die Straßen spaziere, recke ich den Bauch vor und beobachte mein neues Ich, wie es an Schaufensterscheiben vorüberschwebt. Ich erkenne dieses Gefühl nicht sofort. Dann erinnere ich mich wieder. So fühlt es sich an, glücklich zu sein.

Klara und Csicsi heiraten im Frühling 1947, und Béla und ich fahren in seinem grünen Opel Adam zur Hochzeit nach Košice. Es ist ein weiteres großes Ereignis, bei dem unsere Eltern fehlen, ein weiterer glücklicher Tag, der durch ihre Abwesenheit abgewertet wird. Aber ich bin schwanger, mein Leben ist erfüllt, und ich werde mich nicht von Sorgen hinunterziehen lassen. Magda spielt auf dem Familienklavier. Sie singt die Melodien, die unser Vater früher immer gesungen hat. Béla kämpft mit einander widerstrebenden Gefühlen: Soll er mich zum Tanz auffordern, oder soll er dafür sorgen, dass ich sitzen bleibe und meine Füße schone. Meine Schwestern legen die Hände auf meinen Bauch. Dieses neue Leben in mir gehört uns allen. Es ist unser Neuanfang. Ein Stück von unseren Eltern und Großeltern, das in der Zukunft weiterleben wird.

Dies ist das Gesprächsthema, wenn wir uns vom Tanzen ausruhen, wenn die Männer ihre Zigarren anzünden. Die Zukunft. Csicsis Bruder Imre wird demnächst nach Sydney auswandern. Unser Familienverband ist schon so klein. Der Gedanke, dass wir uns in alle Welt zerstreuen könnten, gefällt mir nicht. Schon Prešov kommt mir so weit entfernt von meinen Schwestern vor. Bevor der Abend sich dem Ende neigt, bevor Béla und ich nach Hause fahren, zieht Klara mich und Magda ins Schlafzimmer.

»Ich muss dir etwas sagen, Kleines«, sagt sie.

An Magdas Stirnrunzeln kann ich erkennen, dass sie schon weiß, was Klara sagen wird.

»Wenn Imre nach Sydney geht«, sagt Klara, »werden wir auch hingehen.«

Australien. Unter unseren Freunden in Prešov wird wegen der gerade stattfindenden kommunistischen Übernahme in der Tschechoslowakei auch über Emigration diskutiert, vielleicht nach Israel, vielleicht nach Amerika, aber die Immigrationspolitik in Australien ist weniger streng. Ava und ihr Mann haben auch von Sydney gesprochen. Aber das ist so weit entfernt. »Und was passiert mit deiner Karriere?«, frage ich Klara.

»In Sydney gibt es auch Orchester.«

»Du sprichst kein Englisch.« Ich werfe ihr alle möglichen Gegenargumente an den Kopf. Als hätte sie darüber nicht schon selbst nachgedacht.

»Csicsi hat ein Versprechen abgegeben«, sagt sie. »Csicsis Vater hat ihm vor seinem Tod das Versprechen abgenommen, sich um seinen Bruder zu kümmern. Wenn Imre geht, gehen wir auch.«

»Also lasst ihr mich jetzt beide allein«, sagt Magda. »Nach der ganzen Mühe zu überleben, hätte ich gedacht, dass wir zusammenbleiben.«

Ich denke an jenen Abend im April vor gerade einmal zwei Jahren, als ich Angst hatte, dass Magda sterben könnte. Damals riskierte ich Prügel oder noch Schlimmeres, als ich über die Mauer kletterte und frische Karotten für sie erntete. Wir überlebten eine unsägliche Tortur – wir überlebten beide, weil wir einander hatten, um uns zu beschützen, und weil jede von uns die andere hatte, für die es sich zu leben lohnte. Meiner Schwester habe ich für nichts weniger zu danken als für mein Leben.

»Du wirst bald heiraten«, versichere ich ihr. »Du wirst sehen. Es gibt niemanden, der so sexy ist wie du.«

Da verstand ich noch nicht, dass der Schmerz meiner Schwester weniger mit Einsamkeit zu tun hat als vielmehr damit, dass sie glaubt, die Liebe nicht verdient zu haben. Doch dort, wo sie Qualen, Hölle, Defizite, Verletzungen sieht, sehe ich etwas anderes. Ich sehe ihren Mut. Ich sehe ihren Siegeswillen und ihre Stärke. Es ist wie an unserem ersten Tag in Auschwitz, als ihre abgeschnittenen Haare mir die Schönheit ihrer Augen mit nie gekannter Klarheit zeigten.

»Gibt es jemanden?«, frage ich sie. Ich möchte mit meinen Schwestern ratschen wie damals, als wir Mädchen waren. Magda hat immer geistreiche Informationen auf Lager und äfft gern andere Leute nach – ihr gelingt es, selbst schwere Kost leicht erscheinen zu lassen. Ich möchte, dass sie träumt.

Magda schüttelt den Kopf. »Ich denke nicht an eine Person«, sagt sie. »Ich denke an einen Ort.« Sie deutet auf eine Postkarte, die sie in den Spiegelrahmen ihrer Kommode gesteckt hat. Das Foto zeigt eine Wüstenlandschaft, eine Brücke. *El Paso* steht als Schriftzug darüber. Die Karte ist von Laci. »Er hat es geschafft, abzuhauen«, sagt Magda. »Das kann ich auch.«

Für mich sieht El Paso wie das Ende der Welt aus. »Will Laci, dass du zu ihm kommst?«

»Dicuka, mein Leben ist kein Märchen. Ich baue nicht darauf, dass ein Mann mich rettet.« Sie klimpert mit den Fingern auf ihrem Schoß, als spielte sie Klavier. Sie möchte noch etwas sagen. »Erinnerst du dich, was Mama an dem Tag in der Tasche hatte, als sie starb?«

»Klaries Glückshaube.«

»Und einen Ein-Dollar-Schein. Einen Dollar, den Tante Matilda ihr irgendwann aus Amerika geschickt hat.«

Warum weiß ich das nicht? Es gab so viele kleine Dinge, die unsere Mutter gemacht hat, um Hoffnung zu verbreiten. Nicht nur der Dollarschein, an den ich mich nicht erinnere, und die Glückshaube, an die ich mich erinnere, sondern auch das Schmalz, das Hühnerfett, das sie in die Ziegelfabrik mitnahm und damit kochte, der Brief an Klara. Magda hat anscheinend die praktische Ader meiner Mutter geerbt und auch ihre Hoffnung.

»Laci wird mich nicht heiraten«, sagt sie. »Aber irgendwie werde ich es nach Amerika schaffen.« Sie hat an Tante Matilda geschrieben und sie gebeten, ihr eine Bürgschaftserklärung mit der Zusage zu schicken, sie zu unterstützen.

Australien. Amerika. Während sich die nächste Generation in mir regt, drohen meine Schwestern bald in unerreichbare Ferne davonzutreiben. Ich war die Erste, die sich nach dem Krieg für ein neues Leben entschied. Nun entscheiden sie. Ich freue mich für sie. Doch ich denke an den Tag im Krieg, als ich zu krank war, um zu arbeiten. Als Magda ohne mich in die Munitionsfabrik ging, die bombardiert wurde. Als Magda einfach hätte davonlaufen können, aber beschloss, zu den Unterkünften zurückzukehren, um mich zu retten. Ich habe ein gutes Leben gefunden, ich hatte Glück. Sie braucht sich jetzt nicht mehr um mein Fortkommen zu kümmern. Aber wenn es ein kleines Stückchen Hölle gibt, das ich vermisse, dann ist es der Teil, der mir zu der Erkenntnis verholfen hat, dass das Überleben eine Frage von gegenseitiger Abhängigkeit ist, dass ein Überleben allein nicht möglich ist. Wenn wir uns nun für unterschiedliche Richtungen entscheiden, meine Schwestern und ich: Laufen wir dann Gefahr, den Zauber zu brechen?

Béla ist nicht in der Stadt, als ich an einem frühen Septembermorgen die ersten Wehen spüre. Die Krämpfe sind so stark, dass sie mich zu zerreißen drohen. Ich rufe Klara an. Als sie zwei Stunden später kommt, ist der Arzt noch immer nicht da. Ich liege in dem Zimmer in den Wehen, in dem Béla geboren wurde, im selben Bett. Wenn ich mich vor Schmerzen krümme, spüre ich eine Verbindung zu seiner Mutter, eine Frau, die ich nie kennenlernen durfte. Dieses Baby, das ich gerade gebäre, wird keine Großeltern haben. Der Arzt ist noch immer nicht da. Klara weicht nicht von meiner Seite, gibt mir Wasser, wischt mir das Gesicht ab. »Verschwinde!«, schreie ich sie an. »Ich kann deinen Geruch nicht ertragen!« Ich kann nicht das Baby sein und zugleich ein Baby gebären. Ich muss mich um mein Leben kümmern, und sie lenkt mich ab. Aus dem rasiermesserscharfen Nebel der Wehen kommt die Erinnerung an die schwangere Frau in Auschwitz, die wegen ihrer zusammengebundenen Beine unter unvorstellbaren Schmerzen in den Wehen lag. Ich kann nicht verhindern, dass ihr Gesicht, ihre Stimme zu mir in dieses Zimmer kommt. Sie verfolgt mich. Sie inspiriert mich. Jeder Impuls ihres Körpers, ihres Herzens war auf Leben ausgerichtet, und doch waren sie und ihr Baby für einen unsagbar grausamen Tod bestimmt. Der Kummer zerreißt mich. Ich bin ein Erdrutsch. Ich werde mich an der scharfen Kante ihrer Qualen aufreißen. Ich werde diesen Schmerz annehmen, denn sie hatte keine Wahl. Ich werde meinen Schmerz annehmen, damit er ihren Schmerz auslöschen möge, damit er jede Erinnerung auslöschen möge, denn wenn dieser Schmerz mich nicht zerstört, könnte es die Erinnerung tun. Schließlich kommt der Arzt. Meine Fruchtblase platzt, und ich spüre, wie das Baby aus mir herausschießt. »Es ist ein kleines Mädchen!«, ruft Klara. Einen Augenblick lang habe ich das Gefühl, vollkommen zu sein. Ich bin hier. Mein kleines Mädchen ist hier. Alles ist gut und richtig.

Ich möchte sie Anna-Marie nennen, ein romantischer Name, ein Name, der französisch klingt, aber die Kommunisten haben eine Namensliste von erlaubten Namen aufgestellt, und Anna-Marie ist nicht darunter. Also entscheiden wir uns für die Umkehrung: Marianne, eine Hommage an Bélas Kusine Marianna – die mich noch immer eine dumme Gans nennt, weil ich die Verlobung zwischen Béla und ihrer Freundin gelöst habe. Jener Freundin, die nun tot ist. Béla verteilt Zigarren. Er wird sich der Tradition nicht beugen, Zigarren nur bei Söhnen zu verteilen. Seine Tochter wird mit jedem Ritual, mit jedem Akt des Stolzes gefeiert. Er bringt mir ein Schmuckkästchen. Darin liegt ein goldenes Armband mit verketteten Quadraten aus zweierlei Gold in der Größe von Briefmarken. Es sieht schwer aus, ist aber leicht.

»Auf die Zukunft«, sagt Béla und schließt es um mein Handgelenk.

Er sagt es, und ich kenne die Richtung in meinem Leben. Dafür werde ich stehen: für dieses Kind. Mein Bekenntnis zu ihr wird so vollkommen und ganz sein wie das goldene Band um mein Handgelenk: Ich sehe mein Lebensziel vor mir. Der Zweck meines Lebens wird sein, dafür zu sorgen, dass sie niemals das erleben muss, was ich erlebt habe. Die Kontinuität von mir zu ihr wird aus unseren gemeinsamen Wurzeln sprießen und einen neuen Ast entstehen lassen, eine neue Verzweigung, die Hoffnung und Freude entgegenwächst.

Trotzdem treffen wir Vorkehrungen. Wir taufen sie. Sicherheitshalber. Aus demselben Grund, aus dem unsere Freunde Marta und Bandi einen ungarischen Familiennamen gewählt haben, Vadasz, was so viel wie »Jäger« heißt, und den sie statt ihres jüdischen Namens tragen.

Aber was vermögen wir tatsächlich zu kontrollieren? Martas Baby wird tot geboren.

Marianne wiegt bei der Geburt über vier Kilo. Sie füllt den Kinderwagen aus.

»Soll ich sie stillen?«, frage ich die deutsche Kinderärztin.

»Was glauben Sie, wofür Ihre Brüste da sind?«, fragt sie zurück.

Ich habe Milch im Überfluss. Ich habe mehr als genug, um sowohl Marianne als auch das Mädchen meiner Freundin Ava zu stillen. Ich kann jeden Hunger stillen. Ich stehe für Überfluss. Ich beuge mich über sie, wenn ich sie stille, damit sie sich nie nach meinem Körper, ihrer Quelle, strecken muss. Ich gebe ihr jeden Tropfen. Wenn sie mich leert, fühle ich mich am erfülltesten.

* * *

Marianne wird so sehr beschützt, gehätschelt, umsorgt und ist so gut eingepackt, dass ich es zunächst nicht glauben kann, als sie im November 1948 mit vierzehn Monaten krank wird. Ich weiß, wie ihre zappeligen Bewegungen zu deuten sind. Sie ist hungrig, glaube ich. Sie ist müde. Aber als ich in der Nacht wieder zu ihr gehe, hat sie hohes Fieber. Sie ist glühend heiß. Ihre Augen sind glasig. Ihr Körper beschwert sich; Schreie kommen heraus. Aber sie ist zu krank, um meine Anwesenheit zu registrieren. Oder es ist ihr egal. Sie mag nicht trinken. Meine Arme sind kein Trost. Alle paar Minuten entringt sich ihrer Brust ein tiefer, rasselnder Husten. Ich wecke das Haus auf. Béla ruft den Arzt, der ihn geholt hat, der Marianne geholt hat, und läuft in dem Zimmer auf und ab, in dem er geboren wurde.

Der Arzt ist unfreundlich zu mir. Sie hat Lungenentzündung. »Es geht um Leben und Tod«, sagt er. Er klingt aufgebracht, als sei es mein Fehler, als sollte ich bloß nicht vergessen, dass Mariannes Leben von Anfang ein Risiko gewesen war, das Resultat meiner impertinenten Dreistigkeit. Jetzt sehen Sie ja, was daraus geworden ist. Aber vielleicht ist das, was sich wie Wut anhört, einfach nur Müdigkeit. Seine Aufgabe im Leben ist zu heilen. Wie oft mochte seine Mühe vergeblich sein.

»Was sollen wir machen?«, fragt Béla. »Sagen Sie uns, was wir machen sollen.«

»Wissen Sie, was Penicillin ist?«

»Ja, natürlich.«

»Beschaffen Sie für Ihr Baby Penicillin. Und zwar schnell.«

Béla starrt ihn verständnislos an, während der Arzt seinen Mantel zuknöpft. »Sie sind der Arzt. Wo gibt es Penicillin?«, will er wissen.

»Herr Eger, es gibt kein Penicillin in diesem Land. Jedenfalls nicht auf legalem Weg. Gute Nacht. Viel Glück.«

»Ich bezahle jeden Preis.«

»Ja«, sagt der Arzt. »Aber Sie müssen selbst sehen, wie Sie es sich beschaffen.«

»Die Kommunisten?«, mutmaße ich, als der Arzt gegangen ist. Sie haben die Slowakei von der Besetzung durch die Nazis befreit. Sie haben Béla hofiert, seinen Reichtum und seinen Einfluss. Sie haben ihm den Posten des Landwirtschaftsministers angeboten, wenn er Parteimitglied wird.

Béla schüttelt den Kopf. »Schwarzmarkthändler werden einen direkteren Zugriff darauf haben«, sagt er.

Marianne ist wieder in einen unruhigen Schlaf gefallen. Ich muss aufpassen, dass sie nicht dehydriert, aber sie nimmt weder Wasser noch Milch an. »Besorg mir das Geld«, sage ich, »und sag mir, wohin ich gehen muss.«

Schwarzmarkthändler gehen ihren Geschäften auf dem Markt in der Stadtmitte Seite an Seite mit den legalen Verkäufern nach. Béla würde sofort erkannt werden, aber ich kann anonym bleiben. Ich soll zum Metzger gehen und eine codierte Botschaft sagen, dann zum Bäcker und wiederum einen Code nennen, woraufhin irgendjemand mit mir in Kontakt treten wird. Der Händler fängt mich in der Nähe des Blumenverkäufers ab.

»Penicillin«, sage ich. »So viel, wie ein krankes Kind braucht.«

Er lacht angesichts der Unmöglichkeit meiner Forderung. »Hier gibt es kein Penicillin«, sagt er. »Dazu muss ich nach London fliegen. Ich kann noch heute los. Und käme morgen zurück. Das kostet allerdings.« Der Preis, den er nennt, ist das Doppelte dessen, was Béla, in Zeitungspapier verpackt, in meine Tasche gelegt hat.

Ich zucke nicht mit der Wimper. Ich sage, wie viel ich ihm bezahlen werde. Ich sage den genauen Betrag, den ich bei mir habe. »Es muss gemacht werden. Wenn Sie es nicht tun, finde ich jemand anderen.« Ich denke an den Bewacher an dem Tag, an dem wir Auschwitz verlassen haben, daran, wie ich Rad geschlagen habe, wie er mir zugezwinkert hat. Ich muss den wunden Punkt des Mannes treffen, damit er mit mir kooperiert. »Sehen Sie dieses Armband?« Ich schiebe den Ärmel hoch und zeige ihm das goldene Armband, das ich jeden Tag seit Mariannes Geburt trage.

Er nickt. Vielleicht stellt er sich jetzt vor, wie es auf dem Handgelenk seiner Frau oder seiner Freundin aussehen wird. Vielleicht überschlägt er gerade, welchen Preis er dafür erzielen kann.

»Mein Mann hat es mir zur Geburt meiner Tochter geschenkt. Jetzt gebe ich Ihnen die Gelegenheit, das Leben unserer Tochter zu retten.«

Ich sehe in seinen Augen ein Flackern, das stärker ist als Gier. »Geben Sie mir das Geld«, sagt er. »Behalten Sie das Armband.«

Der Arzt kommt am folgenden Abend wieder, um uns zu helfen, die erste Dosis Penicillin zu verabreichen. Er bleibt, bis Mariannes Fieber abklingt und sie meine Brust annimmt.

»Ich wusste, dass Sie eine Lösung finden«, sagt er.

Am nächsten Morgen ist Marianne so weit wiederhergestellt, dass sie lächeln kann. Während ich sie stille, schläft sie ein. Béla gibt ihr einen Kuss auf die Stirn, küsst mich auf die Wangen.

Marianne geht es besser, aber andere Gefahren lauern. Béla verzichtet auf den Posten des Landwirtschaftsministers: »Die Nazis von gestern sind die Kommunisten von heute«, sagt er. Dann wird eines Tages sein Opel Kabrio von der Straße abgedrängt. Béla bleibt unverletzt, aber sein Fahrer hat leichte Blessuren davongetragen. Béla geht zu ihm nach Hause, überbringt Essen und Genesungswünsche. Der Fahrer macht die Tür nur einen Spaltbreit auf, will sie aber nicht ganz öffnen. Seine Frau ruft ihm aus einem anderen Zimmer zu: »Lass ihn nicht herein«, schimpft sie. Béla drückt die Tür gewaltsam auf und sieht eines der besten Tischtücher seiner Mutter auf dem Tisch liegen.

Er kommt nach Hause und sieht in der Kommode nach, wo die gute Tischwäsche aufbewahrt wird. Viele Teile fehlen. Ich erwarte, dass er wütend wird, dass er den Fahrer feuert und vielleicht auch andere Angestellte. Er zuckt die Achseln.

»Man soll die schönen Sachen immer benutzen«, sagt er zu mir. »Wer weiß, ob sie nicht irgendwann verschwinden.«

Ich denke an den Pferdemist in der Wohnung meiner Familie, an unser Klavier im Kaffeehaus unten an der Straße, und ich denke daran, dass die großen politischen Momente – Machtwechsel, neu gezogene Grenzen – immer auch persönliche sind. Košice wird zu Kassa und dann wieder zu Košice.

»Ich schaffe das nicht mehr«, sage ich zu Béla.

»Ich will nicht mit einer Zielscheibe auf dem Rücken leben. Meine Tochter wird ihre Eltern nicht verlieren.«

»Nein«, gibt er mir Recht.

Ich denke an Tante Matilda. Magda hat ihre Bürgschaftserklärung bekommen und wartet nun auf ihr Visum. Ich bin drauf und dran, Béla vorzuschlagen zu versuchen, Magda nach Amerika nachzureisen, aber dann fällt mir ein, dass Magda vorgewarnt wurde, dass es aufgrund einer Quotenregelung für Einwanderer mehrere Jahre bis zur Ausstellung eines Visums dauern könnte, auch dann, wenn es einen Sponsor gibt. Wir können uns auf keine jahrelange Wartezeit einlassen, wenn wir uns vor den Kommunisten schützen wollen. Wir brauchen eine schnellere Ausreise.

Am 31. Dezember 1948 sind Marta und Bandi bei uns eingeladen. Wir wollen mit ihnen gemeinsam das neue Jahr begrüßen. Sie sind glühende Zionisten. Glas um Glas stoßen sie mit uns auf den Erfolg des neuen Staates Israel an.

»Wir könnten nach Israel gehen«, sagt Béla. »Wir könnten dort ein Geschäft aufbauen.«

Es ist nicht das erste Mal, dass ich mir vorstelle, in Palästina zu sein. In der Schulzeit war ich Zionistin, und Eric und ich hatten uns ausgemalt, wie es wohl wäre, nach dem Krieg gemeinsam in Palästina zu leben. Als Vorurteile und Verunsicherung unser Leben bestimmten, konnten wir zwar weder unsere Klassenkameraden davon abhalten, uns anzuspucken, noch die Nazis, in unsere Straßen einzufallen, aber wir konnten uns Gedanken über ein zukünftiges Zuhause machen, darüber, uns einen sicheren Ort aufzubauen.

Ich weiß nicht, ob ich Bélas Vorschlag als die Erfüllung meines alten Traums begrüßen oder ob ich befürchten soll, dass wir einer Illusion erliegen, einer Erwartungshaltung, die enttäuscht werden wird. Israel ist als Staat noch so jung, dass es sich, noch bevor es die ersten Wahlen abhalten konnte, bereits im Krieg mit seinen arabischen Nachbarn befindet. Außerdem gibt es noch kein Gesetz für die Rückkehr, welches mehrere Jahre später allen Juden aus jedem beliebigen Land garantiert, nach Israel einwandern und sich dort niederlassen zu können. Wir werden illegal einreisen und uns dabei auf die Untergrundorganisation Bricha verlassen müssen, die im Krieg Juden geholfen hat, aus Europa zu flüchten. Bricha operiert noch immer im Untergrund und verhilft Menschen – Flüchtlingen, Vertriebenen, Heimatlosen, Staatenlosen – immer noch zu einem neuen Leben. Aber selbst wenn wir Plätze auf einem Schiff ergattern sollten, ist unser Vorhaben keine sichere Sache. Es ist gerade erst ein Jahr her, dass die *Exodus* mit 4500 jüdischen Immigranten an Bord, die in Israel Asyl und einen Neuanfang gesucht hatten, nach Europa zurückgeschickt wurde.

Aber es ist Silvester. Wir sind hoffnungsvoll. Wir fühlen uns mutig. In den letzten Stunden des Jahres 1948 nimmt unser Zukunftsplan Formen an. Mit dem Eger-Vermögen werden wir alles Notwendige beschaffen, das wir für eine Unternehmensgründung in Israel brauchen. In den folgenden

Wochen wird Béla nach ausgiebigen Recherchen beschließen, dass eine Makkaronifabrik die klügste Investition wäre. Und wir werden einen Güterwaggon mit allen unseren Habseligkeiten vollpacken, mit allem, was uns über die ersten Jahre in unserem neuen Zuhause helfen wird.

Wir Ungarn können eine weinselige Nacht nicht ohne Sauerkrautsuppe überstehen. Mariska stellt dampfende Schüsseln auf den Tisch.

»Nächstes Jahr in Jerusalem«, sagen wir.

Im Lauf der folgenden Monate kauft Béla einen Güterwaggon, der das Eger-Vermögen per Schiff nach Italien und anschließend nach Haifa transportieren wird. Er kauft die nötige Einrichtung für die Makkaronifabrik. Ich kümmere mich darum, das Silber und das Porzellan mit den goldenen Initialen einzupacken. Ich kaufe Bekleidung für Marianne, die für die nächsten fünf Jahre reichen sollte, und nähe Edelsteine in die Taschen und Säume.

Wir schicken den Güterwaggon vorab los und wollen nachkommen, sobald Bricha eine Möglichkeit für uns gefunden hat.

An einem Tag im Spätwinter – Béla ist gerade geschäftlich unterwegs – kommt ein an ihn gerichteter Einschreibebrief aus Prag, ein Brief, dessen Empfang ich quittiere, ein Brief, den ich schon vor Bélas Rückkehr öffne. Vor dem Krieg, steht in dem Brief, durften tschechoslowakische Bürger, die bereits nach Amerika immigriert waren, alle noch in Europa lebenden Familienmitglieder registrieren lassen. Möglich machte dies ein Gesetz, demzufolge Menschen, die unter Verfolgung litten, Visa für Amerika beantragen konnten, ohne den Quotenrestriktionen zu unterliegen, mit denen die Vereinigten Staaten die Zahl der Immigranten begrenzte. Bélas Großonkel Albert, der seit Anfang des 20. Jahrhunderts in Chicago lebte, hatte die Eger-Familie registrieren lassen. Wir gehören zu den zwei tschechischen Familien, die vor dem Krieg registriert worden waren und nun eingeladen wurden, in Amerika Zuflucht zu suchen. Béla solle augenblicklich beim amerikanischen Konsulat vorstellig werden, um unsere Dokumente abzuholen.

Unser Güterwaggon ist bereits auf dem Weg nach Israel. Ein neues Leben zeichnet sich bereits am Horizont ab. Wir haben schon alles arrangiert. Wir haben uns entschieden. Aber angesichts dieser Neuigkeiten, angesichts dieser unerwarteten Möglichkeit, rast mein Herz. Wir könnten wie Magda nach Amerika gehen, ohne eine Wartezeit einhalten zu müssen. Béla kommt von seiner Reise zurück, und ich beknie ihn, wegen der Dokumente nach Prag zu fahren. »Nur für den Fall der Fälle«, dränge ich. »Nur als Vorsichtsmaßnahme.« Widerwillig tut er, was ich sage. Ich lege die Papiere in die oberste Schublade meiner Kommode zu meiner Unterwäsche. Nur für den Fall.

KAPITEL 10

Flucht

Am 19. Mai 1949 komme ich mit Marianne vom Park nach Hause. Mariska weint.

»Sie haben Mr Eger verhaftet!«, schnieft sie. »Er ist weg!«

Schon seit Monaten ist uns bewusst, dass unsere Tage in Freiheit gezählt sind. Nicht genug damit, dass Béla im letzten Jahr von der Straße abgedrängt wurde, haben die Kommunisten inzwischen auch Bélas Unternehmen beschlagnahmt, unser Auto konfisziert und unser Telefon verwanzt. Angesichts dessen, dass unser Vermögen sicher im Güterwaggon nach Israel unterwegs ist, sind wir noch geblieben, um auf unsere Reiseunterlagen von Bricha zu warten. Wir sind geblieben, weil wir uns nicht vorstellen konnten, jetzt schon abzureisen. Und jetzt riskiere ich, meine Tochter ohne Vater großzuziehen. Das werde ich nicht hinnehmen. Auf keinen Fall. Als Erstes muss ich die aufkeimenden Sorgen und die Angst verdrängen. Ich darf nicht daran denken, dass Béla vielleicht gefoltert wird oder vielleicht gar schon tot ist. Ich muss so werden wie meine Mutter an dem Morgen, an dem wir aus unserer Wohnung geholt und in die Ziegelfabrik verfrachtet wurden. Ich muss mich mit Einfallsreichtum und Hoffnung wappnen. Ich muss so agieren, als hätte ich einen Plan.

Ich bade Marianne und esse mit ihr zu Mittag. Ich lege sie zum Mittagsschlaf hin. Ich kaufe mir Zeit zum Nachdenken und sorge dafür, dass sie genügend zu essen und die Zuwendung bekommt, die sie braucht. Wer weiß, wo oder ob wir heute Nacht überhaupt schlafen werden? Ich lebe von Minute zu Minute. Ich weiß nicht, was ich als Nächstes tun werde, ich weiß nur, dass ich eine Möglichkeit finden muss, Béla aus dem Gefängnis zu holen und gleichzeitig weiterhin für die Sicherheit unserer Tochter zu sorgen. Ich krame alles zusammen, was wir brauchen könnten, was aber keinen Verdacht erregt. Während Marianne schläft, öffne ich die Schublade meiner Kommode und nehme den Diamantring heraus, den Béla zu unserer Hochzeit für mich hat anfertigen lassen. Es ist ein schöner Ring – ein perfekter Diamant, rund, goldgefasst –, aber mir war nie wohl damit, weshalb ich ihn nie trage. Heute aber lege ich ihn an. Ich schiebe die Unterlagen, die Béla vom amerikanischen Konsulat in Prag abgeholt hat, flach auf den Rücken unter das Kleid und fixiere sie mit dem Gürtel an meinem Körper. Ich darf nicht so aussehen, als sei ich auf der Flucht. Ich kann unser verwanztes Telefon nicht benutzen, um jemanden um Hilfe zu bitten. Aber ich kann es nicht ertragen, aus dem Haus zu gehen, ohne meine Schwestern zu kontaktieren. Ich erwarte nicht, dass sie uns helfen können, aber ich möchte, dass sie wissen, dass wir in Not sind, dass ich sie vielleicht nie mehr wiedersehen werde. Ich rufe Klara an. Sie nimmt den Hörer ab, und ich improvisiere. Ich versuche, nicht zu weinen. Ich bemühe mich, dass meine Stimme nicht zittert oder bricht.

»Ich freue mich so auf deinen Besuch«, sage ich. Es ist kein Besuch geplant. Ich spreche kodiert. Ich hoffe, sie bemerkt es. »Marianne fragt ständig nach ihrer Tante Klarie. Sag noch mal, wann kommt dein Zug eigentlich an?«

Ich höre, wie sie ansetzt, um mich zu korrigieren oder

nachzufragen, dann höre ich die kurze Pause, als sie erkennt, dass ich ihr etwas zu sagen versuche. Zug, Besuch. Was wird sie mit diesen kargen Hinweisen anfangen? »Wir kommen heute Abend an«, sagt sie. »Ich hole dich am Bahnhof ab.« Irgendwie wird sie uns heute Abend an einem Zug treffen. War es das, was wir gerade abgemacht haben? Oder ist unser Gespräch so kodiert, dass selbst wir es nicht entziffern können?

Ich stecke unsere Pässe in meine Tasche und warte, bis Marianne aufwacht. Sie wurde schon mit neun Monaten ans Töpfchen gewöhnt, aber als ich sie nach ihrem Mittagsschlaf anziehe, hat sie nichts dagegen, dass ich ihr eine Windel anlege, in der ich mein goldenes Armband verstecke. Sonst nehme ich nichts mit.

Alles, was ich den restlichen Tag sage, jedenfalls so lange, wie es braucht, bis wir in Sicherheit sind, werde ich in jener Sprache sagen, die ich in Notsituationen spreche, jene Art des Seins, das nicht autoritär ist oder dominierend, aber auch nicht unterwürfig oder schwach. Passiv zu sein heißt, andere für dich entscheiden zu lassen. Aggressiv zu sein heißt, für andere zu entscheiden. Durchsetzungsstark zu sein heißt, für sich selbst zu entscheiden. Und darauf zu vertrauen, dass es genug gibt, dass du genug bist.

Ach, aber ich bebe am ganzen Körper. Ich verlasse das Haus mit Marianne auf dem Arm. Wenn ich richtig handle, werde ich nicht mehr hierher ins Herrenhaus der Egers zurückkommen, vielleicht nie mehr. Wir werden heute Nacht aufbrechen, um uns unser neues Zuhause zu schaffen. Ich spreche mit gedämpfter Stimme. Ich spreche ununterbrochen mit Marianne. In den zwanzig Monaten seit Mariannes Geburt war das abgesehen vom Stillen meine Erfolgsgeschichte als Mutter: Ich erzähle meiner Tochter alles. Ich erzähle ihr, was wir den Tag über machen. Ich benenne die Straßen und die Bäume. Worte sind Schätze, die ich ihr ständig vorsetze. Sie kann drei Sprachen sprechen: Ungarisch, Tschechisch und Slowakisch. »*Kvetina*«, sagt sie auf Slowakisch und zeigt auf eine Blume. Von ihr lerne ich wieder, was es bedeutet, in Sicherheit *und* neugierig zu sein. Und ich wiederum kann ihr Folgendes bieten: Ich kann Gefahren nicht abwehren, aber ich kann ihr behilflich sein zu wissen, wo sie steht und was sie wert ist. Ich monologisiere weiter, um die Stimme der Angst nicht an mich heranzulassen.

»Ja, eine Blume, und guck dort, die Eiche, alles junge Blätter, und dort drüben ist das Milchauto. Wir gehen jetzt den Mann auf dem Polizeirevier besuchen. Das ist ein richtig großes Haus, wie unser Haus, aber innen drin mit langen Fluren …« Ich tue so, als sei das ein ganz normaler Ausflug, als könnte ich die Mutter für sie sein, die ich jetzt selbst brauche.

Das Polizeirevier ist einschüchternd. Als die bewaffneten Wachleute mich in das Gebäude führen, hätte ich am liebsten kehrtgemacht und wäre davongerannt. Männer in Uniformen. Männer mit Waffen. Ich kann mit dieser Demonstration von Staatsgewalt nicht umgehen. Sie wirft mich aus der Bahn, zieht mir den Boden unter den Füßen weg. Ich verliere mich und meine Richtung im Sog ihrer Bedrohung. Aber jede Minute, die ich warte, vergrößert die Gefahr für Béla. Er hat bereits bewiesen, dass er nicht der Mensch ist, der umfällt und sich fügt. Und die Kommunisten haben bereits bewiesen, dass sie abweichende Meinungen nicht dulden. Wie weit werden sie gehen, um ihm eine Lektion zu erteilen, um aus ihm irgendeine mögliche Information herauszupressen, um ihn gefügig zu machen?

Und was ist mit mir? Wie werden sie mich bestrafen, wenn ich meine Absicht hier offenbare? Ich kratze mein ganzes Selbstvertrauen zusammen, das ich an jenem Tag fand, als ich das Penicillin von dem Schwarzmarkthändler kaufte. Damals bestand das größte Risiko darin, dass er Nein sagen könnte. Ein noch größeres Risiko wäre es aber gewesen, wenn ich *nicht* nach dem gefragt hätte, was wir brauchten, um Mariannes Leben zu retten. Falls ich mich heute durchsetzen könnte, wäre die Konsequenz vielleicht Vergeltung, Verhaftung, Folter. Es aber *nicht* zu versuchen, ist ebenfalls ein Risiko.

Der Aufseher sitzt auf einem Hocker hinter einem hohen Schalter. Er ist ein beleibter Mann. Ich befürchte, dass Marianne feststellt, dass er fett ist, es zu laut sagt und unsere Chancen ruiniert. Ich stelle Augenkontakt her. Ich lächle. Ich werde ihn nicht als die Person ansprechen, die er ist, sondern als die Person, die er, wie ich fest glaube, sein kann. Ich werde so mit ihm sprechen, als hätte ich bereits das, was ich will. »Danke«, sage ich auf Slowakisch, »danke vielmals, dass Sie meiner Tochter den Vater zurückgeben.« Er runzelt verwirrt die Stirn. Ich fixiere seinen Blick. Ich nehme den Diamantring ab. Ich halte ihn ihm hin. »Eine Wiedervereinigung zwischen einem Vater und einer Tochter ist etwas sehr Schönes«, fahre ich fort und drehe den Stein hin und her, damit er in dem trüben Licht wie ein Stern funkelt. Er schielt nach dem Diamantring und schaut dann einen endlosen Augenblick lang auf mich herunter. Wird er seinen Vorgesetzten kommen lassen? Wird er mir Marianne aus den Armen reißen und mich ebenfalls verhaften? Oder wird er nach etwas Schönem für sich selbst greifen und mir helfen? Mein Brustkorb zieht sich zusammen, und meine Arme schmerzen, während er seine Möglichkeiten auslotet. Schließlich greift er nach dem Ring und lässt ihn in seine Tasche gleiten.

»Name?«, sagt er.

»Eger.«

»Kommen Sie.«

Er geht mit mir durch eine Tür und ein paar Treppen hinunter. »Jetzt gehen wir Daddy holen«, sage ich zu Marianne, als wollten wir ihn am Bahnhof abholen. Es ist ein trostloser, trauriger Ort. Und die Rollen sind auf den Kopf gestellt. Wie viele dieser Eingesperrten sind ganz und gar nicht kriminell, sondern Opfer von Machtmissbrauch? Ich war nicht mehr unter Häftlingen, seit ich selbst eine Gefangene war. Ich schäme mich fast, auf dieser Seite der Gitter zu stehen. Und ich habe schreckliche Angst, dass wir am Ende aus reiner Willkür gezwungen werden könnten, die Plätze zu tauschen.

Béla sitzt allein in einer Zelle. Er trägt seine normale Kleidung, keine Gefängniskluft. Als er uns sieht, springt er von seiner Pritsche auf und greift durch die Gitterstäbe nach Mariannes Händen.

»Marschuka«, sagt er. »Siehst du mein komisches kleines Bett?«

Er glaubt, dass wir nur zu Besuch hier sind. Er hat ein blaues Auge. An seinen Lippen klebt Blut. Ich sehe seine zwei Gesichter – das unschuldige und glückliche für Marianne, das skeptische für mich. Warum habe ich ein Kind in ein Gefängnis mitgenommen? Warum mute ich Marianne dieses Bild zu, das sie immer vor Augen haben wird, auch wenn sie nichts damit anfangen kann? Ich versuche nicht, mich zu rechtfertigen. Ich versuche ihm mit meinem Blick zu sagen, dass er mir vertrauen kann. Und ich versuche ihn mit Liebe zu überschütten, dem Einzigen, das stärker ist als Furcht. Ich habe ihn nie mehr geliebt als jetzt in diesem Augenblick, als er sich instinktiv ein Spiel für Marianne ausdenkt, um diesen trostlosen und beängstigenden Ort zu etwas Harmlosem zu verwandeln.

Der Wachhabende schließt die Zelle auf. »Fünf Minuten!«, bellt er. Er klopft auf die Tasche, in der der Diamantring liegt. Und dann geht er den Korridor hinunter und dreht uns den Rücken zu.

Ich ziehe Béla aus der Zellentür und hole erst wieder Luft, als wir auf der Straße sind, Béla, Marianne und ich. Ich helfe Béla, das Blut mit einem schmutzigen Taschentuch von seinen Lippen zu wischen. Wir machen uns auf den Weg zum Bahnhof. Darüber brauchen wir nicht zu diskutieren. Es ist, als hätten wir schon alles geplant, seine Verhaftung, unsere plötzliche Flucht. Erst als wir nebeneinanderher laufen, entwerfen wir einen Plan, aber da ist dieses kribbelnde Gefühl, dass wir in vorgegebenen Fußspuren durch tiefen Schnee laufen, die überraschende Feststellung, dass die Spur, die bereits gelegt ist, genau passend für unsere Füße und Geschwindigkeit. Es ist, als wären wir diesen Weg in einem früheren Leben schon einmal gegangen und agierten nun aus der Erinnerung heraus. Ich bin froh, dass Béla Marianne tragen kann. Meine Arme sind fast gefühllos.

Das Wichtigste ist jetzt, aus dem Land herauszukommen. Den Kommunisten zu entkommen. In den nächstgelegenen Ort zu gelangen, in dem die Alliierten stationiert sind. Am Bahnhof lasse ich Béla und Marianne auf einer einsam stehenden Bank zurück und gehe allein los, um drei Fahrkarten nach Wien zu kaufen und einen Berg Sandwiches. Wer weiß, wann wir wieder etwas zu essen bekommen.

Bis zur Abfahrt des nächsten Zuges ist es noch eine Dreiviertelstunde. Noch eine Dreiviertelstunde Zeit, Bélas leere Zelle zu entdecken. Natürlich werden sie Beamte zum Bahnhof schicken. Der Bahnhof ist der Ort, an dem man Flüchtige dingfest macht, und Béla ist jetzt einer von ihnen. Und ich bin seine Komplizin. Ich zähle meine Atemzüge, um nicht zu zittern. Als ich zu meiner Familie zurückkomme, erzählt Béla Marianne gerade eine lustige Geschichte über eine Taube, die sich für einen Schmetterling hält. Ich versuche, nicht auf die Bahnhofsuhr zu schauen. Ich setze mich auf die Bank, Marianne sitzt auf Bélas Schoß, ich lehne mich an die beiden und versuche, Bélas Gesicht zu verdecken. Die Minuten schleppen sich endlos. Ich packe ein Sandwich für Marianne aus. Ich versuche, einen Bissen zu essen.

Dann eine Durchsage, bei der meine Zähne so heftig klappern, dass ich nichts hinunterkriege. »Béla Eger, bitte zum Informationsschalter«, dröhnt es aus dem Lautsprecher. Die Ansage durchbricht den Geräuschpegel an den Fahrkartenschaltern, von Eltern, die ihre Kinder zurechtweisen, von Trennungsschmerzen und Reisewünschen.

»Nicht den Kopf heben«, flüstere ich. »Schau dich bloß nicht um.«

Béla kitzelt Marianne, versucht, sie zum Lachen zu bringen. Ich mache mir Sorgen, dass sie zu viel Lärm machen.

»Béla Eger, bitte umgehend zur Information«, blökt der Ansager abermals. Wir hören die zunehmende Dringlichkeit in der Stimme.

Endlich fährt der Zug in den Westen auf dem Bahnsteig ein.

»Steig ein«, sage ich. »Versteck dich auf der Toilette, falls sie den Zug durchsuchen.«

Ich versuche, mich nicht nach Polizisten umzusehen, als

wir hastig einsteigen. Béla rennt mit Marianne auf den Schultern los. Sie kreischt vergnügt. Wir haben kein Gepäck. Das war auf dem Weg hierher von Vorteil, aber jetzt befürchte ich, dass das Fehlen von Gepäck Verdacht erregen könnte. Bis nach Wien wird es fast sieben Stunden dauern. Wenn wir es schaffen, aus Prešov herauszukommen, besteht immer noch die Gefahr, dass die Polizei an jeder x-beliebigen Haltestelle einsteigen und den Zug durchsuchen könnte. Es war keine Zeit, falsche Dokumente zu besorgen. Und nun sind wir die, die wir eben sind.

Wir finden ein leeres Abteil, und ich beschäftige Marianne damit, vom Fenster aus alle Schuhe auf dem Bahnsteig zu zählen. Nachdem ich Béla aus dem Gefängnis geholt habe, kann ich mich jetzt nur schwer damit abfinden, ihn nicht im Blickfeld zu haben. Ich ertrage es nicht, dass die Gefahr weiterbesteht und sich sogar noch vergrößert. Béla gibt mir einen Kuss, gibt Marianne einen Kuss und geht los, um sich auf der Toilette zu verstecken. Ich warte darauf, dass der Zug sich endlich in Bewegung setzt. Wenn er erst einmal aus dem Bahnhof heraus ist, wären wir einen kleinen Schritt näher an der Freiheit, eine Sekunde näher an Bélas Rückkehr.

Der Zug fährt einfach nicht los. *Mama, Mama,* bete ich. *Hilf uns, Mama. Hilf uns, Papa.*

Die Abteiltür faltet sich auf, ein Polizist wirft einen kurzen Blick zu uns herein und schließt die Tür wieder. Ich höre seine Stiefel den Gang entlangpoltern, ich höre, wie andere Türen aufgehen und sich schließen. Ich höre, dass er Bélas Namen ruft, ich texte Marianne zu, singe, sorge dafür, dass sie aus dem Fenster schaut. Und dann habe ich Angst, dass wir sehen könnten, wie Béla in Handschellen aus dem Zug gezerrt wird. Schließlich sehe ich, dass der Zugführer seinen

Hocker vom Bahnsteig nimmt und in den Zug steigt. Die Türen schließen sich. Der Zug fährt los. Wo ist Béla? Ist er noch im Zug? Ist es ihm gelungen, unentdeckt zu bleiben? Oder ist er schon auf dem Weg ins Gefängnis, zu einer sogenannten Spezialbehandlung – oder zu noch Schlimmerem? Was, wenn wir uns mit jeder Radumdrehung weiter voneinander entfernen, weiter von einem Leben entfernen, das wir gemeinsam aufbauen wollten?

Als wir schließlich Košice erreichen, ist Marianne in meinen Armen eingeschlafen. Noch immer ist von Béla nichts zu sehen. Ich suche den Bahnsteig nach Klara ab. Ist sie gekommen, um uns zu treffen? Wird Csicsi kommen? Hat sie die Gefahr erkannt, in der wir sind? Welche Vorbereitungen hat sie in den Stunden getroffen, seit wir miteinander telefoniert haben?

Kurz bevor der Zug vom Bahnhof Košice abfährt, geht die Tür zum Abteil auf, und Béla, aufgeputscht vom Adrenalin, schlüpft herein. »Überraschung!«, ruft er, noch bevor ich ihn zum Schweigen bringen kann. Marianne öffnet die Augen, ist desorientiert, zappelt herum. Ich wiege sie hin und her und strecke einen Arm nach meinem Ehemann aus. Nach meinem Ehemann, der in Sicherheit ist.

»Willst du meine Überraschung gar nicht sehen?« Er zieht die Tür abermals auf. Und da sind meine Schwester Klara und Csicsi, ein Koffer und ihre Geige.

»Sind hier noch Plätze frei?«, fragt Csicsi.

»Ach, Kleines!«, ruft Klara und drückt mich an ihre Brust.

Béla will erzählen, wie er die Polizisten in Prešov austricksen konnte, die nach ihm suchten, und Csicsi will endlich loswerden, wie sie hier in Košice zusammengefunden haben, aber ich bin abergläubisch. Ich finde, dass man den

Tag nicht vor dem Abend loben soll. Aus Schadenfreude entsteht in Märchen nichts Gutes. Lieber nicht den Göttern die Illusion ihrer alleinigen Macht streitig machen. Ich habe Béla noch nicht einmal von dem Ring erzählt, davon, wie ich es geschafft habe, ihn aus dem Gefängnis zu holen. Er hat auch nicht gefragt.

Der Zug fährt wieder. Marianne liegt mit dem Kopf auf Bélas Schoß und schläft wieder ein. Csicsi und Klara erzählen uns flüsternd von ihren Plänen: Wien sei die perfekte Stadt, um auf die Visa für Australien zu warten, es sei genau der richtige Zeitpunkt, Europa den Rücken zu kehren und zu Imre nach Sydney zu gehen. Ich will mir Wien jetzt noch nicht vorstellen. An jedem Bahnhof halte ich die Luft an: Spišská Nová Ves. Poprad-Tatry. Liptovský Mikuláš. Žilina. Noch drei Haltestellen bis Wien. In Trenčín bleibt die Katastrophe aus. In Trnava gibt es keine Zwischenfälle. Wir sind fast da. In Bratislava, am Grenzübergang, dort, wo wir die Flitterwochen verbracht haben, zieht sich der Aufenthalt in die Länge. Marianne wacht auf, spürt die Stille.

»Schlaf, Baby, schlaf«, sagt Béla.

»Alles gut«, sage ich. »Alles gut.«

Auf dem Bahnhof sehen wir in der Dunkelheit ein Dutzend Soldaten, die sich dem Zug nähern. Sie schwärmen aus, kommen paarweise auf die Waggons zu. Bald werden sie an unsere Tür klopfen. Sie werden uns nach dem Ausweis fragen. Wenn sie Bélas Gesicht nicht erkennen, werden sie seinen Namen im Pass lesen. Zum Verstecken ist es zu spät.

»Bin gleich wieder da«, sagt Csicsi. Er tritt in den Gang hinaus, wir hören seine Stimme und die des Zugführers, wir sehen, wie er in dem Augenblick auf den Bahnsteig tritt, als die Soldaten an die Tür kommen. Ich werde nie erfahren, was

Csicsi zu ihnen sagt. Ich werde nie erfahren, ob Geld oder Schmuck den Besitzer wechselt. Ich weiß nur, dass nach mehreren unerträglichen Augenblicken die Soldaten vor Csicsi an die Mützen tippen, kehrtmachen und zum Bahnhof zurückgehen. Wie ist es mir nur gelungen, die Selektionen durchzustehen, manchmal täglich, manchmal mehrmals täglich? Wenigstens fällt das Urteil bei einer Selektion schnell.

Csicsi kommt ins Abteil zurück. Mein Herz schlägt nicht mehr ganz so wild, aber ich kann mich nicht überwinden, ihn zu fragen, wie er die Soldaten dazu gebracht hat, wieder umzukehren. Unsere Sicherheit erscheint zu fragil, um uns darauf verlassen zu können. Wenn wir unsere Erleichterung laut aussprechen, laufen wir Gefahr, sie zu zerstören. Wir schweigen, während der Zug in Richtung Wien rattert.

In Wien sind wir kleine Tröpfchen im Strom von einer Viertelmillion Menschen, die nach dem Ende des Krieges Zuflucht in Palästina oder Nordamerika und eine Passage dorthin suchen. Wir werden im Rothschild-Krankenhaus in der amerikanischen Besatzungszone der Stadt untergebracht. Das Krankenhaus dient als Zentrum für Flüchtlinge aus Osteuropa, und wir fünf bekommen mit drei anderen Familien ein Zimmer zugeteilt. Obwohl es spätabends ist, verschwindet Béla schon wieder, ehe ich Marianne in ein Bett legen konnte. Er will unbedingt mit Bandi und Marta, den Freunden von zu Hause, mit denen wir zusammen nach Israel auswandern wollen, Kontakt aufnehmen und ihnen sagen, wo wir sind. Ich streiche über Mariannes Rücken, während sie schläft, und lausche Klaras flüsternder Unterhaltung mit den anderen Frauen, die mit uns das Zimmer teilen. Hier im Rothschild-Krankenhaus gibt es Tausende wie uns, die auf Hilfe von Bricha warten. Als wir zu Silvester mit Bandi und Marta bei Sauerkrautsuppe an unserem Tisch saßen und den Plan schmiedeten, in Israel ein neues Leben zu beginnen, bauten wir etwas auf, wir liefen nicht davon. Doch nun in einem überfüllten Zimmer mit anderen Flüchtlingen, wird mir klar, was Bricha bedeutet. Bricha ist Hebräisch und bedeutet »Flucht«. Wir sind auf der Flucht.

Ist unser Plan gut durchdacht? Die Frauen in unserem Zimmer im Rothschild-Krankenhaus erzählen uns von ihren Freunden, die schon nach Israel emigriert sind. Es ist kein einfaches Land zum Leben, sagen sie. Nach einem Jahr geht der arabisch-israelische Krieg endlich dem Ende zu, aber das Land ist immer noch Kriegsgebiet. Die Menschen leben in Zelten, müssen sich in einer Zeit tiefer politischer Instabilität und anhaltender Feindseligkeiten zwischen Arabern und Juden mit den Gegebenheiten abfinden. Das ist nicht das Leben, auf das wir uns vorbereitet hatten, als wir unseren Güterwaggon packten. Was soll uns unser Silber und Porzellan in einem Zelt nutzen, in dessen Umkreis gewalttätige Konflikte toben? Und was nützen uns die Juwelen, die wir in Mariannes Kleider eingenäht haben? Sie haben nur den Wert, den andere dafür bezahlen werden. Und wer will schon von goldenen Tellern essen, die unser Monogramm tragen? Es ist nicht die Vorstellung von schwerer Arbeit oder Armut, die in meinem Magen ein leises, widerstrebendes Ziehen hervorruft. Es ist die Realität eines weiteren Krieges. Warum einen neuen Anfang machen, wenn dabei nur das gleiche Leid herauskommt?

Als ich in der Dunkelheit auf Bélas Rückkehr warte, sehe ich mir die Unterlagen vom amerikanischen Konsulat an, die Dokumente, die mir Béla aus Prag besorgen musste und die, sicher verwahrt auf meinem Rücken, mit uns die Grenze überquert haben: zwei tschechoslowakische Familien, die nach Amerika immigrieren dürfen. Nur zwei. Wie Béla auf seiner Reise nach Prag herausgefunden hat, hat die andere Familie Europa bereits verlassen. Sie wollten lieber nach Israel gehen statt nach Amerika. Jetzt liegt es an uns, zu entscheiden, ob wir dorthin gehen wollen. Ich drehe die Dokumente hin und her, betrachte die Worte, die in dem trüben Licht verschwimmen, warte darauf, dass sie in meinen Händen zerfallen und sich neu zusammensetzen. »Amerika, Dicuka«, höre ich meine Mutter sagen. Amerika ist das Land, in das man am schwersten hineinkommt. Die Quoten sind sehr streng. Aber wenn der Brief echt ist, keine Fälschung, steht uns der Weg dorthin offen. Doch unser Vermögen ist in Israel. Der Brief muss eine gefälschte Einladung sein, rede ich mir ein. Niemand will dich, wenn du mittellos bist.

Béla kommt außer Atem ins Zimmer zurück und weckt unsere Zimmergenossen. Er hat es geschafft, mitten in der Nacht Bandi aufzutreiben. Morgen Abend werden unsere Freunde nach Wien kommen, wir werden sie am darauffolgenden Morgen am Bahnhof treffen, und gemeinsam werden wir nach Italien reisen, wo Bandi mit Brichas Hilfe unsere Schiffspassage nach Haifa klargemacht hat. Wir werden mit Bandi und Marta nach Israel gehen, wie wir es zu Silvester geplant hatten. Wir werden unsere Makkaronifabrik aufbauen. Wir haben Glück, dass wir Wien fast direkt nach unserer Ankunft wieder verlassen werden. Wir werden nicht jahrelang warten müssen, um nach Australien auszuwandern, was Klara und Csicsi bevorstehen könnte.

Aber ich kann keine Freude empfinden, dass wir Wien wahrscheinlich in sechsunddreißig Stunden verlassen können, dass ich vor dem Nachkriegschaos in Prešov geflüchtet bin, nur um meine Tochter abermals in ein unberechenbares Konfliktgebiet zu bringen. Ich sitze auf der Bettkante mit den Unterlagen vom amerikanischen Konsulat auf dem Schoß. Ich lasse meine Finger über den Text gleiten. Béla beobachtet mich.

»Es ist ein bisschen spät«, sagt er. Das ist sein einziger Kommentar.

»Meinst du nicht, dass wir darüber reden sollten?«

»Was gibt es da zu reden? Unser Vermögen ist in Israel und damit unsere Zukunft.«

Er hat Recht. Halb Recht. Unser Vermögen ist in Israel und schwitzt vermutlich in einem Güterwaggon in der Wüste vor sich hin. Aber nicht unsere Zukunft. Es gibt sie noch nicht. Unsere Zukunft ist die Summe einer Gleichung, die zum einen Teil aus Absicht und zum anderen auf Umständen basiert. Und unsere Absichten könnten sich verlagern. Oder spalten.

Als ich endlich im Bett liege, flüstert Klara mir über Mariannes schlafendem Körper zu: »Kleines«, sagt sie, »hör mich an. Das, was du tust, musst du gern tun. Andernfalls solltest du es nicht tun. Das ist es nicht wert.« Was will sie mir sagen, was ich tun soll? Mit Béla über etwas diskutieren, was wir bereits beschlossen haben? Ihn verlassen? Von ihr hätte ich erwartet – vielleicht sogar damit gerechnet –, dass sie mich in meinen Entscheidungen bestärkt, in den Entscheidungen, die ich schon getroffen habe. Ich weiß, dass sie nicht nach Australien möchte. Aber sie wird es tun, um mit ihrem Mann zusammen zu sein. Ausgerechnet sie sollte verstehen, warum ich nach Israel gehe, obwohl ich es gar nicht will. Aber zum ersten Mal in unserem Leben sagt sie mir, dass ich nicht das machen soll, was sie macht, dass ich nicht ihrem Beispiel folgen soll.

Am Morgen geht Béla sofort los, um die Dinge zu beschaffen, die wir für unsere Reise nach Israel brauchen werden – Koffer, Mäntel, Kleidungsstücke und anderes Lebensnotwendiges, das das Jewish Joint Distribution Committee, die amerikanische Hilfsorganisation, die das Rothschild-Krankenhaus unterstützt, uns zur Verfügung stellt. Ich gehe mit Marianne in die Stadt; die Unterlagen aus Prag habe ich in der Tasche, vermutlich aus den gleichen Gründen, aus denen Magda früher ihre Süßigkeiten versteckte – teils Verlockung, teils Trost. Was hat es zu bedeuten, dass wir die einzige tschechische Familie sind, die immigrieren darf? Wer wird statt uns gehen, wenn wir ablehnen? Gar niemand? Der Plan für Israel ist gut. Er ist das Beste, was wir mit dem, was wir hatten, tun konnten. Aber jetzt gibt es eine Möglichkeit, die es damals, als wir den Plan geschmiedet hatten, noch nicht gab. Jetzt hat sich uns eine neue Möglichkeit eröffnet, die uns das Leben in einem Kriegsgebiet in Zelten ersparen würde.

Ich kann mich nicht beherrschen. Ohne Bélas Erlaubnis, ohne sein Wissen, frage ich, wie ich zum amerikanischen Konsulat komme. Ich gehe mit Marianne im Arm hin. Ich will wenigstens die Möglichkeit ausschließen, dass die Papiere ein Irrtum oder eine Fälschung sind.

»Gratulation«, sagt der Beamte, als ich ihm die Dokumente zeige. »Sie können sofort abreisen, sobald Ihre Visa bearbeitet sind.« Er gibt mir die Formulare für unsere Visumsanträge.

»Wie viel wird das kosten?«

»Nichts, Ma'am. Sie sind Flüchtlinge. Sie reisen als Gast Ihres neuen Staates.«

Ich bin wie benommen. Es ist das positive Gefühl, dasselbe, das ich tags zuvor hatte, als der Zug mit meiner noch immer intakten Familie von Bratislava losfuhr. Ich bringe die Anträge in unser Zimmer im Rothschild-Krankenhaus. Ich zeige sie Klara und Csicsi. Ich lese die Fragen aufmerksam, suche nach dem Haken an der ganzen Sache. Es dauert nicht lange, bis ich ihn finde. *Hatten Sie jemals Tuberkulose?* Béla hatte. Seit 1945 hat er keine Symptome mehr, aber es kommt nicht darauf an, wie gesund er jetzt ist. Zusammen mit dem Antrag muss man Röntgenbilder schicken. Seine Lungen sind vernarbt. Der Schaden ist offensichtlich. Und TB heilt nie aus: Wie ein Trauma kann auch sie jederzeit wieder aufflammen.

Dann also Israel. Morgen.

Klara sieht mir zu, wie ich den Antrag unter die Matratze schiebe. »Weißt du noch, als ich zehn war und sie mich an der Juilliard angenommen hatten?«, sagt sie. »Und Mama mich nicht gehen lassen wollte? Geh nach Amerika, Dicu. Mama würde es wollen.«

»Aber die TB«, sage ich. Ich versuche, loyal zu sein, nicht dem Gesetz, sondern Bélas Wünschen, der Entscheidung meines Mannes gegenüber.

»Wenn du nicht durch die Tür hineinkommst, geh durchs Fenster hinein«, erinnert mich Klara.

Es wird Nacht. Unsere zweite, unsere letzte Nacht in Wien. Ich warte, bis Marianne schläft, bis Klara und Csicsi und die anderen Familien zu Bett gegangen sind. Ich sitze mit Béla auf zwei Stühlen an der Tür. Unsere Knie berühren sich. Ich versuche mir sein Gesicht einzuprägen, um Marianne die Konturen beschreiben zu können. Seine ausgeprägte Stirn, den perfekten Bogen seiner Augenbrauen, die Güte seines Mundes.

»Béla, mein Liebster«, beginne ich, »was ich dir jetzt sagen werde, wirst du nicht gern hören. Es gibt keine einfache Art, es dir zu sagen. Und es hat keinen Sinn, mir das, was ich sagen werde, ausreden zu wollen.«

Seine schöne Stirn runzelt sich. »Was ist los?«

»Wenn du morgen Bandi und Marta triffst, um nach Israel zu gehen, wie wir es vorhatten, werde ich nichts dagegen sagen, werde ich nicht versuchen, es dir auszureden. Aber ich habe meine Entscheidung getroffen. Ich werde nicht mit dir mitkommen. Ich werde mit Marschuka nach Amerika gehen.«

TEIL III

FREIHEIT

KAPITEL 11

Tag der Immigration

Der 28. Oktober 1949, der Tag der Immigration, war der optimistischste und vielversprechendste Tag in meinem Leben. Nach einem Monat in dem überfüllten Zimmer im Rothschild-Krankenhaus und weiteren fünf Monaten in einer winzigen Wohnung in Wien, wo wir auf unsere Visa warteten, standen wir nun an der Schwelle zu unserem neuen Zuhause. Ein sonniger, blauer Himmel strahlte auf den Atlantik, als wir an Deck der *USAT General R. L. Howze* standen. Weit hinten kam die Freiheitsstatue in Sicht, so winzig klein wie die Figur in einer Spieldose. Dann schälte sich New York City heraus, eine verschachtelte Skyline, dort, wo es bis jetzt wochenlang nur Horizont gegeben hatte. Ich hob Marianne hoch und hielt sie an die Reling.

»Wir sind in Amerika«, sagte ich zu ihr. »The land of the free.«

Und ich dachte, dass wir endlich frei waren. Wir waren das Risiko eingegangen. Jetzt waren Sicherheit und Möglichkeiten unsere Belohnung. Es erschien wie eine gerechte und einfache Gleichung. Tausende Meilen Ozean trennten uns von Stacheldraht, polizeilichen Durchsuchungen, Lagern für die Verdammten, Lagern für die Vertriebenen. Ich wusste noch nicht, dass Albträume nichts von Geografie wissen, dass Schuldgefühle und Besorgnis keine Grenzen kennen. Zwanzig Minuten lang auf dem Oberdeck eines Passagierschiffes in der Oktobersonne, meine Tochter im Arm, New York in Sicht, glaubte ich, dass die Vergangenheit mir hier nichts anhaben konnte. Magda war schon dort. Im Juli hatte sie endlich ihr Visum bekommen und war nach New York gereist, wo sie jetzt bei Tante Matilda und deren Mann in der Bronx wohnte. Sie arbeitete in einer Spielzeugfabrik, wo sie Köpfe auf kleine Giraffen setzte. *Um eine Giraffe herzustellen, braucht man einen Elefánt*, hatte sie in einem Brief gescherzt. Noch eine Stunde, vielleicht zwei, dann würde ich meine Schwester, meine tapfere Schwester umarmen, die bestimmt wieder Witze auf Lager hatte, um Leiden zu transzendieren. Und während Marianne und ich die Schaumkronen zwischen dem Schiff und dem Festland zählten, während ich von Dankbarkeit erfüllt war, kam Béla aus der winzigen Kabine herauf, wo er unsere restlichen Sachen eingepackt hatte.

Und wiederum war mein Herz erfüllt von Zärtlichkeit für meinen Mann. Auf der wochenlangen Reise, in der kleinen Koje in der Kabine, die über schwarzes Wasser, durch schwarze Luft schwankte und hüpfte, erfüllte mich eine größere Leidenschaft für ihn als in unseren bisherigen gemeinsamen Jahren, mehr noch als im Zug in unseren Flitterwochen, als wir Marianne gezeugt hatten.

Im Mai damals in Wien war er bis zur letzten Minute unfähig gewesen, sich zu entscheiden, unfähig, seine Wahl zu treffen. Er stand mit dem Koffer in der Hand hinter einer Säule am Bahnhof, wo er Bandi und Marta treffen sollte. Er sah unsere Freunde kommen, sah sie auf dem Bahnsteig nach uns Ausschau halten. Er kam nicht aus seinem Versteck heraus. Er sah, wie der Zug einfuhr, hörte die Ansage, dass die Passagiere einsteigen sollten. Er sah Menschen in den Zug einsteigen. Er sah Bandi und Marta an der Tür eines Waggons auf ihn warten. Dann hörte er die Durchsage im Lautsprecher, in der sein Name aufgerufen wurde. Er wollte zu unseren Freunden, er wollte in den Zug einsteigen, das Schiff erreichen, den Güterwaggon, der sein Vermögen geladen hatte, in Empfang nehmen. Aber er stand wie festgeklebt hinter der Säule. Die restlichen Passagiere strömten an Bord, Bandi und Marta ebenfalls. Als sich die Türen des Zuges schlossen, zwang er sich schließlich zu handeln. Wider besseres Wissen, trotz aller bisherigen Wagnisse, uns eine sichere und finanziell gesicherte Zukunft zu bieten, ging er das größte Risiko seines Lebens ein. Er kehrte um und ging davon.

Und nun, Minuten von unserem neuen Leben in Amerika entfernt, schien nichts tiefer oder fundierter zu sein als die Tatsache, dass wir die gleiche Entscheidung getroffen hatten, auf unsere Sicherheit zu verzichten und im Gegenzug dafür unserer Tochter Möglichkeiten zu eröffnen und gemeinsam bei null anzufangen. Sein Bekenntnis zu unserer Tochter, zu diesem neuen Abenteuer, zu mir, berührte mich tief.

Und doch. (Dieses »und doch« fällt wie ein Riegel ins Schloss.) Ich war bereit gewesen, unsere Ehe aufzugeben, um mit Marianne nach Amerika zu gehen. Auch wenn es mir noch so schwerfiel, war ich willens gewesen, unsere Familie, unsere Partnerschaft zu opfern – genau das, worauf Béla auf keinen Fall verzichten konnte. Und so gründeten wir unser neues Leben auf einem ungleichen Fundament. Auch wenn seine Wertschätzung für uns an alledem gemessen werden konnte, was er aufgegeben hatte, spürte ich, dass er immer noch nicht über das hinwegkam, was er verloren hatte. Und wo ich Erleichterung und Freude empfand, empfand er Schmerz. So glücklich ich war, unser neues Leben willkommen zu heißen, spürte ich auch, dass das, was Béla verloren hatte, einen gefährlichen Druck auf alle Unwägbarkeiten ausübte, die vor uns lagen.

Und so war der Kern unserer Entscheidung mit Opfern belastet. Und auch mit einer Lüge: mit dem Bericht des Vertrauensarztes und den Röntgenbildern, die wir in einen Umschlag unserem Visumsantrag beigelegt hatten. Wir konnten nicht zulassen, dass das Schreckgespenst der Tuberkulose uns unsere Zukunft verbaute. Deshalb hatte Csicsi sich als Béla ausgegeben und war statt ihm mit mir zum Vertrauensarzt gegangen. Nun hatten wir Röntgenbilder von Csicsis Thorax, die sauber wie Quellwasser waren. Als die Einbürgerungsbeamten Béla freie Fahrt gegeben hatten, waren es Csicsis Körper und seine Krankheitsgeschichte, die sie legitimierten, und es war ein anderer Körper, den sie für gesund erklärten.

Ich wollte unbeschwert atmen. Mich über unsere Sicherheit und unser großes Glück als ein Wunder freuen und sie nicht ängstlich und sorgsam bewachen. Ich wollte meine Tochter in jeder Phase ihres Lebens Selbstvertrauen lehren. Ich sah sie an: Mit flatternden Haaren und vom Wind geröteten Wangen rief sie: »Freiheit!« und freute sich über ihr neues Wort. Aus einem Impuls heraus nahm ich den Schnuller, den sie an einem Band um den Hals trug, und warf ihn ins Meer.

Hätte ich mich umgedreht, hätte ich vielleicht Béla gesehen, der mich zu Vorsicht mahnen wollte. Aber ich sah nicht hin. »Jetzt sind wir Amerikaner. Amerikanische Kinder haben keine Schnuller«, sagte ich unbesonnen und spontan, und schleuderte das einzige Ding, das meiner Tochter Sicherheit gab, wie Konfetti von mir. Ich wollte, dass Marianne so sein sollte, wie *ich* sein wollte: jemand, der sich einfügt, den nicht der Gedanke quält, anders zu sein, mit einem Makel behaftet, der nicht in einem gnadenlosen Wettrennen darum, sich aus den Klauen der Vergangenheit zu befreien, ständig hinterherhinkt.

Sie beklagte sich nicht. Sie war begeistert von unserem neuen Abenteuer, lachte über mein seltsames Tun, fand sich mit meiner Logik ab. In Amerika wollten wir das machen, was Amerikaner machen (als hätte ich auch nur den blassesten Schimmer davon, was Amerikaner machen). Ich wollte meiner Entscheidung vertrauen, unserem neuen Leben, und so ließ ich keine Spur von Traurigkeit, keine Spur von Angst an mich heran. Als ich die Holzplanken zu unserer neuen Heimat hinunterging, trug ich bereits eine Maske.

Ich war entkommen. Aber ich war noch nicht frei.

KAPITEL 12

Greener

November 1949. Ich steige am frühen Morgen in Baltimore in einen Stadtbus. Alles grau in grau. Nasse Straßen. Ich bin auf dem Weg zur Arbeit in die Kleiderfabrik, wo ich den ganzen Tag damit verbringen werde, abstehende Fäden von den Säumen von Boxershorts kleiner Jungen abzuschneiden. Für das Dutzend bekomme ich sieben Cent. Die Fabrik erinnert mich an die Spinnerei in Deutschland, in der Magda und ich arbeiten mussten, nachdem wir von Auschwitz weggebracht worden waren – trockene, staubige Luft, kalter Beton, Maschinen, die so laut klappern, dass die Vorarbeiterin schreien muss, wenn sie etwas sagen will. »Toilettenbesuche reduzieren!«, brüllt sie. Aber ich höre die Vorarbeiterin aus der Vergangenheit, die uns anbrüllt, dass wir arbeiten müssen, bis wir zusammenbrechen und anschließend getötet werden. Ich arbeite ohne Pause. Um meine Produktivität zu maximieren, um meinen kargen Lohn zu maximieren. Aber auch, weil pausenloses Arbeiten früher ein Muss gewesen war, eine Gewohnheit, die ich einfach nicht ablegen kann. Und wenn ich den Lärm und die Hektik die ganze Zeit um mich herum habe, muss ich keinen einzigen Moment mit mir und meinen Gedanken allein sein. Ich arbeite so schwer, dass meine Hände nicht aufhören zu zittern, wenn ich nach Einbruch der Dunkelheit nach Hause komme.

Da Tante Matilda und ihr Mann keinen Platz und auch nicht die finanziellen Möglichkeiten hatten, meine Familie aufzunehmen – sie mussten schließlich schon Magda durchfüttern –, haben wir unser neues Leben nicht in der Bronx begonnen, wie ich es mir vorgestellt hatte, sondern in Baltimore, wo wir bei Bélas Bruder George, dessen Frau und zwei kleinen Töchtern in einer beengten Wohnung ohne Aufzug wohnen. In der Tschechoslowakei war George ein bekannter Rechtsanwalt gewesen, aber in Chicago, wo er nach seiner Immigration in den 1930er-Jahren zuerst gelebt hatte, verdiente er seinen Lebensunterhalt als Vertreter bei der Bürstenfabrik Fuller Brush und verkaufte Bürsten und Reinigungsprodukte an Haustüren. Hier in Baltimore verkauft er jetzt Versicherungen. Alles im Leben von George ist verbittert, von Furcht geprägt, resigniert. Er läuft mir nach, wenn ich durch die Zimmer der Wohnung gehe, beobachtet jeden meiner Schritte, blafft mich an, dass ich die Kaffeedose sorgfältiger verschließen soll. Er ist auf die Vergangenheit wütend – darauf, dass er in Bratislava überfallen und in Chicago in seiner Anfangszeit als Immigrant ausgeraubt worden war. Und er ist auf die Gegenwart wütend – er kann uns nicht verzeihen, dass wir mittellos hergekommen sind, dass wir das Vermögen der Egers aufgegeben haben. Ich bin in seiner Gegenwart so befangen, dass ich die Treppe nicht hinuntergehen kann, ohne zu stolpern.

An einem Tag, als ich in den Bus einsteige, um zur Arbeit zu fahren, bin ich so sehr mit meinem Unbehagen beschäftigt, damit, mich für die Fabrik mit dem ratternden Inferno zu wappnen, über Georges Unfreundlichkeit zu brüten, mich mit unseren ständigen Geldsorgen zu beschäftigen – dass ich zunächst nicht mitbekomme, dass der Bus noch nicht weitergefahren ist, dass wir immer noch am Bordstein stehen, dass die anderen Passagiere mich feindselig anstarren und den Kopf schütteln. Ich spüre, wie mir der Schweiß ausbricht. Es ist das gleiche Gefühl, das ich hatte, als ich davon aufgewacht war, dass die *nyilas* im Morgengrauen an unsere Tür schlugen. Die Angst, als der deutsche Soldat mir eine Pistole auf die Brust setzte, nachdem ich die Karotten stibitzt hatte. Das Gefühl, dass ich etwas Verbotenes getan habe, bestraft werde, dass es um Leben und Tod geht. Das Gefühl, in Gefahr zu sein und bedroht zu werden, setzt mir so zu, dass ich mir nicht zusammenreimen kann, was passiert ist: Ich bin wie in Europa in den Bus eingestiegen, habe mich hingesetzt und darauf gewartet, dass der Busfahrer kommt und mir eine Fahrkarte verkauft. Ich habe vergessen, meinen Chip in den Münzeinwurf zu stecken. Und nun brüllt der Busfahrer mich an: »Zahlen Sie oder steigen Sie aus! Zahlen oder aussteigen!« Selbst wenn ich Englisch sprechen könnte, würde ich ihn nicht verstehen. Angst überkommt mich, Bilder von Stacheldraht, von Waffen im Anschlag, von dichtem Rauch, der aus den Schornsteinen quillt und meine gegenwärtige Realität vernebelt, von den Gefängnismauern der Vergangenheit, die bedrohlich über mir aufragen. Es ist das Gegenteil dessen, was mit mir geschah, als ich in meiner ersten Nacht in Auschwitz für Josef Mengele tanzte. Damals brachte ich mich aus der Baracke heraus auf die Bühne der Budapester Oper. Damals rettete mich meine innere Vorstellungskraft. Jetzt lässt mich mein Innenleben einen einfachen Fehler, ein Missverständnis, als Katastrophe interpretieren. Nichts in der Gegenwart ist wirklich schiefgelaufen, nichts, was nicht einfach in Ordnung zu bringen wäre. Ein Mann ist wütend und verärgert, weil er mich missverstanden hat, weil ich ihn nicht verstehen kann. Es gibt laute Worte, einen Konflikt. Aber mein Leben ist nicht in Gefahr. Und doch interpretiere ich die gegenwärtige Situation folgendermaßen: Gefahr, Gefahr, Tod.

»Zahlen Sie oder steigen Sie aus! Zahlen Sie oder steigen Sie aus«, ruft der Fahrer. Er steht auf. Er kommt auf mich zu. Ich lasse mich auf den Boden fallen und schütze mein Gesicht. Er steht jetzt über mir, packt mich am Arm, versucht, mich auf die Füße zu ziehen. Ich kauere auf dem Boden des Busses, heule, zittere. Ein anderer Fahrgast hat Mitleid mit mir. Sie ist wie ich Immigrantin. Sie fragt mich zuerst auf Jiddisch, dann auf Deutsch, ob ich Geld habe, sie zählt die Münzen in meine schwitzende Hand, sie hilft mir wieder auf meinen Platz und bleibt bei mir sitzen, bis ich wieder normal atme. Der Bus fährt von der Haltestelle ab.

»Bescheuerte Greener«, murmelt eine Frau, als sie durch den Gang zu ihrem Platz geht.

Als ich Magda in einem Brief von dem Vorfall erzähle, mache ich eine lustige Geschichte daraus – eine Art Slapstick-Komödie über Erfahrungen eines Immigranten, eines »greeners«. Aber etwas hat sich an jenem Tag in mir verändert. Es werden mehr als zwanzig Jahre vergehen, bis ich über die Sprache und die psychologische Ausbildung verfüge, um zu erkennen, dass ich einen Flashback hatte, dass die verstörenden, physischen Empfindungen – Herzrasen, schwitzende Handflächen, eingeschränktes Blickfeld –, die ich an jenem Tag erlebte (und die ich viele Male in meinem Leben erneut erleben werde, selbst jetzt noch mit Ende achtzig), automatische Reaktionen auf ein Trauma sind. Deshalb bin ich inzwischen auch dagegen, posttraumatischen Stress zu pathologisieren und ihn als Störung zu bezeichnen. Es ist keine gestörte Reaktion auf ein

Trauma – es ist eine übliche und natürliche Reaktion. Aber an jenem Novembermorgen in Baltimore wusste ich nicht, was mit mir geschah; ich nahm an, dass mein Zusammenbruch auf eine schwere Störung hinwies. Ich wünschte, ich hätte gewusst, dass ich nicht gestört war, sondern nur unter den Auswirkungen eines gestörten Lebens litt.

In Auschwitz, in Mauthausen, auf dem Todesmarsch habe ich überlebt, weil ich auf meine innere Welt zurückgegriffen habe. Ich fand Hoffnung und Vertrauen im Leben, selbst wenn es um mich herum Hunger, Folter und Tod gab. Nach meinem ersten Flashback glaubte ich, dass in meiner inneren Welt Dämonen lebten. Dass tief in mir etwas faulte. Meine innere Welt verlieh mir nicht mehr Kraft, sie wurde zur Quelle meiner Qualen: nicht zu stoppende Erinnerungen, Verlust, Angst. Ich konnte in einer Schlange an der Fischtheke stehen, und wenn der Verkäufer meinen Namen rief, sah ich Mengeles Gesicht statt dem seinen. Auf meinem Weg frühmorgens in die Fabrik sah ich manchmal meine Mutter so klar wie Glas neben mir. Ich sah, wie sie mir den Rücken zudrehte und fortging. Ich versuchte, meine Erinnerungen an die Vergangenheit zu vertreiben. Ich hielt es für überlebenswichtig. Es dauerte tatsächlich viele Jahre, bis mir aufging, dass Davonlaufen die Qualen nicht vertreibt. Es macht sie nur noch schlimmer. Geografisch war ich in Amerika von meinem früheren Gefängnis weiter entfernt als je zuvor. Aber hier wurde ich psychologisch mehr eingekerkert als je zuvor. Dadurch, dass ich vor meiner Vergangenheit – vor meiner Angst – floh, fand ich keine Freiheit. Ich machte eine Gefängniszelle aus meinem Grauen und verriegelte das Schloss mit Schweigen.

Marianne dagegen blühte auf. Ich wollte, dass sie sich normal fühlte, einfach nur normal. Und so war es auch. Trotz meiner Angst, sie könnte herausfinden, dass wir arm waren, dass ihre Mutter ständig Angst hatte, dass unser Leben in Amerika nicht das war, was wir erwartet hatten, war sie ein glückliches Kind. In der Kinderkrippe, in die sie ohne Bezahlung aufgenommen wurde, weil Mrs Bower, die Frau, die sie leitete, ein Herz für Immigranten hatte, lernte Marianne schnell Englisch. Sie wurde Mrs Bowers kleine Helferin und kümmerte sich um die anderen Kinder, wenn sie weinten oder quengelten. Niemand hatte sie gebeten, diese Rolle zu übernehmen. Sie hatte eine innere Antenne für die Wehwehchen anderer und ein inneres Vertrauen in ihre Stärke. Béla und ich nannten sie die kleine Botschafterin. Mrs Bower gab ihr oft Schulbücher mit nach Hause, damit ich Englisch lernen konnte, aber auch, um Marianne zu fördern. Ich versuche, *Chicken Little* zu lesen. Ich bringe die Figuren immer durcheinander. Wer ist Ducky Lucky? Wer ist Goosey Loosey? Marianne lacht mich aus. Sie versucht aufs Neue, es mir beizubringen. Sie spielt die Genervte. Ich tue so, als spielte ich nur, als gebe ich nur vor, nicht zu verstehen.

Mehr noch als vor Armut fürchtete ich mich davor, meiner Tochter peinlich zu sein. Ich hatte Angst, sie könnte sich für mich schämen. An den Wochenenden begleitete sie mich in den Waschsalon und half mir, die Maschinen zu bedienen; sie begleitete mich in den Lebensmittelladen und zeigte mir die Erdnussbutter von Jif und ein Dutzend andere Lebensmittel, von denen ich noch nie gehört hatte und die Namen trugen, die ich weder richtig schreiben noch aussprechen konnte. 1950, in dem Jahr, in dem Marianne drei wurde, wollte sie unbedingt zu Thanksgiving Truthahn essen wie die anderen

Kinder in der Krippe auch. Wie kann ich ihr klarmachen, dass wir uns keinen leisten können? Am Tag vor Thanksgiving schaue ich auf dem Heimweg bei Schreiber's vorbei, und ich habe Glück: Sie haben Hähnchen im Sonderangebot für 29 Cent das Pfund. Ich nehme das kleinste. »Guck mal, Süße!«, rufe ich, als ich nach Hause komme. »Wir haben einen Truthahn. Einen Baby-Truthahn!« Ich wünsche mir so sehr für sie – für uns alle drei –, dass wir uns einfügen.

Ein Fremdkörper zu sein, das ist meine chronische Verfassung, selbst unter unseren jüdischen Einwandererfreunden. Im Winter – Marianne ist fünf – sind wir zu einem Hanukkah-Fest eingeladen, bei dem alle Kinder abwechselnd Hanukkah-Lieder singen. Die Gastgeberin lädt auch Marianne zum Singen ein. Ich bin so stolz, meine intelligente, schon so reife Tochter, die inzwischen Englisch wie ihre Muttersprache spricht, zu beobachten, wie sie glücklich und mit leuchtenden Augen die Einladung annimmt und sich selbstbewusst mitten im Zimmer aufstellt. Sie ist jetzt ein Kindergartenkind und besucht ein Nachmittags-Schulprogramm, das ein jüdischer Mann anbietet, der – wovon ich nichts weiß – zu den *Juden für Jesus* konvertiert ist. Marianne strahlt die Gäste an, schließt dann die Augen und beginnt zu singen: »Jesus loves me, this I know, for the Bible tells me so …« Die Gäste starren sie an und dann mich. Meine Tochter hat die Fähigkeit erworben, die ich mir am meisten gewünscht habe, nämlich, sich überall zu Hause zu fühlen. Und nun ist es genau dieses fehlende Wissen um Gepflogenheiten, die Menschen voneinander trennen, das mich wünschen lässt, auf der Stelle im Boden zu versinken. Diese peinliche Situation, dieses Gefühl von Fremdartigkeit selbst in meiner eigenen Gemeinde, kam nicht von außen. Es kam von innen. Es war der Teil in mir, der in meinem selbst geschaffenen Gefängnis saß und der glaubte, dass ich es nicht verdient hätte zu überleben und unwürdig sei, jemals dazuzugehören.

Marianne kam in Amerika voll auf ihre Kosten, doch Béla und ich kämpften. Ich litt immer noch unter meinen Ängsten – den albtraumhaften Erinnerungen, der Panik, die dicht unter der Oberfläche simmerte. Und ich fürchtete Bélas Verbitterung. Er gab sich nicht dieselbe Mühe wie ich, Englisch zu lernen. Er hatte als Junge eine Zeit lang eine Internatsschule in London besucht und sprach Englisch ebenso fließend wie Tschechisch, Slowakisch, Polnisch, Deutsch und zahlreiche andere Sprachen. Aber sein Stottern wurde in Amerika noch ausgeprägter, ein Signal für mich, dass er unter der Entscheidung litt, die ich ihm aufgezwungen hatte. Sein erster Job war es, in einem Lagerhaus schwere Kisten zu schleppen, eine Strapaze, die für jemanden mit Tuberkulose gefährlich war. Aber George und seine Frau Duci, die Sozialarbeiterin war und uns bei der Jobsuche half, machten uns klar, dass wir Glück hatten, überhaupt Arbeit zu finden. Die Bezahlung war miserabel, die Arbeit anstrengend und erniedrigend, aber das war die Realität bei Einwanderern. Einwanderer waren keine Ärzte, Anwälte oder Bürgermeister. Eine Ausnahme war meine bemerkenswerte Schwester Klara, die sich kurz nach ihrer und Csicsis Immigration eine Stelle als Geigerin beim Sydney Symphony Orchestra sichern konnte. Einwanderer waren Taxifahrer. Einwanderer machten Akkordarbeit in Fabriken. Immigranten bestückten Regale in Lebensmittelgeschäften. Ich verinnerlichte das Gefühl von Wertlosigkeit. Béla kämpfte dagegen an. Er wurde leicht reizbar und launisch.

In unserem ersten Winter in Baltimore kommt Duci mit einem gefütterten Overall nach Hause, den sie für Marianne gekauft hat. Er hat einen langen Reißverschluss. Marianne will ihn sofort anziehen. Es dauert ewig, den kuscheligen Overall über Mariannes Kleidung zu streifen, aber schließlich sind wir fertig und wollen in den Park. Wir zockeln die fünf Treppen zur Straße hinunter, und am Bürgersteig angelangt, sagt Marianne, dass sie Pipi machen muss.

»Konntest du das nicht früher sagen?«, explodiert Béla. Er hat Marianne noch nie angeschrien.

In jener Nacht flüstere ich: »Lass uns aus dieser Wohnung ausziehen.«

»Wie Sie wünschen, Prinzessin«, schnauzt er mich an. Ich erkenne ihn nicht wieder. Seine Wut macht mir Angst.

Nein, die Wut, die mich am meisten ängstigt, ist meine eigene.

Es gelingt uns, so viel Geld zu sparen, dass wir in eine kleine Dienstbotenwohnung hinter einem Haus in Baltimores größtem jüdischen Viertel Park Heights umziehen können. Unsere Vermieterin ist selbst Immigrantin aus Polen, aber sie lebt schon seit Jahrzehnten, seit lange vor dem Krieg, hier in Amerika. Sie nennt uns Greeners und lacht über unseren Akzent. Sie zeigt uns das Badezimmer und erwartet von uns, dass wir die Unterputz-Rohrleitungen bewundern. Ich denke an Mariska und die kleine Glocke im Herrenhaus der Egers, die ich immer läutete, wenn ich mehr Brot haben wollte. Es ist einfacher, Erstaunen zu simulieren, um die Erwartung unserer Vermieterin über unsere Herkunft zu erfüllen, als die Kluft zwischen damals und heute zu erklären – auch mir selbst gegenüber.

Béla, Marianne und ich leben zusammen in einem Zimmer. Wir schalten das Licht aus, wenn Marianne schlafen geht, und sitzen dann im Dunkeln. Das Schweigen zwischen uns ist kein vertrautes Schweigen, es ist angespannt und belastet – ein Seil, das unter der Zugkraft seiner Last allmählich ausfranst.

Wir tun unser Bestes, eine normale Familie zu sein. 1950 lassen wir es krachen und gehen ins Kino gleich neben dem Waschsalon in der Park Heights Avenue. Während die Maschine unsere Wäsche schleudert, sehen wir uns mit Marianne *Die roten Schuhe* an, einen Film, den, wie wir mit Stolz erfahren, Emeric Pressburger, ein jüdisch-ungarischer Einwanderer, gemacht hat. Ich kann mich so gut an diesen Film erinnern, weil er mich auf zweierlei Art in Bann zog. Im Dunkeln zu sitzen und mit meiner Familie Popcorn zu essen, gab mir ein Gefühl von Wohlbehagen, ein Gefühl, das für mich nur selten zu spüren war – ein Vertrauen darauf, dass alles gut war, dass wir ein glückliches Nachkriegsleben führen konnten. Aber der Film selbst – die Darsteller, die Story – traf mich mit voller Wucht tief im Innersten. Etwas durchstieß meine sorgsam gehütete Maske, und ich blickte in das ungeschminkte Gesicht meines Hungers.

In dem Film geht es um eine Tänzerin, Vicky Page, die die Aufmerksamkeit von Boris Lermontov erregt, dem Intendanten einer gefeierten Ballettkompanie. Sie trainiert den hohen Kick an der Stange, sie tanzt mit Leidenschaft den *Schwanensee*, sie sehnt sich nach Lermontovs Aufmerksamkeit und Beachtung. Ich starre wie gebannt auf die Leinwand. Ich habe das Gefühl, mein eigenes Leben zu verfolgen – das Leben, das ich gelebt hätte, wenn es keinen Hitler, keinen Krieg gegeben hätte. Einen Augenblick lang glaube ich, dass Eric auf dem Platz neben mir sitzt, ich vergesse, dass ich eine Tochter habe. Ich bin erst dreiundzwanzig, aber ich habe das Gefühl, als seien die besten Zeiten meines Lebens vorüber. An einer Stelle im Film fragt Lermontov Vicky: »Warum willst du tanzen?« Sie antwortet: »Warum willst du leben?« Lermontov sagt: »Ich weiß nicht genau, warum, aber ich muss.« Vicky sagt: »Das ist auch meine Antwort.« Vor Auschwitz, ja sogar in Auschwitz hätte ich dasselbe gesagt. In mir brannte ein ständiges Licht, ein Teil von mir, der immer schwelgte und tanzte, der nie die Sehnsucht nach dem Leben fahren ließ. Nun lasse ich mich einfach von dem Vorsatz leiten, mich so zu verhalten, dass meine Tochter niemals von meinen Qualen erfährt.

Es ist ein trauriger Film. Vickys Traum erfüllt sich nicht so, wie sie es sich erhofft hatte. Als sie die Hauptrolle in Lermontovs neuem Ballett tanzt, wird sie von Dämonen heimgesucht. Dieser Teil des Films ist so furchterregend, dass ich kaum hinsehen kann. Es sieht so aus, als übernähmen Vickys rote Ballettschuhe die Kontrolle über sie, sie tanzen Vicky fast zu Tode, sie tanzt durch ihre eigenen Albträume – mit Untoten und kahlen Landschaften, mit einem Tanzpartner, der aus zerbröselndem Zeitungspapier besteht –, aber sie kann nicht aufhören zu tanzen, sie kann nicht aufwachen. Vicky versucht, das Tanzen aufzugeben. Sie versteckt die roten Schuhe in einer Schublade. Sie verliebt sich in einen Komponisten, sie heiratet ihn. Zum Ende des Films soll sie noch einmal in Lermontovs Ballett tanzen. Ihr Mann bittet sie, es nicht zu tun. Lermontov redet auf sie ein: »Niemand kann zwei Leben führen.« Sie muss sich entscheiden. *Was bringt einen Menschen dazu, ausgerechnet das eine zu tun, und nicht ein anderes?*, frage ich mich. Vicky zieht abermals ihre roten Schuhe an. Diesmal tanzen die Schuhe sie über die Kante eines Gebäudes in den Tod. Die anderen Tänzer führen das Ballett ohne sie auf; nur ein Spotlight ist auf den leeren Platz der Bühne gerichtet, auf dem eigentlich Vicky tanzen sollte.

In dem Film geht es nicht um ein Trauma. Es ist vielmehr so, dass mir noch nicht bewusst ist, dass ich mit einem Trauma lebe. Aber *Die roten Schuhe* gibt mir ein Vokabular von Bildern, bringt mir etwas über mich selbst bei, über die Spannung zwischen meinen inneren und äußeren Erfahrungen. Und so, wie Vicky ein letztes Mal ihre roten Schuhe schnürt und die Flucht ergreift – das sieht nicht nach einer bewussten Entscheidung aus. Es sieht unausweichlich aus. Automatisch. Wovor hatte sie eine solche Angst? Wovor lief sie davon? War es etwas, womit sie nicht leben konnte oder ohne das sie nicht leben konnte?

»Hättest du dich für das Tanzen und gegen mich entschieden?«, fragt Béla auf der Busfahrt nach Hause. Ob er dabei wohl an die Nacht in Wien denkt, als ich ihm eröffnete, dass ich mit Marianne nach Amerika gehen würde – ob mit ihm oder ohne ihn. Er weiß bereits, dass ich imstande bin, mich für jemand anderen oder für etwas anderes zu entscheiden.

Mit einer koketten Antwort entschärfe ich seine Frage. »Hättest du mich damals tanzen sehen, hättest du mir die Entscheidung nicht abverlangt«, sage ich. »Einen hohen Kick, wie ich ihn getanzt habe, hast du noch nicht gesehen.« Ich täusche vor. Ich täusche vor. Irgendwo tief in mir drin unterdrücke ich einen Schrei. *Ich hatte nicht die Wahl, mich zu entscheiden!*, wütet das Schweigen in mir. *Hitler und Mengele haben für mich entschieden. Ich hatte nicht die Wahl, mich zu entscheiden*!

Béla ist der Erste, der unter dem Druck zusammenbricht. Es passiert bei der Arbeit. Er hebt eine Kiste und fällt zu Boden. Er kann nicht atmen. Im Krankenhaus deckt eine Röntgenaufnahme auf, dass seine Tuberkulose wieder ausgebrochen ist. Er sieht orientierungsloser und bleicher aus als an jenem Tag, an dem ich ihn aus dem Gefängnis geholt habe, an jenem Tag, als wir nach Wien flüchteten. Die Ärzte weisen ihn in eine Spezialklinik ein. Jeden Tag, wenn ich ihn nach der Arbeit mit Marianne besuche, bin ich starr vor Angst, dass sie ihn Blut spucken sehen, die Nähe seines Todes spüren könnte, obwohl wir uns große Mühe geben, seine schwere Krankheit vor ihr zu verbergen. Sie ist vier Jahre alt, sie kann schon lesen, sie bringt Bilderbücher von Mrs Bower mit, um ihren Vater zu unterhalten, sie informiert die Krankenschwestern, wenn er mit dem Essen fertig ist, wenn er noch Wasser braucht. »Weißt du, was Daddy aufheitern könnte«, sagt sie zu mir. »Eine kleine Schwester!« Wir haben uns den Wunsch nach einem weiteren Kind versagt, wir sind zu arm, und im Moment bin ich froh, dass wir nicht auch noch den Druck eines weiteren, hungrigen Menschen spüren, der Bélas Genesung und meinen kärglichen Arbeitslohn belasten würde. Aber es bricht mir das Herz, wenn ich sehe, wie meine Tochter sich nach einer Spielgefährtin sehnt. Wenn ich sehe, wie einsam sie ist. Das führt dazu, dass ich mich nach meinen Schwestern sehne. Magda hat inzwischen einen besseren Job in New York und kann ihre Nähkünste, die sie bei meinem Vater erworben hat, bei London Fog einsetzen, wo sie Mäntel näht. Sie will in einer anderen Stadt nicht wieder von vorn anfangen, aber ich bitte sie, nach Baltimore zu kommen. So ungefähr hatte ich mir 1949 in Wien mein Leben vorgestellt: Ich wollte Marianne mit meiner Schwester statt mit meinem

Ehemann großziehen. Damals war es eine freie Entscheidung gewesen, ein Opfer, um meiner Tochter ein Leben in einem Kriegsgebiet zu ersparen. Und jetzt könnte es zur Notwendigkeit werden, falls Béla sterben oder arbeitsunfähig werden sollte. Wir wohnen jetzt in einer etwas besseren Wohnung und haben selbst als Doppelverdiener Mühe, genügend Essen zu beschaffen. Ich weiß nicht, wie ich das allein schaffen soll. Magda verspricht, darüber nachzudenken.

»Mach dir keine Sorgen«, sagt Béla und hustet in ein Taschentuch. »Ich werde unser Mädchen nicht ohne Vater aufwachsen lassen. Ganz bestimmt nicht.« Er hustet und stottert so stark, dass er die Worte kaum herausbringt.

Béla erholt sich zwar, ist aber noch schwach. Er wird seine Arbeit im Lagerhaus nicht wieder aufnehmen können, aber er wird leben. Die Mediziner in der Tuberkulose-Klinik, angetan von Bélas Charme und Humor, versprechen, dass sie ihm noch vor seiner Entlassung helfen werden, eine Karriererichtung einzuschlagen, die uns aus der Armut holen und ihm noch viele gesunde Jahre bescheren könnte. Sie organisieren einen Eignungstest, den Béla nur so lange für lächerlich hält, bis die Ergebnisse vorliegen. Der Test besagt, dass er die besten Voraussetzungen für eine Karriere als Dirigent oder als Buchhalter mitbringt.

»Wir könnten ein neues Leben mit Ballett aufbauen«, scherzt er. »Du könntest tanzen. Ich würde das Orchester dirigieren.«

»Hast du dir in deiner Jugend jemals gewünscht, Musik zu studieren?« Es ist ein gefährliches Unterfangen, mit der Vergangenheit »was wäre, wenn« zu spielen.

»Ich habe in meiner Jugend tatsächlich Musik studiert.«

Wie konnte ich das vergessen? Er hatte Geige studiert wie meine Schwester. Er schrieb darüber in den Briefen, als er um mich warb. Ihn jetzt davon sprechen zu hören, ist so, als bekäme man erzählt, dass er früher einen anderen Namen hatte.

»Ich war ziemlich gut. Meine Lehrer sagten, dass ich aufs Konservatorium gehen könnte, und das hätte ich vielleicht auch gemacht, wenn ich nicht das Familienunternehmen hätte übernehmen müssen.«

Ich spüre, wie mir das Blut ins Gesicht schießt. Ich bin plötzlich wütend. Ich weiß nicht, warum. Ich möchte etwas Gehässiges sagen, aber ich weiß nicht, ob ich mich selbst damit bestrafen möchte oder ihn. »Überleg mal«, sage ich, »wärst du dabeigeblieben, hättest du vielleicht zuerst Klara statt mich kennengelernt.«

Béla versucht, in meinem Gesicht zu lesen. Ich sehe, wie er herauszufinden versucht, ob er mich necken oder beruhigen soll. »Willst du mir wirklich einreden, dass ich nicht überglücklich bin, mit dir verheiratet zu sein? Es war nur eine Geige. Das spielt jetzt keine Rolle.«

Da geht mir auf, was es ist, was mich geärgert hat. Es ist die scheinbare Mühelosigkeit, mit der mein Mann einen alten Traum ad acta gelegt hat. Und falls er jemals darunter gelitten hat, die Musik aufgegeben zu haben, hält er es vor mir verborgen. Was war mit mir los, dass ich mich immer noch so sehr nach dem sehnte, was *nicht war*?

Béla zeigt seinem früheren Boss im Lagerhaus die Ergebnisse des Eignungstests. Er stellt ihn seinem Buchhalter vor, einem großherzigen Mann, der bereit ist, Béla als Assistenten einzustellen, während Béla einen Kurs für Wirtschaftsprüfer belegt und auf die Lizenz hinarbeitet.

Ich bin ruhelos. Ich war so mit Geldsorgen und mit Bélas

Krankheit beschäftigt, so eingebunden in meinen übervollen Arbeitstag in der Fabrik und damit, das Geld zusammenzukratzen, um Lebensmittel zu kaufen, dass ich durch diese gute Nachricht irgendwie ins Trudeln komme. Der Wegfall der Sorgen hinterlässt bei mir einen gähnenden Hohlraum, den ich nicht zu füllen weiß. Béla hat neue Perspektiven, einen neuen Weg, aber ich nicht. Ich wechsle mehrmals den Job, um mehr zu verdienen und mich wohler zu fühlen. Das zusätzliche Geld hilft, und die Fortschritte bauen mich tatsächlich eine Zeit lang auf. Aber das Gefühl ist nie von Dauer. Bei einer Versicherung werde ich von meiner Station am Matrizendrucker zur Buchhalterin befördert. Meiner Vorgesetzten ist aufgefallen, wie viel ich arbeite, sie wird mich ausbilden. Ich bin glücklich in Gesellschaft der anderen Sekretärinnen, glücklich, zu ihnen zu gehören, bis meine neue Freundin mir rät: »Setz dich beim Lunch bloß nicht neben die Juden. Die müffeln ziemlich.« Am Ende gehöre ich doch nicht zu ihnen. Ich muss verschweigen, wer ich bin. In der Kofferfabrik, in der ich dann arbeite, habe ich einen jüdischen Vorgesetzten, und ich glaube, dass ich mich endlich einfügen werde. Ich habe Selbstvertrauen, fühle mich akzeptiert.

An einem Tag klingelt ständig das Telefon, und obwohl ich nur eine kleine Angestellte bin und keine Sekretärin, aber sehe, wie gestresst alle sind, springe ich ein und hebe den Hörer ab. Mein Boss schießt aus seinem Büro. »Wer hat Ihnen das erlaubt?«, brüllt er. »Wollen Sie meinen Ruf ruinieren? Diese Firma wird kein Greener repräsentieren. Habe ich mich klar ausgedrückt?« Das Problem liegt nicht darin, dass er mich zusammenstaucht. Das Problem ist, dass ich seiner Einschätzung glaube, wertlos zu sein.

Im Sommer 1952, kurz nach Bélas Genesung und ein paar Monate, bevor Marianne fünf wird, zieht Magda tatsächlich nach Baltimore um. Sie wohnt ein paar Monate bei uns, bis sie einen Job findet. Wir stellen für sie im Essbereich an der Eingangstür ein Bett auf. In unserer Wohnung steht die Luft im Sommer auch in der Nacht, und Magda macht die Tür einen Spalt breit auf, bevor sie zu Bett geht. »Vorsicht«, warnt Béla. »Ich weiß nicht, in welchem Palast du in der Bronx gewohnt hast, aber das hier ist keine sichere Gegend. Wenn du die Tür offen lässt, könnte jemand hereinkommen.«

»Wäre vielleicht gar nicht so schlecht«, schnurrt Magda und klimpert mit den Wimpern. Meine Schwester. Ihr Kummer ist nur in dem Humor sichtbar, mit dem sie ihn übertüncht.

Wir geben ein kleines Fest, um sie willkommen zu heißen. George und Duci kommen – George quittiert diesen kleinen Luxus mit Kopfschütteln – und einige unserer Nachbarn aus dem Wohnhaus, darunter auch unsere Vermieter. Sie bringen deren Freund Nat Shillman mit, einen pensionierten Ingenieur bei der Marine. Magda erzählt eine witzige Geschichte über ihre erste Woche in Amerika, als Tante Matilda ihr auf der Straße einen Hotdog kaufte. »In Europa, wenn du da einen Hotdog an einem Kiosk kaufst, kriegst du immer zwei Hotdogs mit Sauerkraut und mit Zwiebeln oben drauf. Matilda holt also meinen Hotdog und kommt mit einem mickrigen Würstchen auf einem labberigen kleinen Brötchen zurück. Ich dachte, sie wäre entweder zu geizig, um den vollen Preis für zwei Würstchen zu zahlen, oder hätte vielleicht an mein Gewicht gedacht. Über Monate habe ich ihr das verübelt, bis der Tag kam, an dem ich mir selbst einen Hotdog gekauft habe und feststellen musste, dass das hier so üblich ist.«

Alle Blicke sind auf Magda gerichtet, auf ihr ausdrucksvolles Gesicht, und alle warten auf eine weitere witzige Geschichte, die sie vielleicht noch erzählen möchte. Und sie hat tatsächlich noch eine, sie hat immer noch eine. Nat ist sichtlich fasziniert von ihr. Als die Gäste gegangen sind und Marianne eingeschlafen ist, setze ich mich zu Magda aufs Bett, und wir schwatzen miteinander wie damals, als wir Mädchen waren. Sie fragt mich, was ich von Nat Shillman weiß. »Ja, ja, ich weiß, dass er in Daddys Alter ist«, sagt sie, »aber ich habe ein gutes Gefühl bei ihm.«

Wir unterhalten uns, bis mir fast die Augen zufallen. Ich mag nicht aufhören. Es gibt etwas, was ich Magda fragen muss, etwas, was mit dem Hohlraum in mir zu tun hat. Aber wenn ich sie über die Angst, die Leere ausfrage, dann muss ich sie anerkennen, und ich bin daran gewöhnt, so zu tun, als gäbe es sie nicht. »Bist du glücklich?«, bringe ich gerade noch heraus. Ich will, dass sie mir sagt, dass sie glücklich ist, damit ich auch glücklich sein kann. Ich will, dass sie sagt, dass sie nie glücklich sein wird, nicht wirklich, damit ich weiß, dass das Loch nicht nur in mir drin ist.

»Dicuka, lass dir mal von deiner großen Schwester einen guten Rat geben. Entweder bist du sensibel oder du bist es nicht. Und wenn du sensibel bist, leidest du mehr.«

»Werden wir wieder wie früher sein?«, frage ich. »Irgendwann?«

»Ja«, sagt sie. »Nein. Ich weiß es nicht. Aber so viel ist sicher: Hitler ist schuld, dass wir so am Arsch sind.«

Béla und ich bringen inzwischen sechzig Dollar die Woche nach Hause, so viel, dass wir es mit einem zweiten Kind versuchen. Ich werde schwanger. Meine Tochter wird am 10. Februar 1954 geboren. Als ich aus der Narkose erwache, die die Ärzte damals allen Frauen in den Wehen gaben, liegt sie auf der Säuglingsstation. Aber ich bestehe darauf, mein Baby im Arm zu halten, ich bestehe darauf, es zu stillen. Als die Schwester sie mir bringt, stelle ich fest, dass sie perfekt ist und schläfrig. Sie ist nicht so groß, wie ihre Schwester bei der Geburt war, ihre Nase so winzig, die Wangen so weich.

Béla kommt mit Marianne, die inzwischen sechs Jahre alt ist, damit sie das Baby sehen kann. »Ich habe meine Schwester bekommen! Ich habe meine Schwester bekommen!«, jubelt Marianne, als hätte ich Geld in einem Umschlag gespart und eine Schwester aus einem Katalog bestellt, als wäre ich in der Lage, ihr jeden Wunsch zu erfüllen. Bald wird sie auch eine Kusine bekommen, denn Magda, die 1953 Nat Shillman geheiratet hat, ist schwanger und wird im Oktober eine Tochter zur Welt bringen. Sie nennt sie Ilona nach unserer Mutter.

Unsere neugeborene Tochter nennen wir Audrey, nach Audrey Hepburn. Ich bin noch immer benommen von den Medikamenten, die die Ärzte mir zur Beruhigung gegeben haben. Sogar die Intensität der Wehen, das erstmalige Kennenlernen und Stillen meiner Tochter: Alles hat das taube Gefühl meines Lebens im Verborgenen angenommen.

Es ist ein Reflex, zusammen mit dem Guten auch das Schlechte zu erwarten. Die ersten Monate in Audreys Leben büffelt Béla so verbissen für seine Prüfung, als bereitete er sich für den ultimativen Test vor, die ausschlaggebende Prüfung, welche ein für alle Mal bestimmen wird, ob er seinen Platz, seinen Frieden mit sich selbst und mit unseren Entscheidungen finden wird.

Er besteht die Prüfung nicht. Damit nicht genug, erklärt

man ihm, dass er mit seinem Stottern, mit seinem Akzent ohnehin keine Chance auf einen Job hätte, selbst wenn er es schaffen sollte, die Lizenz zu erwerben.

»Irgendwie liegen immer Hindernisse auf meinem Weg«, sagt er, »egal, was ich mache.«

Ich widerspreche. Ich rede ihm gut zu. Ich sage ihm, dass wir bestimmt einen Weg finden, aber ich kann nicht verhindern, dass sich die Stimme meiner Schwester Klara in meinem Kopf einnistet: *Zwei Krüppel. Wie soll das denn gehen?* Ich weine im Badezimmer. Ich weine still vor mich hin, komme frohgemut heraus. Ich weiß nicht, dass Ängste, die verborgen bleiben, nur noch schlimmer werden. Ich weiß nicht, dass meine Angewohnheit, zu versorgen und zu beschwichtigen – zu vertuschen –, alles nur noch schlimmer macht.

KAPITEL 13

Sie waren dort?

Im Sommer 1955, Marianne war sieben und Audrey ein Jahr alt, packten wir unseren alten grauen Ford, kehrten Baltimore den Rücken und zogen nach El Paso, Texas. Demoralisiert von den schlechten Jobaussichten, genervt von den ewigen Vorhaltungen und Feindseligkeiten seines Bruders, besorgt um seine eigene Gesundheit, hatte sich Béla mit seinem Cousin Bob Eger in Verbindung gesetzt und auf seinen Rat gehofft. Bob war der Adoptivsohn von Bélas Großonkel Albert, der in den ersten Jahren des 20. Jahrhunderts mit zweien seiner Brüder nach Chicago eingewandert war und den vierten Bruder – Bélas Großvater – in Prešov zurückgelassen hatte, damit er den Großhandel weiterführte, den Béla dann nach dem Krieg übernommen hatte. Es waren die Egers aus Chicago gewesen, die in den 1930er-Jahren Georges Einwanderung nach Amerika unterstützt hatten, und sie waren es auch gewesen, die die Eger-Familie vor dem Krieg hatten registrieren lassen und uns so die Möglichkeit eröffneten, Visa zu bekommen. Ich war dankbar für die Großzügigkeit und die Voraussicht der Chicagoer Egers, ohne die wir niemals nach Amerika gekommen wären.

Aber als Bob, der inzwischen mit seiner Frau und zwei Kindern in El Paso lebte, Béla empfahl: »Kommt in den Westen!«, befürchtete ich, dass wir abermals in einer Sackgasse landen könnten, die als Chance verkleidet daherkam. Bob beruhigte uns. Er sagte, dass die Wirtschaft in El Paso boomte, dass Immigranten in einer Grenzstadt weniger ausgegrenzt und an den Rand gedrängt würden, dass die Grenze ideal geeignet sei, bei null anzufangen und sein Leben neu zu erfinden. Er verhalf Béla sogar zu einem Assistentenjob bei einem Wirtschaftsprüfer zum doppelten Gehalt dessen, was er in Baltimore erzielt hatte. »Die Wüstenluft wird meiner Lunge guttun«, sagte Béla. »Wir werden es uns leisten können, ein Haus statt einer winzigen Wohnung zu mieten.« Also stimmte ich zu.

Wir versuchten, die Aktion in ein lustiges Abenteuer zu verwandeln, eine Art Urlaub. Wir fuhren über landschaftlich reizvoll gelegene Straßen, machten halt an Motels mit Swimmingpool, wo wir frühzeitig eincheckten, um noch vor dem Abendessen ein erfrischendes Bad zu nehmen. Trotz meiner Vorbehalte gegen den Umzug, die Kosten für Benzin und die Motels, die Mahlzeiten in Restaurants und die abermals große Entfernung zwischen Magda und mir, stellte ich fest, dass ich häufiger lächelte. Nicht die Maske eines Lächelns, die ich aufsetzte, um meine Familie zu beschwichtigen. Ein echtes Lächeln, tief in Wangen und Augen. Ich entdeckte neue kameradschaftliche Gefühle für Béla, der Marianne Kalauer beibrachte und mit Audrey im Wasser planschte, wenn wir an den Pool gingen.

Das Erste, was mir in El Paso auffiel, war der Himmel. Offen, klar, weit. Meine Blicke weideten sich an den Bergen, die die Stadt zum Norden hin begrenzten. Ich musste immer hinaufsehen. Zu bestimmten Tageszeiten flachte der Winkel der Sonnenstrahlen die Bergkette zu einem zarten Scherenschnitt ab, und die Bergspitzen zeigten sich wie in einer

Filmkulisse in einem gleichförmigen, matten Braun. Dann wechselte das Licht, die Berge erstrahlten in allen Regenbogenfarben von Pink, Orange, Violett, Rot und Gold bis hin zu Tiefblau, und die Bergkette präsentierte sich als Relief, das wie der ausgezogene Balg eines Akkordeons aussah, der alle seine Falten in Szene setzt.

Auch die Kultur zeigte Größe. Ich hatte eine staubige, abgelegene Grenzstadt wie in einem Westernfilm erwartet, einen Ort mit stoischen einsamen Männern und noch einsameren Frauen. Aber El Paso kam mir europäischer, kosmopolitischer vor als Baltimore. Die Stadt war bilingual. Multikulturell, ohne strikte Segregation. Und dann war da noch die Grenze selbst, die Vereinigung zweier Welten. El Paso, Texas, und Juárez, Chihuahua, waren keine separaten Städte, sie waren eher zwei Hälften desselben Ganzen. Der Rio Grande durchschnitt El Paso in der Mitte, teilte die Stadt zwischen zwei Länder auf, aber die Grenze war so beliebig wie eindeutig. Ich dachte an meine Heimatstadt: Aus Košice wurde Kassa, dann wieder Košice; die Grenze veränderte alles, die Grenze veränderte nichts. Mein Englisch war immer noch rudimentär, und ich sprach gar kein Spanisch, fühlte mich aber hier weniger an den Rand gedrängt und ausgeschlossen als in Baltimore, wo wir in einem jüdischen Einwandererviertel lebten, in dem wir einen Unterschlupf erwartet hatten, uns stattdessen aber exponiert fühlten. In El Paso waren wir einfach nur Teil des Völkergemischs.

Kurz nach unserem Umzug bin ich mit Audrey im nahe gelegenen Park und höre, wie eine Mutter ihren Kindern etwas auf Ungarisch zuruft. Ich beobachte sie, diese andere ungarische Mutter, ein paar Minuten lang, erwarte eigentlich, sie wiederzuerkennen, schelte mich dann aber. Wie naiv von mir, anzunehmen, dass wir vielleicht etwas gemeinsam haben könnten, nur weil ihre Stimme mir vertraut vorkommt, ein Spiegel meiner Sprache ist. Aber trotzdem folge ich ihr unwillkürlich, während sie und ihre Kinder spielen, und werde das Gefühl nicht los, sie doch zu kennen.

Plötzlich erinnere ich mich an etwas, woran ich seit dem Abend von Klaras Hochzeit nicht mehr gedacht hatte: an die Postkarte, die an Magdas Spiegel in Košice steckte. Die Kursivschrift quer über dem Bild der Brücke: *El Paso*. Wie konnte ich vergessen, dass Laci Gladstein vor zehn Jahren hierher in diese Stadt gezogen war? Laci, der junge Mann, der mit uns in Gunskirchen befreit wurde, der mit mir und Magda von Wien nach Prag auf dem Zugdach saß, der trostspendend unsere Hände gefasst hatte und von dem ich dachte, dass er eines Tages Magda heiraten würde, der nach El Paso gekommen war, um im Möbelladen seiner Tante und seines Onkels zu arbeiten und für sein Medizinstudium zu sparen. *El Paso*, der Ort, der mir auf der Postkarte wie das Ende der Welt vorgekommen war, der Ort, in dem ich jetzt lebe.

Audrey holt mich aus meinen Tagträumen zurück und will auf die Schaukel gesetzt werden. Als ich sie hochhebe, kommt die ungarische Frau mit ihrem Sohn ebenfalls zu den Schaukeln. Ich kann mich nicht beherrschen und spreche sie sofort auf Ungarisch an.

»Sie sind Ungarin«, sage ich. »Vielleicht kennen Sie ja einen alten Freund von mir, der nach dem Krieg nach El Paso gegangen ist.«

Sie sieht mich so amüsiert an, wie Erwachsene Kinder ansehen, die herrlich naiv sind. »Wer ist denn Ihr Freund?«, fragt sie. Sie spielt das Spiel mit.

»Laci Gladstein.«

Plötzlich bekommt sie feuchte Augen. »Ich bin seine Schwester!«, schnieft sie. Sie hat meine verschlüsselte Botschaft verstanden. *Alter Freund. Nach dem Krieg.* »Er ist Arzt«, sagt sie. »Er nennt sich jetzt Larry Gladstone.«

Wie kann ich erklären, was ich in diesem Augenblick empfand? Zehn Jahre waren vergangen, seit ich mit Laci und anderen Überlebenden auf dem Dach eines Zuges saß. In jenem Jahrzehnt hatte er seinen Traum wahrgemacht und war Arzt geworden. Das zu hören, gab mir das Gefühl, dass keine Hoffnung, kein Ehrgeiz unerreichbar ist. Er hatte sich in Amerika neu erfunden. Das konnte ich auch.

Aber das ist nur die halbe Geschichte. Ich stand hier in einem Park in der heißen Wüstensonne und war wirklich am Ende der Welt, weiter entfernt in Zeit und Raum von dem Mädchen, das dem Tod überlassen auf einem Haufen von Leichen in einem morastigen Wald in Österreich lag, als ich es jemals gewesen war. Und zugleich war ich ihr seit dem Krieg noch nie so nahe gewesen, denn hier räumte ich ihre Existenz gegenüber einer Fremden ein, hier begegnete ich im prallen Tageslicht einem Geist aus der Vergangenheit, während meine Tochter von mir einforderte, sie immer höher und höher zu schaukeln. Vielleicht bedeutet Vorwärtsgehen auch, in einem Bogen wieder zurückzukehren.

Ich finde Larry Gladstone im Telefonbuch und warte eine gute Woche, bis ich anrufe. Seine Frau, eine Amerikanerin, nimmt das Gespräch an. Sie nimmt die Nachricht entgegen, sie bittet mich mehrmals, ihr meinen Namen zu buchstabieren. Ich rede mir ein, dass er sich nicht an mich erinnern wird. An jenem Abend kommen Bob und seine Familie zum

Abendessen zu uns. Marianne hat mich gebeten, Hamburger zu machen, und ich bereite sie so zu, wie meine Mutter es getan hätte: das Hackfleisch mit Ei, Knoblauch und eingeweichtem Brot vermischen, wie Fleischklopse rollen und mit Spargel und Kümmelkartoffeln servieren. Als ich das Essen an den Tisch bringe, verdreht Marianne die Augen. »Mama«, sagt sie, »ich hatte an *amerikanische* Hamburger gedacht.« Sie möchte plattgeklopfte Pattys zwischen geschmacklosen, weißen Brötchen mit fettigen Pommes und einer Pfütze faden Ketchups. Sie schämt sich vor Dickie und Barbara, ihren amerikanischen Cousins. Ihre Missbilligung versetzt mir einen Stich. Ich habe erreicht, was ich stets gelobt habe, niemals zu tun: Sie schämt sich. Als das Telefon klingelt, nutze ich die Gelegenheit, den Tisch zu verlassen, und hebe den Hörer ab.

»Edith«, sagt der Mann. »Mrs Eger. Hier spricht Larry Gladstone.«

Er spricht Englisch, aber seine Stimme ist dieselbe. Sie bringt die Vergangenheit in meine Küche, den beißenden Wind vom Zugdach. Ich bin benommen. Ich bin hungrig wie damals, fast verhungert. Mein gebrochener Rücken schmerzt. »Laci«, sage ich; meine Stimme hört sich weit entfernt an, als käme sie aus einem Radio in einem anderen Zimmer. Unsere gemeinsame Vergangenheit ist allgegenwärtig, und doch unaussprechlich.

»Wir müssen uns treffen«, sagt er. Wir schalten auf Ungarisch um. Er erzählt mir von seiner Frau und ihrer wohltätigen Arbeit, ihren drei Töchtern. Ich erzähle ihm von meinen Kindern und Bélas Aspirationen, Wirtschaftsprüfer zu werden. Er lädt mich ein, ihn in seiner Praxis zu besuchen, er freut sich auf einen Besuch meiner Familie bei seiner Familie zum Abendessen. Damit beginnt – abermals – eine Freundschaft, die den Rest unseres Lebens Bestand haben wird. Als ich den Hörer auflege, färbt sich der Himmel rosa und golden. Ich höre die Stimmen meiner Familie im Esszimmer. Bobs Sohn Dickie fragt seine Mutter über mich aus. Ob ich wirklich Amerikanerin bin, warum ich so schlecht Englisch spreche? Mein Körper verkrampft sich, wie immer, wenn die Vergangenheit zu nahe heranrückt. Es ist wie eine Hand, die hervorschnellt, um die Kinder zu schützen, wenn das Auto unvermittelt bremst. Ein Reflex, ein Beschützerinstinkt. Seit meiner Schwangerschaft mit Marianne, als ich mich den Warnungen des Arztes widersetzte, als ich entschied, dass mein Leben immer für weiteres Leben stehen sollte, und beschloss, nicht zuzulassen, dass die Todeslager jemals einen Schatten über meine Kinder werfen. Diese feste Überzeugung hat sich zu einem einzigen Ziel verfestigt: *Meine Kinder dürfen es nie wissen.* Sie werden mich nie als halb verhungertes Skelett sehen, unter einem von Rauchwolken vernebelten Himmel vom Strudel meiner Mutter träumend. Es wird nie ein Bild geben, das sie in ihren Köpfen bewahren müssen. Ich werde sie beschützen. Ich werde sie verschonen. Aber Dickies Fragen erinnern mich daran, dass ich zwar beschließen kann, selbst Stillschweigen zu bewahren und mich auf die Tarnung oder das Schweigen anderer Nahestehender zu verlassen, dass ich aber keinen Einfluss darauf habe, was andere sagen oder tun, wenn ich nicht dabei bin. Was könnten meine Töchter aufschnappen? Was könnten andere ihnen erzählen, auch wenn ich mich noch so sehr ins Zeug lege, die Wahrheit unter Verschluss zu halten?

Zu meiner Erleichterung lenkt Dickies Mutter das Gespräch in eine andere Richtung. Sie fordert ihn und seine ältere Schwester Barbara auf, Marianne von den besten Lehrern an der Schule zu erzählen, die sie ab Herbst besuchen wird. Hat Béla sie gebeten, die Konspiration des Schweigens aufrechtzuerhalten? Oder hat sie es instinktiv getan? Tut sie es mir zuliebe, meinen Kindern zuliebe, sich selbst zuliebe? Als sich ihre Familie später an der Tür von uns verabschiedet, höre ich, wie Dickies Mutter ihm etwas auf Englisch zuflüstert: »Frag Tante Dicu bitte *nie* über ihre Vergangenheit aus. Darüber sprechen wir nicht.« Mein Leben ist ein Familientabu. Mein Geheimnis ist sicher aufgehoben.

Es gibt immer zwei Welten. Die eine, für die ich mich entscheide, und die andere, die ich verleugne, die sich ohne meine Erlaubnis einbringt.

1956 besteht Béla das Examen zum Wirtschaftsprüfer, er erwirbt seine Lizenz, und ein paar Monate, bevor unser drittes Kind Johnny zur Welt kommt, kaufen wir ein bescheidenes Ranch-style-Haus mit drei Schlafzimmern am Fiesta Drive. Hinter dem Haus gibt es nichts als Wüste – rosa und violett blühende Agaven, rote Yucca-Blumen und hissende Klapperschlangen. Im Haus entscheiden wir uns für helle Möbel im Wohnzimmer und im Arbeitszimmer. Bei frischer Papaya, die Béla jeden Sonntagmorgen auf der anderen Seite der Grenze auf dem Bauernmarkt in Juárez kauft, lesen wir die Schlagzeilen. In Ungarn ein Aufstand, sowjetische Panzer rollen ein, um die antikommunistische Rebellion zu unterdrücken. Béla ist den Mädels gegenüber kurz angebunden, sein Stottern verstärkt sich wieder. Es ist heiß, ich bin hochschwanger. Wir machen den Verdunstungskühler an, setzen uns im Salon vor den Fernseher und gucken die Sommerolympiade in Melbourne.

Wir schalten gerade ein, als Ágnes Keleti, eine Jüdin aus

Budapest und Mitglied der Mannschaft der Kunstturnerinnen, sich für ihre Bodenübung aufwärmt. Sie ist fünfunddreißig, sechs Jahre älter als ich. Wäre sie in Kassa oder ich in Budapest aufgewachsen, hätten wir zusammen trainiert. »Seht euch das an!«, sagt Béla zu den Mädchen. »Sie ist Ungarin wie wir.« Ágnes Keleti zu beobachten, wie sie sich für ihre Bodenübung in Position bringt, ist, als beobachtete ich meine andere Hälfte, mein anderes Selbst. Das Selbst, das nicht nach Auschwitz geschickt wurde. (Später erfahre ich, dass Keleti einer jungen Christin in Budapest Ausweispapiere abgekauft hatte und in ein abgelegenes Dorf geflohen war, wo sie als Dienstmädchen arbeitete und dort das Kriegsende abwartete.) Das Selbst, dessen Mutter am Leben geblieben ist. Das Selbst, welches nach dem Krieg den Faden des alten Lebens wiederaufgenommen hat, das nicht zugelassen hat, dass ihr Traum von Mühsal oder Alter zerstört wurde. Sie hebt die Arme, macht den Körper lang, wartet auf ihren Einsatz. Béla jubelt ihr begeistert zu. Audrey macht es ihm nach. Marianne schaut zu, wie ich mich vorbeuge, zum Fernseher hinbeuge. Sie weiß nicht, dass ich einmal eine Wettkampf-Kunstturnerin war, geschweige denn, dass derselbe Krieg, der Ágnes Keletis Leben unterbrach, auch mein Leben unterbrochen hat und sich noch immer in mein Leben drängt. Aber ich spüre, dass meine Tochter merkt, wie ich den Atem anhalte, wie ich Keletis Körper nicht nur mit den Augen, sondern mit dem ganzen Körper folge. Béla, Marianne und Audrey klatschen bei jedem Flip. Ich bin außer Atem, wenn Keleti langsam und kontrolliert turnt, sich tief über ihre Beine beugt, den Boden berührt, dann von einer Vorwärtsbeuge im Sitzen zu einer Brücke rückwärts und hoch in den Handstand wechselt – ein Bild der Grazie und flüssiger Bewegung. Ihre Übung ist vorüber.

Ihre russische Konkurrentin stellt sich an die Matte. Wegen des Aufstands in Ungarn sind die Spannungen zwischen ungarischen und sowjetischen Athleten besonders spürbar. Béla buht laut. Die kleine Audrey, zwei Jahre alt, macht es ihm nach. Ich bringe beide zum Schweigen. Ich beobachte Larissa Latynina so, wie die Jury sie beobachtet, wie Keleti sie beobachten muss. Ich sehe, dass ihr hoher Kick vielleicht ein bisschen höher ist als der von Keleti, ich sehe die Spannkraft ihrer Flips, wie sie in einem Spagat landet. Marianne seufzt vor Bewunderung. Béla buht wieder. »Sie ist wirklich gut, Daddy«, sagt Marianne. »Sie kommt aus einem Land von Unterdrückern und Tyrannen«, sagt Béla. »Sie hat sich ihren Geburtsort nicht ausgesucht«, sage ich. Béla zuckt die Achseln. »Versuch mal, so herumzuwirbeln, wenn *dein* Land im Belagerungszustand ist«, sagt er. »In diesem Haus halten wir zu den Ungarn.« Am Ende teilen sich Keleti und Latynina die Goldmedaille. Latyninas und Keletis Schultern berühren sich, als sie bei der Siegerehrung Seite an Seite auf dem Podest stehen. Keleti verzieht das Gesicht. »Mama, warum weinst du?«, fragt mich Marianne. »Ach was, tu ich doch nicht«, sage ich.

Verleugnen. Verleugnen. Verleugnen. Wen will ich eigentlich beschützen? Meine Tochter? Oder mich selbst?

Marianne wird immer wissbegieriger, und sie ist eine unersättliche Leseratte. Nachdem sie alle Bücher in der Kinderabteilung der Bücherei von El Paso durchgelesen hat, fängt sie an, in den Bücherregalen unseres Hauses zu stöbern, liest meine philosophischen und literarischen Werke und Bélas Geschichtsbücher. 1957 – sie ist zehn Jahre alt – setzt sie mich und Béla auf die beigefarbene Couch im Salon. Sie stellt sich wie eine kleine Lehrerin vor uns hin. Sie schlägt ein Buch auf, das sie, wie sie uns sagt, versteckt hinter den anderen Büchern in einem unserer Regale gefunden hat. Sie zeigt auf ein Bild mit nackten, zum Skelett abgemagerten Leichen, die zu einem Haufen aufgeschichtet sind. »Was ist das?«, fragt sie. Ich schwitze, das Zimmer dreht sich. Ich hätte voraussehen können, dass dieser Moment einmal kommen würde, aber es ist für mich genauso überraschend, frappierend und beängstigend, als wäre ich ins Haus gekommen und hätte feststellen müssen, dass der Alligator-Teich von der San Jacinto Plaza jetzt in unserem Wohnzimmer steht. Der Wahrheit ins Auge zu sehen, meiner Tochter ins Auge zu sehen, die wiederum der Wahrheit ins Auge sieht, ist genau so, wie einem wilden Tier ins Auge zu sehen. Ich laufe aus dem Zimmer. Ich erbreche mich im Waschbecken. Ich höre, wie Béla unserer Tochter von Hitler, von Auschwitz erzählt. Ich höre, wie er die gefürchteten Worte sagt: *Deine Mutter war dort.* Ich würde am liebsten den Spiegel zerschlagen. *Nein! Nein! Nein!*, will ich rufen. *Ich war nicht dort!* Was ich aber meine, ist: *Damit musst du dich nicht belasten!* »Deine Mutter ist sehr stark«, höre ich Béla zu Marianne sagen. »Aber du musst wissen, dass du die Tochter einer Überlebenden bist, du musst sie immer, immer beschützen.« Das wäre eine Gelegenheit gewesen, Marianne zu trösten. Sie von der Bürde zu befreien, sich um mich sorgen oder mich bemitleiden zu müssen. Ihr zu erzählen, wie sehr ihre Großeltern sie geliebt hätten. Ihr zu erzählen: *Es ist alles gut, wir sind jetzt in Sicherheit.* Aber ich kann einfach nicht aus dem Bad herauskommen. Ich traue mir selbst nicht. Wenn ich ein Wort über die Vergangenheit sage, werde ich das Gefühl von Wut und Verlust anfachen. Ich werde in die Dunkelheit fallen, ich werde meine Tochter dorthin mitnehmen.

Ich konzentriere mich auf die Kinder, auf das, was ich tun kann, um uns in unserem neuen Zuhause sicher, akzeptiert und glücklich zu fühlen.

Da gibt es die täglichen Rituale, die besonderen Ereignisse in der Woche und die Jahreszeiten, die Dinge, die wir aus Spaß machen, die Dinge, auf die wir zählen: Bélas ungewöhnliche Marotte, sich am Morgen den kahlen Kopf zu rasieren, während er Audrey zur Schule fährt. Béla auf Einkaufstour im Safeway-Supermarkt, der hinter unserem Haus mitten in die Wüste gestellt wurde. Unter Garantie habe ich etwas auf der Einkaufsliste vergessen und rufe im Supermarkt an. Die Angestellten kennen meine Stimme. »Mr Eger, Ihre Frau ist am Telefon«, verkünden sie über den Lautsprecher. Ich kümmere mich um unseren Garten, ich mähe den Rasen, ich arbeite stundenweise in Bélas Büro. Er entwickelt sich zum geschätzten und zuverlässigen Steuerberater aller erfolgreichen Immigranten in El Paso – Syrer, Mexikaner, Italiener, europäische Juden. An den Samstagen nimmt er die Kinder mit ins Büro, damit sie seine Kunden kennenlernen, und wenn ich nicht schon gewusst hätte, wie beliebt Béla ist, würde ich deren Wertschätzung an der Zuneigung erkennen, die sie unseren Kindern schenken. An den Sonntagen fährt Béla nach Juárez und kauft frisches Obst bei Chuy, dem Lebensmittelhändler, und anschließend genießen wir einen ausgedehnten Familienbrunch in unserem Haus, hören Schallplatten mit Broadway-Musik, singen die Lieder mit (Béla singt, ohne zu stottern), und dann gehen wir mit der ganzen Familie zum Schwimmen in den YMCA. Am Weihnachtstag besuchen wir die San Jacinto Plaza in der City von El Paso. Wir feiern Weihnachten ohne Geschenke, aber die Kinder schreiben trotzdem Briefe an Santa Claus. Zu Hanukkah schenken wir uns gegenseitig Praktisches – Socken und Kleidung –, und wir begrüßen das neue Jahr mit reichlich Essen und dem Sun-Carnival-Umzug – mit der Sonnenkönigin, den Bands von der Highschool, den Männern vom Rotary Club, die auf Motorrädern vorbeidefilieren. Im Frühling gibt es Familienausflüge nach White Sands und Santa Fe. Im Herbst kaufen wir Schulbekleidung bei Amen Wardy. Wenn ich mit den Händen über die Kleiderständer streiche, kann ich die besten Stoffe erfühlen. Ich habe ein Händchen dafür, die besten Kleidungsstücke zum niedrigsten Preis zu finden. (Béla und ich genießen beide diese taktilen Rituale – er, wenn es um Obst und Gemüse geht, ich, wenn es um Kleidung geht.) Zur Herbsternte fahren wir zu den Farmen in Mexiko und stopfen uns mit hausgemachten Tamales voll. Essen ist Liebe. Wenn unsere Kinder gute Noten nach Hause bringen, laden wir sie in den Soda Fountain hinter unserem Haus auf einen Banana Split ein.

Mit neun Jahren versucht sich Audrey in einer Ganzjahres-Schwimmmannschaft und wird wettkampfmäßige Schwimmerin. Später an der Highschool wird sie sechs Stunden am Tag trainieren, wie ich früher Kunstturnen und Ballett. Als Marianne dreizehn ist, bauen wir an unser Haus ein separates Appartement an, damit Marianne, Audrey und Johnny ein eigenes Zimmer bekommen. Wir kaufen ein Piano. Marianne und Audrey nehmen beide Klavierstunden, wir geben Kammermusikkonzerte wie früher meine Eltern in meiner Kindheit, und wir veranstalten Bridgeabende. Béla und ich werden Mitglied in einem Buchclub, geleitet von Molly Shapiro, die in El Paso für ihre Salons bekannt ist, in denen sie Künstler und Intellektuelle zusammenbringt.

Ich besuche Kurse für Englisch als Zweitsprache an der

Universität von Texas. Mein Englisch verbessert sich schließlich so weit, dass ich mich 1959 in der Lage fühle, mich als Studentin am College einzuschreiben. Es war lange schon mein Traum, mich weiterzubilden – noch ein auf später verschobener Traum, der jetzt erfüllbar scheint. Ich studiere mein erstes Semester Psychologie, sitze mit Basketballspielern in einer Reihe, mache mir Notizen auf Ungarisch, lasse mir bei jeder schriftlichen Arbeit von Béla helfen. Ich bin zweiunddreißig Jahre alt. Nach außen sind wir glücklich, nach innen oft auch.

Aber da ist die Art, wie Béla unseren Sohn ansieht. Er wollte einen Sohn, aber diesen Sohn hat er nicht erwartet. Johnny hatte athetoide Zerebralparese, verursacht vermutlich von einer vorgeburtlichen Enzephalitis, was seine motorischen Fähigkeiten in Mitleidenschaft gezogen hat. Dinge, die Marianne und Audrey ohne großes Aufhebens schafften – sich anziehen, sprechen, mit Löffel und Gabel essen –, kosteten ihn erhebliche Mühe. Er sah auch anders aus als sie. Er hatte ausgeprägte Schlupflider. Er sabberte. Béla krittelte an Johnny herum, wurde ungeduldig mit ihm, wenn er sich abmühte. Ich dachte an das Gespött, dem ich ausgesetzt war, weil ich schielte, und litt deshalb mit meinem Sohn. Béla machte seinem Ärger über Johnnys Behinderungen Luft. (Er schimpfte auf Tschechisch, damit die Kinder nicht mitbekamen, was er sagte, auch wenn sie seinen Ton durchaus verstanden. Denn zu Hause hatten die Kinder ein wenig Ungarisch aufgeschnappt, obwohl ich Wert darauf legte, dass sie ausschließlich ein makelloses amerikanisches Englisch sprachen.) In solchen Momenten trat ich den Rückzug in unser Schlafzimmer an. Im Verstecken war ich schon immer eine Meisterin. 1960, als Johnny vier war, suchte ich mit ihm Dr. Clark auf, einen Spezialisten am Johns Hopkins Hospital, der zu mir sagte: »Ihr Sohn wird das sein, was Sie aus ihm machen. John wird alles tun, was alle anderen auch tun, aber er wird länger dafür brauchen. Wenn Sie ihn zu sehr antreiben, wird es sich rächen, aber es wird auch ein Fehler sein, ihn nicht hart genug ranzunehmen. Sie müssen ihn bis zur Grenze seines Potenzials antreiben.« Ich unterbrach mein Studium, um Johnny zu seinen Sprachtherapie-Terminen zu bringen, zu seinen Beschäftigungstherapie-Stunden, in jede Art von Klinik, an die ich denken konnte, zu jeder Art von Spezialisten, die vielleicht helfen konnten. (Audrey sagt heute, dass ihre prägnanteste Erinnerung an die Kindheit nicht der Swimmingpool, sondern das Wartezimmer war.) Ich beschloss, mich nicht damit abzufinden, dass unser Sohn für immer behindert sein würde. Ich war mir sicher, dass er erfolgreich leben konnte, wenn wir daran glaubten. Aber als er klein war, mit den Händen aß, mit offenem Mund kaute, weil es ihm so am besten gelang, starrte Béla ihn so enttäuscht und traurig an, dass ich das Gefühl hatte, meinen Sohn vor seinem Vater beschützen zu müssen.

Die Angst zog eine breite Schneise durch unser behagliches Leben. Einmal, als Audrey zehn war, hatte sie eine Freundin zu Besuch, und ich kam an der geöffneten Tür ihres Zimmers vorbei, als gerade ein Krankenwagen mit Sirenengeheul an unserem Haus vorbeiraste. Ich schützte meinen Kopf, eine nicht totzukriegende Gewohnheit seit dem Krieg. Bevor ich die Sirene oder meine Reaktion darauf richtig zur Kenntnis genommen hatte, schrie Audrey schon: »Schnell, unters Bett!« Sie warf sich auf den Fußboden und rollte unter das Bettgestell. Ihre Freundin lachte, ging ebenfalls zu Boden und hielt das vermutlich für ein etwas seltsames Spiel. Für mich war ersichtlich, dass Audrey keinen Spaß machte. Sie war tatsächlich überzeugt davon, dass Sirenen Gefahr bedeuten. Dass man Schutz suchen müsse. Ohne es zu wollen, ohne es bewusst wahrzunehmen, hatte ich ihr das beigebracht.

Was haben wir unseren Kindern über Sicherheit, Werte, Liebe sonst noch unbewusst beigebracht?

Am Abend von Mariannes Highschool-Abschlussfeier steht sie in ihrem Seidenkleid auf unserer vorderen Veranda. Am Handgelenk trägt sie ein wunderschönes Orchideensträußchen. Als sie mit ihrem Begleiter die Veranda verlässt, ruft Béla: »Viel Spaß, Süße. Weißt du, in deinem Alter war deine Mutter in Auschwitz, und ihre Eltern waren tot.«

Ich schreie Béla an, als Marianne gegangen ist. Ich nenne ihn verbittert und kaltschnäuzig, ich werfe ihm an den Kopf, dass er kein Recht hätte, ihr die Freude an ihrem besonderen Abend zu verderben, mir das Vergnügen zu verderben, das ich an ihrer Freude empfinde. Wenn er sich nicht am Riemen reißen könne, würde ich es auch nicht tun. Wenn er unsere Tochter nicht mit glücklichen Gedanken segnen könne, sage ich zu ihm, dann könnte er ebenso gut tot sein. »Die Tatsache, dass du in Auschwitz warst und sie nicht, *ist* ein glücklicher Gedanke«, verteidigt sich Béla. »Ich möchte, dass Marianne sich über das Leben freut, das sie hat.« »Dann vergifte es ihr nicht!«, brülle ich. Schlimmer als Bélas Bemerkung ist die Tatsache, dass ich hinterher nie mehr mit Marianne darüber spreche. Ich tue so, als bemerkte ich nicht, dass auch sie zwei Leben lebt – eines für sich selbst und das andere für mich, weil ich es nicht leben durfte.

Im Herbst 1966, Audrey ist zwölf, Marianne hat ihr erstes Jahr am Whittier College hinter sich, und Johnny, zehn, bestätigt Dr. Clarks Voraussage, dass er sich mit der richtigen Unterstützung körperlich und lerntechnisch stabilisieren würde. Ich habe wieder Zeit, mich um meine eigene Weiterentwicklung zu kümmern. Ich setze mein Studium fort. Mein Englisch ist inzwischen so gut, dass ich meine Arbeiten ohne Bélas Hilfe schreiben kann. (Als er mir noch geholfen hat, war ich bestenfalls Mittelmaß, aber inzwischen bekomme ich Bestnoten.) Ich habe das Gefühl, dass ich endlich vorankomme, endlich die Einschränkungen meiner Vergangenheit überwinde. Aber abermals kollidieren die zwei Welten, die ich nach Kräften getrennt halten wollte. Ich sitze in einem Vorlesungssaal und warte auf den Beginn meiner Einführungsvorlesung in Politikwissenschaften, als ein Mann mit sandfarbenen Haaren sich neben mich setzt.

»Sie waren dort, oder?«, sagt er.

»Dort?« Ich spüre, wie Panik in mir aufsteigt.

»In Auschwitz. Sie sind eine Überlebende, nicht wahr?«

Ich bin von seiner Frage so erschüttert, dass ich nicht daran denke, ihm die Gegenfrage zu stellen. Warum glaubt er, dass ich eine Überlebende bin? Woran macht er es fest? Wie kommt er darauf? Ich habe niemandem in meinem jetzigen Leben auch nur ein Wort über meine Erlebnisse erzählt, nicht einmal meinen Kindern. Auf meinem Arm ist keine Nummer eintätowiert.

»Sind Sie keine Auschwitz-Überlebende?«, fragt er abermals.

Er ist jung, vielleicht zwanzig – ungefähr halb so alt wie ich. Etwas an seiner Jugend, an seiner ernsthaften Art, an der freundlichen Intensität seiner Stimme erinnert mich an Eric, daran, wie wir nach der Ausgangssperre zusammen in einem Kino saßen, wie er das Foto von mir am Strand aufnahm, als ich einen Spagat machte, wie er mich zum ersten Mal auf die Lippen küsste und seine Hand dabei auf dem schmalen Taillengürtel meines Kleides ruhte. Einundzwanzig Jahre nach der Befreiung werde ich von Verlustgefühlen überwältigt. Der Verlust Erics. Der Verlust unserer jungen Liebe. Der Verlust der Zukunft – der Visionen, die wir zu Heirat, Familie und gemeinsamen Aktivitäten hatten. Das ganze Jahr meiner Inhaftierung, das Jahr, in dem ich einem sicheren, unvermeidlichen Tod irgendwie entronnen war, klammerte ich mich an Erics unvergessene Worte: *Ich werde nie deine Augen vergessen. Ich werde nie deine Hände vergessen.* Die Erinnerung war meine Rettungsleine. Und jetzt? Ich habe die Vergangenheit ausgeblendet. Sich zu erinnern, heißt, sich immer wieder dem Grauen zu ergeben. Aber auch Erics Stimme ist in der Vergangenheit. In der Vergangenheit ist die Liebe, die ich, all die Monate, die ich hungerte, in mir spürte und pries.

»Ich bin eine Überlebende«, sage ich zitternd.

»Haben Sie das hier gelesen?« Er zeigt mir ein kleines Taschenbuch: *... trotzdem Ja zum Leben sagen* von Viktor Frankl.

Es klingt nach einem philosophischen Text. Der Name des Autors sagt mir nichts. Ich schüttele den Kopf. »Frankl war in Auschwitz«, erklärt der Student. »Direkt nach dem Krieg schrieb er dieses Buch darüber. Ich könnte mir vorstellen, dass es Sie interessieren wird«, sagt er und hält es mir hin.

Ich nehme das Buch in die Hand. Es ist dünn. Es erfüllt mich mit Grauen. Warum sollte ich vorsätzlich wieder in die Hölle zurückgehen, und sei es auch nur durch den Filter des Erlittenen eines anderen? Aber ich habe nicht den Mut, die

Geste dieses jungen Mannes auszuschlagen. Ich flüstere einen Dank und stecke das kleine Buch in meine Tasche, wo es den ganzen Abend über wie eine tickende Bombe liegt.

Ich beginne, das Abendessen vorzubereiten. Ich fühle mich zerfahren und stehe irgendwie neben mir. Ich schicke Béla zum Safeway Knoblauch kaufen und dann noch Paprika. Ich esse kaum etwas. Nach dem Abendessen übe ich mit Johnny Buchstabieren. Ich spüle ab. Ich gebe meinen Kindern einen Gutenachtkuss. Béla geht in den Salon, hört Rachmaninow und liest *The Nation*. Meine Tasche steht in der Diele neben der Eingangstür. Das Buch liegt immer noch drin. Selbst die bloße Anwesenheit in meinem Haus bereitet mir Unbehagen. Ich werde es nicht lesen. Ich brauche es nicht zu lesen. Ich war ja dort. Ich werde mir die Qualen ersparen.

Irgendwann nach Mitternacht besiegt die Neugier meine Angst. Ich schleiche mich ins Wohnzimmer, wo ich lange im Schein einer Lampe sitze und das Buch in der Hand halte. Ich beginne zu lesen.

Es handelt sich … um eine Erlebnisschilderung, also weniger um einen Tatsachenbericht, die Erlebnisseite dessen, was so tausendfältig von Millionen erfahren wurde, soll hier dargestellt werden: das Konzentrationslager von innen gesehen – vom Standort des unmittelbar Erlebenden.

Mein Nacken prickelt. Er spricht mit mir. Er spricht für mich.

Wie hat sich im Konzentrationslager der Alltag in der Seele des durchschnittlichen Häftlings gespiegelt?

Er schreibt über die drei Phasen im Leben eines Häftlings – angefangen damit, wie es ist, in einem Todeslager anzukommen und dem »Begnadigungswahn« zu erliegen. Ja, ich erinnere mich so gut daran, wie mein Vater die Musik auf dem Bahnsteig hörte und sagte, dass das kein schlechter Ort sein könne. Ich erinnere mich, wie Mengele mit einem Fingerzeig zwischen Leben und Tod entschied und so beiläufig, wie man sich nur vorstellen konnte, sagte: »Sie werden Ihre Mutter schon bald sehen.« Dann gibt es die zweite Phase – zu lernen, sich an das Unmögliche und Unbegreifliche anzupassen. Die Schläge der Aufseher zu erdulden, aufzustehen, egal, wie hungrig, müde oder krank man ist, die Suppe zu essen und das Brot zu verwahren, zuzusehen, wie einem das Fleisch von den Knochen fällt, überall zu hören, dass der einzige Ausweg der Tod ist. Selbst die dritte Phase, Freilassung und Befreiung, war kein Ende der Gefangenschaft, schreibt Frankl. Sie kann sich in Verbitterung, Desillusionierung, im Kampf um Sinn und Glück fortsetzen.

Ich starre auf all das, was ich zu verbergen gesucht habe. Und während ich lese, stelle ich fest, dass ich nicht das Gefühl habe, handlungsunfähig zu sein, in der Falle zu sitzen oder abermals dort eingesperrt zu sein. Zu meiner Überraschung habe ich keine Angst. Für jede Seite, die ich lese, will ich zehn schreiben. Was, wenn der Druck auf die Vergangenheit sich dadurch, dass ich die Geschichte erzähle, löst statt erhöht? Was, wenn die Vergangenheit dadurch, dass ich über sie spreche, bewältigt statt in Stein gemeißelt wird? Was, wenn Schweigen und Verleugnen nicht die einzigen Entscheidungsmöglichkeiten sind, die mir nach katastrophalen Verlusten offenstehen?

Ich lese, wie Frankl in der Dunkelheit in klirrender Kälte zu seiner Arbeitsstelle marschiert. Die Kälte ist beißend, die Bewacher sind brutal, die Gefangenen straucheln. Mitten im körperlichen Schmerz und dem menschenverachtenden Unrecht sieht Frankl plötzlich das Gesicht seiner Frau vor sich. Er sieht ihre Augen, und im tiefsten Winter ist sein Herz von Liebe erfüllt. Er erfasst, *daß der Mensch, wenn ihm nichts mehr bleibt auf dieser Welt, selig werden kann – und sei es auch nur für Augenblicke –, im Innersten hingegeben an das Bild des geliebten Menschen.* Mein Herz geht auf. Ich weine. Aus der Seite spricht meine Mutter zu mir heraus, aus der beklemmenden Dunkelheit: *Denk dran, niemand kann dir das wegnehmen, was du in deinen Kopf hineingetan hast.* Wir können nicht beschließen, in der Finsternis zu verschwinden, aber wir können beschließen, das Licht zu entfachen.

In jenen Stunden vor Tagesanbruch im Herbst 1966 lese ich das, was den Kern von Frankls Lehre ausmacht, *daß man dem Menschen im Konzentrationslager alles nehmen kann, nur nicht: die letzte menschliche Freiheit, sich zu den gegebenen Verhältnissen so oder so einzustellen.* Jeder Augenblick ist eine Entscheidung. Unabhängig davon, wie frustrierend, langweilig, qualvoll oder einschränkend unsere Erfahrungen sind, können wir immer entscheiden, wie wir darauf reagieren. Und ich beginne schließlich zu erkennen, dass auch ich eine Wahl habe. Diese Erkenntnis wird mein Leben verändern.

KAPITEL 14

Von einem Überlebenden zum anderen

Niemand erfährt Heilung auf direktem Wege.

An einem Abend im Januar 1969, als Audrey von einem Babysitting-Job zurückkommt, bitten Béla und ich sie und Johnny, auf der braunen skandinavischen Couch im Wohnzimmer Platz zu nehmen. Ich kann Béla nicht ansehen. Ich kann meine Kinder nicht ansehen. Ich starre auf die klare moderne Linienführung der Couch, die dünnen kleinen Füße. Béla beginnt zu weinen.

»Ist jemand gestorben?«, fragt Audrey. »Sagt es einfach.«

Johnny tritt nervös mit den Füßen gegen die Couch.

»Alles ist okay«, sagt Béla. »Wir beide lieben euch sehr. Eure Mutter und ich haben beschlossen, dass wir eine Zeit lang in getrennten Wohnungen leben werden.« Er stottert beim Sprechen, jeder Satz dauert eine Ewigkeit.

»Was wollt ihr damit sagen?«, fragt Audrey. »Was ist los?«

»Wir müssen uns in Ruhe überlegen, wie wir mehr Frieden in unser Familienleben bringen können«, sage ich. »Ihr könnt nichts dafür.«

»Habt ihr euch nicht mehr lieb?«

»Wir haben uns noch lieb«, sagt Béla. »*Ich* für meinen Teil jedenfalls.« Das ist sein Hieb mit dem Messer, das er auf mich richtet.

»Jetzt auf einmal seid ihr nicht mehr glücklich? Ich dachte, ihr wärt glücklich. Oder habt ihr uns unser ganzes Leben lang nur angelogen?« Audrey umklammert ihr Geld vom Babysitten – als sie zwölf wurde, eröffnete Béla ein Girokonto für sie und versprach, jeden Dollar, den sie verdiente, zu verdoppeln –, aber jetzt wirft sie ihr Geld auf die Couch, als hätten wir alles Gute oder Wertvolle besudelt.

* * *

Eine Reihe von Vorfällen, keine plötzliche Erkenntnis, war der Auslöser dafür, dass ich beschloss, mich von Béla scheiden zu lassen. Meine Entscheidung hatte etwas mit meiner Mutter zu tun – damit, was sie selbst entschieden hatte und was sie nicht entscheiden durfte. Bevor sie meinen Vater heiratete, hatte sie in einem Konsulat in Budapest gearbeitet, ihr eigenes Geld verdient und einem kosmopolitischen Gesellschafts- und Berufszirkel angehört. Sie war für ihre Zeit ziemlich emanzipiert. Doch dann heiratete ihre jüngere Schwester, und plötzlich lastete der Druck auf ihr, das zu tun, was die Gesellschaft und ihre Familie von ihr erwarteten: zu heiraten, bevor man sich für sie schämen musste. Es gab einen Mann, den sie liebte, jemanden, den sie bei ihrer Arbeit am Konsulat kennengelernt hatte. Jener Mann, der ihr das Exemplar von *Vom Winde verweht* mit der Widmung geschenkt hatte. Aber ihr Vater verbot ihr, ihn zu heiraten, denn er war kein Jude. Mein Vater, der bekannte Schneider, passte ihr eines Tages ein Kleid an, bewunderte ihre Figur, und sie beschloss, das Leben, das sie für sich selbst gewählt hatte, zugunsten des Lebens aufzugeben, das von ihr erwartet wurde. Bei mir, fürchtete ich, war es ebenso gewesen, als ich Béla heiratete: Ich hatte darauf verzichtet, Verantwortung für meine eigenen

Träume zu übernehmen, und stattdessen die Sicherheit gewählt, die Béla mir bieten konnte. Und die Eigenschaften, die ihn für mich attraktiv gemacht hatten – er konnte mir etwas bieten und für mich sorgen –, nahmen mir nun die Luft zum Atmen, und ich empfand unsere Ehe so, als hätte ich mich von mir selbst verabschiedet.

Ich wollte nicht die Ehe meiner Eltern führen – einsam, ohne Vertrautheit –, und ich wollte nicht ihre zerschmetterten Träume haben (den meines Vaters, Arzt zu werden, den meiner Mutter, Karriere zu machen, aus Liebe zu heiraten). Aber was wollte ich für mich selbst? Ich wusste es nicht. Und so benutzte ich Béla als eine Art Bollwerk, gegen das ich anstürmen konnte. Statt meine eigenen, meine wahren Ziele und meinen Lebensweg zu entdecken, fand ich einen Sinn darin, gegen ihn anzukämpfen, gegen die Art und Weise, wie er mich meiner Ansicht nach einschränkte. In Wahrheit unterstützte Béla meine Weiterbildung, er bezahlte meine Ausbildung, er unterhielt sich gern mit mir über die Philosophie und die Literatur, die ich las, er betrachtete meine Leselisten und Analysen als interessante Ergänzung zu seinem Lieblingsthema, der Geschichte. Vielleicht trugen Bélas gelegentliche Missfallensäußerungen über den Zeitaufwand, den ich meinem Studium widmete, oder seine Mahnungen, es meiner Gesundheit zuliebe langsamer angehen zu lassen, dazu bei, dass in mir der Gedanke wurzelte und sich verfestigte, dass ich allein leben musste, wenn ich in meinem Leben vorankommen wollte. Ich war so hungrig, ich hatte es so satt, mich immer hinten anzustellen.

Ich erinnere mich an eine Reise mit Audrey zu einem Schwimmwettbewerb in San Angelo im Jahr 1967, als sie dreizehn Jahre alt war. Die anderen elterlichen Aufpasser kamen abends im Hotel zusammen, tranken und feierten. Mir wurde bewusst, dass wir, wenn Béla mitgekommen wäre, uns bestimmt auch in den Trubel geworfen hätten. Nicht, weil wir Zechgelage besonders mochten, sondern weil Béla der geborene Unterhalter war: Wenn es irgendwo einen Raum voller Menschen gab, konnte er nicht außen vor bleiben. Jeder Raum, den er besetzte, wurde zu einer gesellschaftlichen Sphäre, und die Atmosphäre, die er schuf, animierte Leute dazu, ihren Beitrag zu einem geselligen Miteinander zu leisten. Das bewunderte ich an ihm, und gleichzeitig war es mir zuwider. Es war mir zuwider, wenn ich dann in Schweigen verfiel, damit seine Stimme voll zur Geltung kommen konnte. Es war wie in meiner Familie: Als ich heranwuchs, gab es nur Platz für einen Star. Wenn wir uns allwöchentlich mit unseren Freunden abends in El Paso zu Prime Rib und zum Tanzen trafen, konnte ich mich auch ein wenig in seinem Licht sonnen, dann machten alle auf der Tanzfläche Platz für Béla und mich. Zusammen seien wir sensationell, sagten unsere Freunde, sie konnten den Blick kaum von uns wenden. Wir wurden als Paar bewundert – nur für mich allein war kein Platz. An jenem Abend in San Angelo fand ich den Lärm und die betrunkenen Eltern abstoßend und beschloss, auf mein Zimmer zu gehen. Ich war einsam, und ich tat mir auch ein bisschen leid. Dann erinnerte ich mich plötzlich an Frankls Buch. Daran, dass ich frei bin, selbst zu entscheiden, wie ich auf eine Situation reagiere.

Und dann tat ich etwas, was ich bis dahin noch nie getan hatte. Ich klopfte an die Tür zu Audreys Hotelzimmer. Sie war überrascht, mich zu sehen, bat mich aber hinein. Sie und ihre Freundinnen spielten gerade Karten oder sahen fern. »Als ich in eurem Alter war«, sagte ich, »war ich auch Athletin.«

Audrey machte große Augen. »Ihr Mädchen habt ein solches Glück, und ihr seid so hübsch. Ihr wisst, was es heißt, einen kräftigen Körper zu haben, hart zu trainieren, ein Team zu sein.« Ich erzählte ihnen, was mir meine Balletttrainerin vor langer Zeit gesagt hatte: »Deine ganze Begeisterung im Leben wird von innen kommen.« Ich wünschte ihnen eine gute Nacht und verabschiedete mich. Aber bevor ich die Tür erreichte, machte ich noch einen hohen Kick. Audreys Augen glitzerten vor Stolz. Ihre Freundinnen klatschten und johlten. Ich war nicht die stille Mama mit dem seltsamen Akzent. Ich war die Künstlerin, die Athletin, die Mama, die von ihrer Tochter bewundert wurde. Insgeheim verband ich mein Selbstwertgefühl und meine Hochstimmung mit Bélas Abwesenheit. Wollte ich dieses angenehme Gefühl öfter erleben, sollte ich ihn vielleicht weniger oft um mich haben.

Dieser Hunger nach meinem Selbst befeuerte mich auch in meinen Anfangssemestern. Ich war unersättlich, immer auf der Suche nach mehr Wissen, aber auch nach Respekt und Anerkennung, ein Zeichen dafür, dass ich wertvoll war. Ich machte die Nacht zum Tag und feilte noch an Arbeiten herum, die schon gut waren, aus Angst, sie würden am Ende nicht gut oder eben nur gut genug sein. Als zu Beginn des Semesters ein Psychologieprofessor in unserer Vorlesung verkündete, dass er nur C-Zensuren vergeben werde, marschierte ich in sein Büro, sagte ihm, dass ich bisher nur A-Noten hatte, und fragte ihn, was ich tun könnte, um meine herausragende wissenschaftliche Leistung beizubehalten. Er bot mir an, als Assistentin bei ihm zu arbeiten, und das hatte zur Folge, dass ich mein in den Vorlesungen gesammeltes Wissen durch Feldforschung erweitern konnte, was üblicherweise nur graduierten Studenten angeboten wurde.

An einem Nachmittag fragten mich einige meiner Kommilitoninnen, ob ich nach der Vorlesung mit ihnen auf ein Bier mitkommen wollte. Da saß ich nun mit ihnen in der abgedunkelten Bar in der Nähe des Campus mit meinem gekühlten Glas vor mir auf dem Tisch und war verzaubert von ihrer jugendlichen Energie, ihrer politischen Leidenschaft. Ich bewunderte sie, die Verfechter sozialer Gerechtigkeit, Pazifisten. Ich war glücklich, zu ihnen zu gehören. Und auch traurig. Dieser Abschnitt meines Lebens war für mich viel zu kurz geraten. Selbstwerdung und Abnabeln von meiner Familie. Rendezvous und Liebeleien. Teilnahme an sozialen Bewegungen, die tatsächlich eine Veränderung herbeiführten. Ich hatte meine Kindheit an den Krieg verloren, meine Jugendzeit an die Todeslager und mein junges Erwachsensein an den Zwang, niemals zurückzublicken. Ich war Mutter geworden, bevor ich den Tod meiner eigenen Mutter betrauert hatte. Ich hatte zu schnell und zu früh versucht, wieder gesund zu werden. Es war nicht Bélas Schuld, dass ich mich für Verleugnung entschieden hatte, dass ich allzu oft mich selbst, meine Erinnerungen, meine wahren Ansichten und Erlebnisse auch vor ihm verborgen hielt. Aber nun machte ich ihn dafür verantwortlich, dass er mein Nicht-Vorankommen noch verlängerte.

An jenem Tag fragte mich eine meiner Kommilitoninnen beim Bier, wie Béla und ich uns kennengelernt hatten. »Ich bin verrückt nach guten Liebesgeschichten«, schwärmte sie. »War es Liebe auf den ersten Blick?« Ich weiß nicht mehr, was ich ihr geantwortet habe, aber was ich noch weiß, ist, dass diese Frage mich abermals darüber nachdenken ließ, welche Art von Liebe ich mir gewünscht hätte. Bei Eric sprühten Funken, eine Flut durchströmte meinen ganzen Körper, wenn er in meiner Nähe war. Selbst Auschwitz hat das romantische Mädchen in mir nicht getötet, das Mädchen, das sich jeden Tag aufsagte, dass es ihn vielleicht wiedersehen könnte. Doch nach dem Krieg starb dieser Traum. Als ich Béla kennenlernte, war ich nicht verliebt – ich war hungrig. Und er brachte mir Schweizer Käse. Er brachte mir Salami. Ich erinnerte mich daran, dass ich in jenen ersten Jahren mit Béla glücklich gewesen war – als ich mit Marianne schwanger war, jeden Tag auf dem Markt Blumen gekauft und mit ihr in meinem Bauch gesprochen hatte, ihr sagte, dass sie wie eine Blume erblühen werde. Und es kam auch so, es kam bei allen meinen Kindern so. Und nun war ich vierzig Jahre alt, in dem Alter, in dem meine Mutter starb, und ich war noch immer nicht erblüht, hatte noch immer nicht die Liebe gefunden, von der ich glaubte, dass sie mir zustünde. Ich kam mir betrogen vor, eines wichtigen menschlichen Rituals beraubt, gefangen in einer Ehe, die zu einer Mahlzeit geworden war, die ich ohne Erwartung auf Nährwerte verzehrt hatte, ohne Hoffnung, meinen Hunger zu stillen.

Meine Nährwerte kamen aus einer unerwarteten Quelle. Eines Tages kam ich nach Hause und fand einen Brief im Briefkasten; die Anschrift hatte allem Anschein nach ein Europäer geschrieben. Absender war die Southern Methodist University in Dallas. Über der Absenderadresse stand kein Name, nur die Initialen: *V. F.* Als ich den Brief öffnete, fiel ich beinahe hintenüber. *Von einem Überlebenden an einen anderen*, lautete die Begrüßung. Der Brief war von Viktor Frankl.

Nach meinem frühmorgendlichen Eintauchen in *... trotzdem Ja zum Leben sagen* zwei Jahre zuvor hatte ich einen Aufsatz mit dem Titel »Viktor Frankl und ich« geschrieben. Ich hatte ihn für mich selbst geschrieben, es war eine persönliche Übung, keine wissenschaftliche Arbeit, mein erster Versuch, über meine Vergangenheit zu sprechen. Schüchtern, auf eine Möglichkeit zu persönlichem Wachstum hoffend, hatte ich ihn einigen Professoren und Freunden zum Lesen gegeben, und irgendwann hatte dieser Aufsatz den Weg in eine Publikation des Campus gefunden. Jemand hatte eine Kopie davon anonym an Frankl nach Dallas geschickt, wo er, was ich nicht wusste, seit 1966 eine Gastprofessur innehatte. Frankl war dreiundzwanzig Jahre älter als ich – er war neununddreißig Jahre alt, als er in Auschwitz interniert wurde, und bereits ein erfolgreicher Arzt und Psychiater. Und nun war er der gefeierte Begründer der Logotherapie. Er hatte praktiziert, Vorlesungen gehalten und auf der ganzen Welt gelehrt. Und mein kleiner Aufsatz hatte ihn immerhin so bewegt, dass er mich kontaktierte und mich als Mit-Überlebende, als Schicksalsgenossin ansprach. Ich hatte geschrieben, wie ich mich auf die Bühne der Budapester Oper geträumt hatte, als ich an jenem Abend gezwungen war, für Mengele zu tanzen. Frankl schrieb, dass er in Auschwitz etwas Ähnliches gemacht hatte – in seinen schlimmsten Momenten hatte er sich vorgestellt, ein freier Mann zu sein, der in Wien Vorlesungen über die Psychologie der Inhaftierung hielt. Auch er hatte eine Zufluchtsstätte in einer inneren Welt gefunden, die ihn sowohl von seiner aktuellen Furcht und den Qualen abschirmte, als auch Hoffnung und Zielstrebigkeit in ihm weckte – die ihm die Mittel und einen Grund gab, zu überleben. Frankls Buch und sein Brief halfen mir, Worte für unsere gemeinsame Erfahrung zu finden.

So begann ein Briefwechsel und eine Freundschaft, die viele Jahre dauern sollten und die wir nutzten, auf die Fragen

Antworten zu finden, die sich durch unser ganzes Leben zogen: *Warum habe ich überlebt? Was ist der Zweck meines Lebens? Welchen Sinn kann ich aus meinen Qualen ziehen? Wie kann ich mir und anderen helfen, die schwierigsten Zeiten im Leben durchzustehen und mehr Leidenschaft und Freude zu empfinden?* Nachdem wir mehrere Jahre lang Briefe ausgetauscht hatten, trafen wir uns in den 1970er-Jahren zum ersten Mal persönlich in San Diego, wo er einem Vortrag hielt. Er lud mich hinter die Bühne ein, stellte mich seiner Frau vor und bat mich sogar, seinen Vortrag kritisch zu beurteilen – ein unglaublich wichtiger Augenblick für mich, von meinem Mentor als Gleichgestellte behandelt zu werden. Schon bei seinem ersten Brief keimte in mir der Samen einer Berufung: die Suche danach, mein Leben sinnvoll zu gestalten, indem ich anderen helfe, Sinn in ihrem Leben zu finden; geheilt zu werden, damit ich andere heilen konnte; andere zu heilen, damit ich mich selbst heilen konnte. Dieser Brief stärkte auch meine Einstellung – wie fehlgeleitet ich sie auch angewendet haben mag, als ich mich von Béla scheiden ließ –, dass ich die Kraft und die Möglichkeit, aber auch die Verantwortung habe, meine eigene Sinnhaftigkeit, mein eigenes Leben selbst zu wählen.

Ende der 1950er-Jahre hatte ich meinen ersten bewussten Schritt in Richtung Selbstfindung getan. Damals erkannte ich Johnnys Entwicklungsprobleme und brauchte Hilfe, um damit umzugehen. Ein Freund empfahl mir einen Analytiker, einen Jungianer, der in der Schweiz studiert hatte. Ich wusste so gut wie gar nichts über klinische Psychologie im Allgemeinen oder Analyse nach C. G. Jung im Besonderen, aber nachdem ich mich ein bisschen damit befasst hatte, fühlte ich mich von mehreren Jungianischen Ideen angesprochen. Mir gefiel, dass der Schwerpunkt auf Mythen und Archetypen gelegt wurde, was mich an die Bücher erinnerte, die ich als Mädchen so gern gelesen hatte. Und ich war fasziniert von der Vorstellung, das Bewusste und das Unbewusste der Psyche zu einem ausbalancierten Ganzen zusammenzuführen. Ich erinnerte mich an die Darstellung der Dissonanz zwischen Vicky Pages innerem und äußerem Erleben in *Die roten Schuhe*, und natürlich litt ich unter der Umklammerung meiner inneren Konflikte. Als ich mich für die Therapie entschied, suchte ich nicht bewusst Heilung für diese innere Spannung – ich wollte einfach nur wissen, was ich für meinen Sohn tun konnte und wie ich mit den unterschiedlichen Vorstellungen von Béla und mir, was zu tun sei, umgehen sollte. Aber ich fühlte mich auch von Carl Jungs Vision der therapeutischen Analyse angesprochen: *Es handelt sich um das Jasagen zu sich selber – sich selbst als ernsthafteste Aufgabe sich vorsetzen, und sich dessen, was man tut, stets bewußt bleiben und es in allen seinen zweifelhaften Aspekten sich stets vor Augen halten –, wahrlich eine Aufgabe, die ans Mark geht.* »Ja sagen« zu mir selber. Das wollte ich. Ich wollte erblühen und mich verbessern.

Mein Therapeut gab mir eine Hausaufgabe zum Thema Träume, und ich zeichnete geflissentlich meine Träume auf. Fast immer ging es darum, dass ich fliegen konnte. Ich konnte wählen, wie hoch oder tief über dem Boden ich fliegen wollte, wie schnell oder wie langsam. Ich konnte wählen, über welche Landschaften ich fliegen wollte – über europäische Kathedralen, bewaldete Berge, Meeresstrände. Ich freute mich aufs Schlafengehen, um diese Träume zu träumen, in denen ich fröhlich und stark war, frei und bewusst fliegen konnte. In diesen Träumen fand ich die Kraft, die einschränkenden Vermutungen zu transzendieren, die andere meinem Sohn oft aufbürdeten. Und ich fand den Wunsch, das zu überwinden, was ich als mir auferlegte Einschränkungen wahrnahm. Ich wusste noch nicht, dass die Einschränkungen, die überwunden werden mussten, nicht von außen kamen – sie waren in meinem Inneren. Als ich also Jahre später unter dem Einfluss Viktor Frankls in Frage zu stellen begann, was ich vom Leben wollte, war es für mich einfach, zu glauben, dass ich, als ich Nein zu Béla sagte, die Möglichkeit bekam, Ja zu mir selbst zu sagen.

In den Monaten nach der Scheidung ging es mir besser. Mehrere Jahre lang hatte ich unter Migräne gelitten (auch meine Mutter hatte unter zermürbenden Kopfschmerzen gelitten; ich vermutete, dass ich sie geerbt hatte). Aber direkt nachdem ich mich von Béla getrennt hatte, verschwand die Migräne, sie ging wie eine Jahreszeit. Ich vermutete, es lag daran, dass ich inzwischen nicht mehr mit Bélas Launen leben musste – mit seinem Brüllen, seinem Zynismus, seiner Reizbarkeit und seiner Enttäuschung. Meine Kopfschmerzen verschwanden und damit mein Bedürfnis, mich zu verstecken, mich zurückzuziehen. Ich lud Kommilitoninnen und unsere Professoren zu mir nach Hause ein, ich gab wilde Partys. Ich fühlte mich im Zentrum einer Gemeinschaft, weltoffen.

Ich lebte, wie ich leben wollte, dachte ich. Aber bald schon zog Nebel auf. Meine Umgebung kam mir grau in grau vor. Ich musste mich ermahnen, etwas zu essen.

An einem Sonntagmorgen im Mai 1969 sitze ich allein zu Hause im Salon. Es ist der Tag meiner Abschlussfeier. Ich bin zweiundvierzig Jahre alt. Ich habe einen Bachelor-Abschluss in Psychologie von der Universität von Texas, El Paso, ich habe einen Abschluss mit Auszeichnung. Doch ich kann mich nicht aufraffen, mich der Prozession anzuschließen. Ich schäme mich zu sehr. »Ich hätte das schon vor Jahren machen müssen«, rede ich mir ein. Was ich tatsächlich meine – und das ist der Subtext von so vielen meiner Entscheidungen und Ansichten: »Ich habe es nicht verdient, zu überleben.« Ich bin so besessen davon, meinen Wert zu beweisen, mir meinen Platz auf der Welt zu verdienen, dass ich Hitler nicht mehr brauche. Ich bin zu meinem eigenen Kerkermeister geworden und rede mir ein: »Du kannst machen, was du willst, du wirst nie gut genug sein.«

Was ich am meisten an Béla vermisse, ist seine Art zu tanzen. Besonders den Wiener Walzer. So zynisch und wütend er auch sein kann, er gibt auch der Freude Raum in sich, er gesteht seinem Körper zu, sie zu tragen, sie auszudrücken. Er kann sich dem Tempo unterordnen und immer noch führen, sich stabil halten. In manchen Nächten träume ich von ihm. Von seiner Kindheit, von den Geschichten, die er mir in seinen Briefen erzählte, als er um mich warb. Ich sehe seinen Vater, der von einer Lawine mitgerissen wird, wie sein Atem in dem endlosen Weiß erlischt. Ich sehe seine Mutter, die auf einem Markt in Budapest die Nerven verliert und der SS ihre Identität gesteht. Ich denke an die traurige Anspannung in Bélas Familie, die wegen des Geständnisses seiner Mutter den Tod vor Augen hat. Ich denke an Bélas Stottern, daran, wie ihm sein Trauma aus Kindertagen einen Stempel aufgedrückt hat. An einem Tag im Sommer kommt Béla, um John abzuholen. Er fährt ein neues Auto. In Amerika haben wir immer schlichte Autos gehabt – *dumpy cars*, wie unsere Kinder sagen. Jetzt fährt er einen Oldsmobile mit Ledersitzen. Er hat ihn gebraucht gekauft, rechtfertigt er sich und ist doch stolz. Aber mein ungläubiger Blick ist nicht auf das Auto gerichtet. Er richtet sich auf die elegante Frau, die auf der Beifahrerseite sitzt. Er hat eine Neue gefunden.

Ich bin dankbar, dass ich arbeiten muss, um den Lebensunterhalt für mich und meine Kinder zu verdienen. Arbeit ist eine Flucht. Und sie gibt mir ein klares Ziel vor. Ich werde Lehrerin für Sozialkunde in der siebten und achten Klasse im spanischen Viertel von El Paso. Ich bekomme Angebote von renommierteren Schulen in den reicheren Gegenden der Stadt, aber ich will mit Schülern arbeiten, die zweisprachig sind, die sich mit ähnlichen Hürden konfrontiert sehen wie Béla und ich damals, als wir nach Amerika kamen: mit Armut, mit Vorurteilen. Ich will meine Schüler auf ihre Wahlmöglichkeiten hinweisen, ihnen zeigen, dass in dem Maß, in dem ihre Entscheidungsmöglichkeiten zunehmen, ihr Gefühl abnehmen wird, sich als Opfer zu sehen. Der schwierigste Teil meiner Arbeit besteht darin, die negativen Stimmen im Leben meiner Schüler zu kontern – manchmal sogar die ihrer Eltern –, die sagen, dass sie es in der Schule nie zu etwas bringen werden, dass Bildung für sie keine Option ist. *Du bist so hässlich, du bist so mickrig, du findest nie einen Ehemann.* Ich erzähle ihnen von meinem Silberblick, von den dummen Sprüchen meiner Schwestern und davon, dass das Problem nicht darin bestand, dass sie ständig diese Sprüche vom Stapel ließen. Das Problem bestand vielmehr darin, dass ich ihnen glaubte. Aber ich verschweige meinen Schülern, wie sehr ich mich mit ihnen identifiziere; wie der Hass mir meine Kindheit nahm; wie gut ich die Verzagtheit kenne, die einen auffrisst, wenn dir beigebracht wird, dass du keine Rolle spielst. Ich erinnere mich an die Stimme, die durch die Berge der Tatra schallte: *Wenn du lebst, musst du für etwas einstehen*. Meine Schüler geben mir etwas, wofür ich einstehen kann. Aber ich bin immer noch wie betäubt, ängstlich, isoliert, so fragil und traurig.

Die Flashbacks dauern an, kommen manchmal beim Autofahren. Ich sehe einen Polizisten in Uniform am Straßenrand, und mein Blickfeld verengt sich, ich habe das Gefühl, ohnmächtig zu werden. Ich habe keinen Namen für diese Erfahrungen. Ich verstehe noch nicht, dass sie eine physiologische Manifestation der Trauer sind, mit der ich mich noch nicht befasst habe. Ein Hinweis, mit dem mein Körper mich an die Gefühle erinnert, die ich von meinem bewussten Leben ausgesperrt habe. Ein Sturm, der mich beutelt, wenn ich mir verbiete zu fühlen.

Was sind meine verleugneten Gefühle? Sie sind wie Fremde, die in meinem Haus leben. Man sieht sie nicht, man sieht nur, dass sie Lebensmittel stehlen, man sieht nur die Möbel, die sie verrückt haben, die schmutzigen Abdrücke, die ihre Schritte in der Diele hinterlassen. Die Scheidung befreit mich nicht von ihrer beklemmenden Anwesenheit. Die Scheidung leert den Raum von anderen Ablenkungen, von den gewohnten Zielen meiner Schuldzuweisungen und meines Hasses und zwingt mich, mit meinen Gefühlen allein zu sein.

Manchmal rufe ich Magda an. Sie und Nat haben sich ebenfalls scheiden lassen, und sie ist jetzt mit Ted Gilbert verheiratet, der altersmäßig besser zu ihr passt, ein guter Zuhörer und Stiefvater. Sie und Nat sind nach wie vor eng befreundet. Er kommt zwei oder drei Mal die Woche zum Abendessen zu ihr nach Hause. »Pass auf, was du machst, wenn du aufgewühlt bist«, warnt mich meine Schwester. »Du könntest anfangen, die falschen Sachen zu denken. Unwichtige Sachen. Dies und das passt mir nicht an ihm, ich habe lange genug gelitten. Am Ende wirst du genau das vermissen, was dich verrückt gemacht hat.«

Als hätte sie meine Gedanken gelesen. Diese leisen Zweifel, das Eingeständnis, dass eine Scheidung vielleicht nicht reparieren kann, was ich für kaputt hielt.

Eines Abends ruft mich eine Frau zu Hause an. Sie möchte wissen, wo Béla ist. Ob ich denn wisse, wo er sein könnte? Es ist seine Freundin, wird mir klar. Sie ruft mich zu Hause an, als hätte ich ihn ständig im Auge, als schuldete ich ihr eine Auskunft, als sei ich seine Sekretärin. »Rufen Sie mich nie wieder an!«, keife ich. Nachdem ich aufgelegt habe, bin ich aufgewühlt. Ich kann nicht schlafen. Ich versuche, einen Traum vom Fliegen zu träumen, einen lichten, klaren Traum, aber ich kann nicht vom Boden abheben, ich falle ständig, wache auf. Es ist eine schreckliche Nacht. Und eine nützliche. Audrey schläft bei einer Freundin, Johnny ist schon im Bett. Ich kann nirgendwo hingehen, um vor meinem Unbehagen zu fliehen – ich muss es aushalten. Ich weine, ich tue mir selbst leid, ich bin wütend. Ich spüre jede einzelne Welle von Eifersucht, Verbitterung, Einsamkeit, Empörung, Selbstmitleid, ich spüre sie immer wieder. Und obwohl ich nicht geschlafen habe, fühle ich mich am Morgen besser. Ruhiger. Nichts hat sich verändert. Absurderweise komme ich mir noch immer von dem Ehemann verlassen vor, den immerhin *ich* verlassen habe. Aber meine Aufregung und meine Unruhe sind verflogen. Sie sind nicht von Dauer. Sie verschieben sich, sie wechseln. Ich fühle mich mehr im Frieden mit mir.

Ich werde viele weitere Nächte und Tage wie diese erleben. Es sind die Zeiten, in denen ich allein bin. Wenn ich versuche, daran zu arbeiten, meine Gefühle nicht vor mir her zu schieben, auch wenn es noch so schmerzt. Meine Scheidung hat mir ein Geschenk gemacht: die Einsicht, dass ich mich dem stellen muss, was in mir ist. Wenn ich mein Leben wirklich verbessern will, muss weder Béla noch unsere Beziehung sich ändern. Ich muss es tun.

Ich sehe die Notwendigkeit für eine Veränderung, aber ich weiß nicht, welche Art von Veränderung mir helfen wird, mich freier und fröhlicher zu fühlen. Ich versuche es mit einer neuen Therapeutin, erhoffe mir von ihr eine neue Perspektive auf meine Ehe, aber ihr Ansatz ist mir keine Hilfe – sie wackelt warnend mit dem Finger, sagt mir, dass ich Béla seiner Männlichkeit beraubt hätte, als ich ihn zwang, Lebensmittel einzukaufen, dass ich nie den Rasen hätte mähen dürfen, da ich ihm damit seine männlichen Verantwortlichkeiten genommen habe. Sie mäkelt an Dingen herum, die in meiner Ehe funktioniert haben, und macht daraus Probleme und Fehler. Ich versuche es mit einem neuen Job, diesmal an einer Highschool, wo ich Einführungskurse in Psychologie gebe und als Schulberaterin arbeite. Aber die Motivation, die mich zu Beginn meiner beruflichen Laufbahn beflügelt hat, schwindet angesichts der Bürokratie an den Schulen, der enormen Klassengrößen, der Fallzahlen und der Unmöglichkeit, effektiv mit einzelnen Schülern zu arbeiten. Ich habe mehr zu bieten – das weiß ich, auch wenn ich noch nicht weiß, wofür ich tatsächlich geschaffen bin.

Dieses Gefühl besteht nach wie vor: dass meine befriedigendste und wichtigste Arbeit, beruflich wie persönlich, immer noch vor mir liegt und immer noch verschwommen, undefiniert ist. Meine Freunde Lili und Arpad sind die Ersten, die mir auf den Kopf zusagen, was diese Arbeit enthalten wird, auch wenn ich noch nicht bereit bin, es anzuerkennen, geschweige denn, auf mich zu nehmen. An einem Wochenende laden sie mich ein, sie in Mexiko zu besuchen. Jahrelang haben Béla und ich zusammen mit ihnen Urlaub gemacht; diesmal besuche ich sie allein. Am Sonntag, dem Tag, an dem meine Rückreise geplant ist, sitzen wir gemütlich beim Frühstück mit Kaffee, Obst und Eiern, die ich mit ungarischem Paprika und Zwiebeln gebraten habe.

»Wir machen uns Sorgen um dich«, sagt Lili, und ihre Stimme klingt gelöst, sanft.

Ich weiß, dass die Scheidung für sie und Arpad überraschend kam, und mir ist klar, dass sie glauben, ich hätte einen Fehler gemacht. Es ist schwierig, ihre Besorgnis nicht als Wertung zu deuten. Ich erzähle ihnen von Bélas Freundin: Sie ist Schriftstellerin oder Musikerin – ich weiß nie, was von beidem, für mich ist sie keine Person, sondern eine Vorstellung: Béla hat sich weiterentwickelt und mich abgehängt. Meine Freunde hören zu, sie sind verständnisvoll. Dann tauschen sie einen Blick, und Arpad räuspert sich.

»Edie«, sagt er, »entschuldige, wenn ich dir zu nahe trete, und du kannst mir gern sagen, dass ich mich um meine eigenen Angelegenheiten kümmern soll. Aber ich würde gern wissen, ob du je daran gedacht hast, dass es gut für dich sein könnte, deine Vergangenheit aufzuarbeiten?«

Aufzuarbeiten? Ich habe sie durchlebt, was gibt es da noch aufzuarbeiten?, möchte ich sagen. *Ich habe die Konspiration des Schweigens durchbrochen. Und darüber zu sprechen, hat mir die Angst vor Flashbacks trotzdem nicht genommen.* Tatsächlich kommt es mir vor, dass sich meine Symptome verschlimmert haben, seit ich darüber spreche. Ich habe mein Schweigen gegenüber meinen Kindern oder Freunden nie formell gebrochen, aber ich lebe nicht mehr in der Angst, dass sie mich über die Vergangenheit ausfragen werden. Und ich habe versucht, Gelegenheiten wahrzunehmen, meine Geschichte zu erzählen. Als mich kürzlich eine Freundin aus meiner Erstsemesterzeit, die anschließend ein Masterstudium in Geschichte machte, bat, ihr für eine Arbeit zum Holocaust ein Interview zu geben, stimmte ich zu. Ich dachte, es wäre vielleicht eine Erleichterung, meine ganze Geschichte zu erzählen. Aber als ich mich von ihr verabschiedet hatte, zitterte ich. Als ich nach Hause kam, musste ich mich übergeben – wie damals vor zehn Jahren, als Marianne uns das Buch mit Fotos von Gefangenen in den Konzentrationslagern gezeigt hatte. »Die Vergangenheit ist passé«, sage ich jetzt zu Lili und Arpad. Ich bin weder bereit, Arpads Rat zu befolgen, die Vergangenheit »aufzuarbeiten«, geschweige denn, nachzuvollziehen. Aber wie Viktor Frankls Brief pflanzt sein Rat einen Samen in mir, der irgendwann aufgehen und Wurzeln schlagen wird.

An einem Sonntag sitze ich am Tisch in der Küche und benote die Psychologiearbeiten meiner Schüler, als Béla anruft. Es ist sein Tag mit Audrey und John. Ich schalte sofort auf Angst um.

»Was ist los?«, frage ich.

»Nichts ist los. Sie gucken fern.« Er wird still, er wartet, bis seine Stimme sich stabilisiert hat. »Komm zum Essen«, sagt er schließlich.

»Mit *dir*?«

»Mit mir.«

»Ich habe zu tun«, sage ich. Das stimmt tatsächlich. Ich habe eine Verabredung mit einem Soziologieprofessor. Ich habe schon Marianne angerufen und sie um Rat gefragt. Was soll ich anziehen? Was soll ich sagen? Was soll ich machen, wenn er mich zu sich nach Hause einlädt? *Schlaf nicht* mit ihm, hat sie mich gewarnt. Ganz besonders nicht beim ersten Date.

»Edith Eva Eger«, fleht mein Ex-Mann, »bitte, bitte, erlaube mir, dass die Kids bei Freunden übernachten, gib dir einen Ruck und geh mit mir zum Essen.«

»Das, was du mir sagen willst, können wir am Telefon besprechen oder dann, wenn du die Kinder wieder ablieferst.«

»Nein«, sagt er. »Nein. Das ist kein Gespräch fürs Telefon oder die Haustür.«

Ich vermute, dass es mit den Kindern zu tun hat, und bin einverstanden, ihn in unserem Lieblings-Prime-Rib-Restaurant zu treffen, in unserem früheren Stammlokal.

»Ich hole dich ab«, sagt er.

Er kommt auf die Minute pünktlich und hat, sich mit dunklem Anzug und Seidenkrawatte wie für ein Rendezvous feingemacht. Er beugt sich zu mir, gibt mir einen Kuss auf die Wange, und ich will nicht zurückweichen, ich will nahe bei seinem Rasierwasser und seinem glatt rasierten Kinn bleiben.

Im Restaurant umfasst er an unserem früheren Tisch meine Hände. »Könnte es sein«, fragt er, »dass es noch mehr gibt, was wir gemeinsam aufbauen können?«

Bei seiner Frage schwirrt mir der Kopf, als stünden wir schon auf der Tanzfläche. Es noch einmal versuchen? Wieder zusammenkommen? »Und was ist mit *ihr*?«, frage ich.

»Sie ist ein wunderbarer Mensch. Sie ist lustig. Sie ist eine sehr gute Begleiterin.«

»Aha?«

»Lass mich ausreden.« Tränen steigen in seine Augen und laufen über sein Gesicht. »Sie ist nicht die Mutter meiner Kinder. Sie hat mich nicht in Prešov aus dem Gefängnis geholt. Sie hat noch nie von der Tatra gehört. Sie kann Hühnerpaprikasch nicht aussprechen, geschweige denn kochen. Edie, sie ist nicht die Frau, die ich liebe. Sie ist nicht du.«

Die Komplimente tun gut, die Wertschätzung unserer gemeinsamen Vergangenheit, aber was mich am tiefsten berührt, ist Bélas Risikobereitschaft. Soweit ich es beurteilen kann, war das bei ihm schon immer so gewesen. Er hat beschlossen, die Nazis im Wald zu bekämpfen. Er hat Tod durch Krankheit und Schusswaffen riskiert, um dem Unvorstellbaren ein Ende zu setzen. Ich bin zum Risiko sozusagen zwangsverpflichtet worden. Béla wählte bewusst das Risiko, und an diesem Tisch wählt er es erneut, nimmt seine Verletzlichkeit in Kauf für den Fall, dass ich ihn zurückweise. Ich habe mich so sehr daran gewöhnt, ihn an all seinen Unzulänglichkeiten zu messen, dass ich aufgehört habe, ihn daran zu messen, wer er ist, was er zu bieten hat. *Ich muss aus dieser Ehe heraus, sonst sterbe ich*, hatte ich gedacht. Und vielleicht haben mir die Monate und Jahre der Trennung von ihm geholfen, erwachsen zu werden, geholfen zu entdecken, dass es ein Wir erst dann geben kann, wenn es ein Ich gibt. Nun, da ich umfassender mit mir selbst konfrontiert war, bin ich in der Lage zu verstehen, dass die Leere, die ich in unserer Ehe spürte, kein Hinweis darauf war, dass in unserer Beziehung etwas nicht stimmte; es war die Lücke, die ich selbst jetzt noch mit mir trage. Die Lücke, die kein Mensch und auch keine erbrachte Leistung jemals ausfüllen kann. Nichts wird mir jemals den Verlust meiner Eltern und meiner Kindheit ersetzen. Und niemand ist für meine Freiheit verantwortlich. Nur ich.

1971, zwei Jahre nach unserer Scheidung, ich bin zweiundvierzig Jahre alt, kniet Béla vor mir und schenkt mir einen Verlobungsring. Wir haben eine jüdische Zeremonie statt der Eheschließung im Rathaus, für die wir uns mehr als zwanzig Jahre zuvor entschieden hatten. Unsere Freunde Gloria und John Lavis sind unsere Trauzeugen. »Das ist Ihre *eigentliche* Hochzeit«, sagt der Rabbi. Er sagt das, weil es diesmal eine jüdische Hochzeit ist. Aber ich glaube, er meint auch, dass wir einander diesmal bewusst ausgewählt haben, wir sind nicht auf der Flucht, wir laufen nicht davon. Wir kaufen ein neues Haus in Coronado Heights, richten es mit fröhlichen Farben ein, Rot, Orange, bauen Solarpanels und einen Swimmingpool. Unsere Flitterwochen verbringen wir in der Schweiz in den Alpen und wohnen in einem Hotel mit heißen Quellen. Die Luft ist kalt. Das Wasser ist warm. Ich sitze auf Bélas Knien. Zerklüftete Berge ragen in den Himmel, die Farben wechseln über diesen Bergen genauso wie über dem Meer. Unsere Liebe fühlt sich so stabil wie die Bergkette an, ist so anschmiegsam und flüssig wie ein Meer, sie passt sich an, füllt die Form aus, die wir ihr geben. Es ist nicht so, dass sich das Wesen unserer Ehe verändert hätte. Wir haben uns verändert.

KAPITEL 15

Was das Leben erwartete

Es kommt *eigentlich nie und nimmer darauf an …, was wir vom Leben noch zu erwarten haben, vielmehr lediglich darauf: was das Leben von uns erwartet,* schreibt Viktor Frankl in *… trotzdem Ja zum Leben sagen*. 1972, ein Jahr, nachdem Béla und ich zum zweiten Mal geheiratet hatten, wurde ich in El Paso zur Lehrkraft des Jahres ernannt, und auch wenn dieser Preis eine große Ehre für mich war und ich mich privilegiert fühlte, meinen Schülern nützlich sein zu können, hegte ich nach wie vor die Überzeugung, dass ich noch immer nicht herausgefunden hatte, was das Leben von mir erwartete. »Sie haben die größte Anerkennung am Anfang Ihrer Karriere bekommen, nicht an deren Ende«, sagte der Rektor meiner Schule. »Wir erwarten noch Großes von Ihnen. Was kommt als Nächstes?«

Es war dieselbe Frage, die auch ich mir immer noch stellte. Ich hatte wieder mit meinem Therapeuten, dem Jungianer, zu arbeiten angefangen, und trotz seiner Mahnung, dass Diplome die innere Arbeit, das innere Wachstum nicht ersetzen, hatte ich mit dem Gedanken an einen Masterstudiengang gespielt. Ich wollte verstehen lernen, weshalb Menschen sich für das eine entscheiden und nicht für etwas anderes; wie wir uns alltäglichen Herausforderungen stellen und niederschmetternde Erfahrungen überstehen; wie wir mit unserer Vergangenheit und unseren Fehlern leben; wie Menschen Heilung erfahren. Was, wenn meine Mutter jemanden gehabt hätte, mit dem sie hätte reden können? Hätte ihre Ehe mit meinem Vater glücklicher sein können, oder hätte sie ein anderes Leben gewählt? Und was ist mit meinen Schülern – oder mit meinem eigenen Sohn –, mit all jenen, die *ich kann nicht* statt *ich kann* sagten? Wie könnte ich Menschen helfen, selbstbeschränkende Ansichten zu überwinden und die Person zu werden, als die sie auf dieser Welt vorgesehen waren. Ich sagte zu meinem Rektor, dass ich mir überlegte, meinen Doktor in Psychologie zu machen. Aber ich konnte meinen Traum nicht formulieren, ohne eine Einschränkung zu machen. »Ich weiß nicht«, sagte ich, »wenn ich das Studium beendet habe, bin ich fünfzig.« Er lächelte mich an. »Fünfzig werden Sie so oder so«, sagte er.

In den folgenden sechs Jahren stellte ich fest, dass mein Doktor und auch mein Therapeut Recht hatten. Es gab keinen Grund, mir Grenzen aufzuerlegen, meine Entscheidungen von meinem Alter einschränken zu lassen. Ich hörte auf das, was mein Leben von mir erwartete, und machte 1974 meinen Master in pädagogischer Psychologie an der Universität von Texas in El Paso und 1978 den Doktortitel in klinischer Psychologie an der Saybrook University.

Meine wissenschaftliche Reise führte mich an die Arbeiten von Martin Seligman und Albert Ellis heran und gab mir mit Carl Rogers und Richard Farson inspirierende Lehrer und Mentoren, die mich alle dabei unterstützten, Anteile von mir und meine eigenen Erfahrungen zu verstehen. Martin Seligman, der später einen neuen Zweig unseres Fachgebietes, die Positive Psychologie, gründete, führte Ende der 1960er-Jahre

Forschungen durch, die der Frage nachgingen, die mich seit dem Tag der Befreiung in Gunskirchen im Mai 1945 immer noch plagte: Warum sind so viele Häftlinge durch die Tore des Lagers hinausgegangen, nur um wieder in die verdreckten, vermoderten Baracken zurückzukommen? Frankl hatte das gleiche Phänomen in Auschwitz festgestellt. Was war psychologisch am Werk, dass ein befreiter Häftling sich der Freiheit verweigerte?

Seligmans Experimente, die an Hunden – leider vor den heute vorgeschriebenen Schutzmaßnahmen gegen Tierquälerei – durchgeführt wurden, verschafften ihm Erkenntnisse über das, was er »erlernte Hilflosigkeit« nannte. Wenn Hunde, denen schmerzhafte Elektroschocks verabreicht wurden, diese Schocks durch Drücken eines Hebels abschalten konnten, lernten sie schnell, den Schmerz zu vermeiden. Und in nachfolgenden Experimenten, als ihnen in einem Hundekäfig Schocks verabreicht wurden, fanden sie einen Weg, diesen Schmerzen zu entgehen, indem sie einfach über eine kleine Barriere sprangen. Die Hunde jedoch, denen kein Mittel zur Beseitigung des Schmerzes angeboten worden war, hatten die Lektion gelernt, dass sie dagegen machtlos waren. Als diese in einen Hundekäfig gesperrt und mit Schocks traktiert wurden, beachteten sie den Fluchtweg nicht, sondern legten sich einfach im Käfig hin und winselten. Daraus schloss Seligman Folgendes: Wenn wir das Gefühl haben, keine Kontrolle über unsere Situation zu haben, wenn wir glauben, dass nichts, was wir tun, unser Leiden verringern oder unser Leben verbessern kann, dann hören wir auch auf, etwas für uns selbst zu unternehmen, weil wir es für sinnlos halten. Genau das ist in den Lagern geschehen, als ehemalige Häftlinge durch die Tore hinausgingen, nur um gleich wieder ins Gefängnis zurückzukehren und mit leerem Blick herumzusitzen, weil sie nicht wussten, was sie mit ihrer Freiheit, nun, da sie endlich gekommen war, anfangen sollten.

Leid ist unausweichlich und allgegenwärtig. Aber wie wir auf Leid reagieren, ist unterschiedlich. Während meines Studiums fühlte ich mich von Psychologen angezogen, deren Arbeit zeigte, dass wir die Macht haben, Veränderungen in uns selbst herbeizuführen. Von Albert Ellis, dem Gründer der Rational-Emotiven Verhaltenstherapie, einer frühen Form der kognitiven Verhaltenstherapie, erfuhr ich von dem Ausmaß, bis zu welchem wir uns negative Gefühle über uns selbst einreden – und von den negativen und selbstzerstörerischen Verhaltensweisen, die aus diesen Gefühlen resultieren. Ellis zeigte auf, dass unseren am wenigsten effektiven und zugleich schädlichsten Verhaltensweisen ein philosophischer oder ideologischer Kern zugrunde liegt, der irrational, aber so zentral für unsere Ansichten über uns selbst und die Welt ist, dass wir oft nicht erkennen, dass es sich nur um eine Annahme handelt. Wir erkennen auch nicht, wie hartnäckig wir diese Annahme in unserem täglichen Leben uns selbst gegenüber wiederholen. Diese Annahme bestimmt unsere Gefühle (Traurigkeit, Wut, Angst, usw.), und unsere Gefühle wiederum beeinflussen unser Verhalten (ausleben, verdrängen, Selbstmedikation zum Abmildern unseres Unbehagens). Um unser Verhalten zu ändern, lehrte Ellis, müssen wir unsere Gefühle ändern, und um unsere Gefühle zu ändern, müssen wir unsere Gedanken ändern.

Eines Tages beobachtete ich, wie Ellis eine Therapiesitzung auf der Bühne präsentierte. Er arbeitete mit einer selbstsicheren, redegewandten jungen Frau, die von ihren Erfahrungen mit romantischen Verabredungen frustriert war. Sie hielt sich für unfähig, diejenigen Männer für sich zu interessieren, mit denen sie eine dauerhafte Beziehung eingehen wollte, und nun suchte sie um Rat, wie sie es anstellen könnte, sich mit passenden Männern zu verabreden und eine Beziehung herzustellen. Sie erzählte, dass sie zu Schüchternheit und Anspannung neigte, wenn sie sich mit einem Mann traf, den sie für passend hielt. Sie verhielt sich zurückhaltend und defensiv, womit sie ihr wahres Selbst verbarg und ihren wahren Wunsch, ihn näher kennenzulernen. In nur wenigen Minuten führte Dr. Ellis sie zu dem Kernglauben, der dem Ablauf dieser Verabredungen zugrunde lag – zu dem irrationalen Glauben, den sie sich, ohne sich dessen bewusst zu sein, so lange einredete, bis sie von dessen Wahrheitsgehalt überzeugt war: *Ich werde nie glücklich sein*. Und nach einer gescheiterten Verabredung sagte sie sich nicht nur: *Ups, ich hab's wieder vermasselt, ich war steif und abweisend*, sondern fiel wieder auf ihren Kernglauben zurück, dass sie niemals in der Lage sein würde, ihr Glück zu finden, und es daher gar nicht erst zu versuchen brauchte. Es war die auf diesem Kernglauben basierende Angst, die es ihr so schwer machte, ihr wahres Selbst zu offenbaren, und das wiederum erhöhte die Wahrscheinlichkeit, dass ihr selbstzerstörerischer Glaube wahr wurde.

Es war beeindruckend zu beobachten, wie sichtlich sich ihr Bild von sich selbst veränderte. Es war, als streifte sie den negativen Glauben ab wie einen alten Bademantel. Plötzlich leuchteten ihre Augen heller, sie saß aufrechter, Brustkorb und Schultern öffneten sich, als wollte sie eine größere Landebahn für ihr Glück schaffen. Dr. Ellis wies sie jedoch darauf hin, dass sie nicht sofort mit einer fantastischen Verabredung rechnen dürfe. Und er sagte, dass die Arbeit, sich von ihrem negativen Glauben zu befreien, auch einschloss, ihr Unbehagen nach enttäuschenden Verabredungen zu akzeptieren.

Es ist eine Tatsache, dass wir in unserem Leben unangenehme Erlebnisse haben. Wir machen Fehler, wir bekommen nicht immer das, was wir wollen. Das gehört zum Menschsein. Das Problem – und das Fundament anhaltenden Leids – ist der Glaube, dass Unbehagen, Fehler, Enttäuschung etwas über unseren Wert aussagen. Der Glaube, dass wir nur die unerfreulichen Dinge in unserem Leben verdienen. Wenngleich mein Vorgehen, ein gutes Verhältnis zu den Patienten aufzubauen, sich von dem von Dr. Ellis unterscheidet, hat seine Fähigkeit, Patienten anzuleiten, ihre schädlichen Gedanken umzudeuten und umzugestalten, meine praktische Arbeit grundlegend beeinflusst.

Carl Rogers, einem meiner einflussreichsten Mentoren, gelang es meisterhaft, Patienten zu helfen, sich rückhaltlos zu akzeptieren. Rogers' Theorie ist die folgende: Wenn unser Bedürfnis nach Selbstverwirklichung in Konflikt mit unserem Bedürfnis nach positiver Zuwendung gerät oder umgekehrt, könnten wir beschließen, unsere authentischen Persönlichkeiten und Sehnsüchte zu unterdrücken, zu verbergen oder zu vernachlässigen. Wenn wir zu der Auffassung gelangen, es sei unmöglich, geliebt zu werden *und* authentisch zu sein, dann riskieren wir, unser wahres Wesen zu verleugnen.

Selbstakzeptanz war für mich der schwierigste Teil meiner Heilung, und damit kämpfe ich noch immer. Perfektionismus entstand in meiner Kindheit als Strategie im Dienst meines Bedürfnisses nach Anerkennung und wurde zu einer noch fester einzementierten Bewältigungsstrategie beim Umgang mit meinem Schuldgefühl als Überlebende. Perfektionismus ist der Glaube, dass etwas kaputt ist: du. Und so putzt du dein gebrochenes Wesen mit Abschlüssen, Errungenschaften, Auszeichnungen, irgendwelchen Schriftstücken heraus, die allesamt nicht das reparieren können, was du zu reparieren glaubst. Der Versuch, mein schwaches Selbstwertgefühl zu bekämpfen, führte in Wahrheit dazu, mein Gefühl der Unwürdigkeit zu verstärken. Die Erkenntnis, meinen Patienten bedingungslose Zuneigung und Akzeptanz entgegenzubringen, führte glücklicherweise auch zu der Erkenntnis, wie wichtig es ist, mir das Gleiche zu gewähren.

Rogers konnte die Gefühle seiner Patienten brillant validieren, ihnen helfen, ihr Selbstkonzept umzudeuten, ohne ihnen ihre eigene Wahrheit abzusprechen. Er schenkte bedingungslose, positive Aufmerksamkeit. Und in der Sicherheit dieser vollkommenen Anerkennung konnten seine Patienten ihre Masken und ihre Befangenheit ablegen und ihr eigenes Leben authentischer leben. Von Dr. Rogers lernte ich zwei meiner wichtigsten Sätze in jeder therapeutischen Begegnung: *Ich höre Sie sagen …* und *Erzählen Sie mir mehr*. Ich lernte auch, die Körpersprache meiner Patienten zu lesen und meinen Körper einzusetzen, um meine bedingungslose Zuneigung und Akzeptanz zu kommunizieren. Ich verschränke weder die Arme, noch schlage ich die Beine übereinander – ich öffne mich. Ich stelle Augenkontakt her, ich beuge mich zu ihnen, ich schaffe eine Brücke zwischen mir und meinen Patienten, gebe ihnen zu verstehen, dass ich zu hundert Prozent auf sie fokussiert bin. Ich spiegele die jeweilige Verfassung meiner Patienten als Zeichen vollkommener Anerkennung (wenn sie still dasitzen wollen, sitze ich auch still da; wenn sie wüten und schreien wollen, schreie ich mit ihnen; ich passe meine Sprache der Sprache meiner Patienten an). Und ich lebe ihnen einen Weg vor (atmen, mich öffnen, bewegen, zuhören), der Wachstum und Heilung begünstigen kann.

Das Studium von Seligman und Ellis und meine Arbeit mit Rogers und anderen halfen mir, gut zuzuhören und das Gehörte gut zu modulieren. Sie halfen mir auch, meinen aus verschiedenen Quellen schöpfenden und intuitiven und kognitiv orientierten therapeutischen Ansatz zu entwickeln. Müsste ich meiner Therapie einen Namen geben, würde ich sie vermutlich Therapie der Wahlfreiheit nennen, da es bei Freiheit um die Freiheit der Wahl geht – darum, Mitgefühl, Humor, Optimismus, Intuition, Neugier und Selbstentfaltung zu wählen. Und frei zu sein, im Hier und Jetzt zu leben. Wenn wir in der Vergangenheit feststecken, wenn wir uns sagen, »*Wäre* ich nur dorthin gegangen statt hierher …« oder »*Hätte* ich nur jemand anderen geheiratet …«, leben wir in einem Gefängnis, das wir uns selbst erschaffen. Genauso ergeht es uns, wenn wir immer nur in die Zukunft gerichtet denken. »Ich werde nicht glücklich sein, *bis* ich meinen Abschluss habe.« Oder »Ich werde nicht glücklich sein, *bis* ich den richtigen Menschen gefunden habe.« Der einzige Ort, an dem wir unsere Freiheit der Wahl ausüben können, ist in der Gegenwart.

Dies sind die Mittel, die meinen Patienten zur Verfügung stehen, um sich von Rollenerwartungen zu befreien, sich selbst gegenüber sanfte und liebevolle Eltern zu sein, aufzuhören, selbsteinschränkende Überzeugungen und Verhaltensweisen weiterzugeben, zu entdecken, dass am Ende Liebe als Antwort herauskommt. Ich leite Patienten an, zu erkennen, was ihre selbstzerstörerischen Verhaltensweisen *verursacht* und was sie *aufrechterhält*. Die selbstzerstörerischen Verhaltensweisen traten ursprünglich als nützliche Strategien auf, um ein Bedürfnis zu stillen, üblicherweise ein Bedürfnis aus der Gruppe der drei As: *Approval*, *Affection*, *Attention* (Anerkennung, Zuneigung, Beachtung). Wenn Patienten einmal erkennen, warum sie ein bestimmtes Verhalten entwickelt haben (andere herabsetzen, sich mit zornigen Menschen zusammentun, zu wenig essen, zu viel essen, usw.), können sie Verantwortung dafür übernehmen, ob sie das Verhalten beibehalten wollen oder nicht. Sie können lernen, besser auf sich zu achten und Selbstakzeptanz zu entdecken: *Nur ich kann tun, was ich auf die Art und Weise tun kann, wie ich es tue.*

Zu lernen, dass *nur ich tun kann, was ich auf die Art und Weise tun kann, wie ich es tue*, bedeutete für mich, die zwanghafte Überfliegerin in mir vom Thron zu stürzen, die immer mehr Zertifikaten nachjagte, in der Hoffnung, sich ihres Wertes zu versichern. Und es bedeutete, dass ich lernte, mein Trauma umzudeuten, in meiner leidvollen Vergangenheit Beweise für meine Stärke, für meine Begabungen und Wachstumsmöglichkeiten zu sehen, statt eine Manifestation meiner Schwäche oder meiner Beschädigung.

1975 reiste ich nach Israel, um für meine Dissertation Interviews mit Holocaust-Überlebenden zu führen. (Béla begleitete mich; ich rechnete damit, dass er mit seinen diversen Sprachen, wozu auch Jiddisch gehörte, das er bei seinen Kunden in El Paso aufgeschnappt hatte, einen unschätzbaren Übersetzer abgeben würde.) Ich wollte die Calamity Theory of Growth meines Professors Richard Farson nutzen, welche besagt: *Sehr oft ist es die Krisensituation,... die uns als menschliche Wesen tatsächlich besser macht. Während diese Vorfälle Menschen manchmal zerstören können, sind sie, so paradox es erscheinen mag, normalerweise Wachstumserfahrungen. Als Ergebnis solcher Katastrophen stellt die Person oft eine*

Neueinschätzung ihrer Lebenssituation an und verändert sie auf eine Art und Weise, die ein tieferes Verständnis der eigenen Fähigkeiten, Werte und Ziele widerspiegelt. Ich wollte Menschen interviewen, die wie ich die Konzentrationslager überlebt hatten, um herauszufinden, wie jemand überlebt und in Folge des Traumas sogar erfolgreich sein kann. Wie gelingt Menschen ein Leben mit Freude, mit Zielen und Leidenschaft, unabhängig davon, welche Wunden sie erlitten, welches Leid sie erlebt haben? Und auf welche Weise beinhaltet das Trauma selbst die Möglichkeit zu positivem Wachstum und Veränderung? Noch war ich dem Rat meines Freundes Arpad nicht gefolgt, mich intensiv mit meiner eigenen Vergangenheit auseinanderzusetzen. Doch indem ich Menschen interviewte, mit denen ich eine traumatische Vergangenheit teilte, legte ich einen Grundstein für meine eigene spätere Heilung.

Auf welche Weise trug die Erfahrung mit katastrophalen Begebenheiten zum Funktionieren der Betroffenen im Alltag bei? Ich traf Überlebende, die wieder zur Schule gingen, die Geschäfte gründeten (wie Béla und ich es vorhatten), die ausgesprochen enge Freundschaften aufbauten, die sich dem täglichen Leben mit Entdeckergeist stellten. Israel war kein einfaches Pflaster für Überlebende: Es ist nicht leicht, inmitten von Vorurteilen zu leben, ohne selbst zum Aggressor zu werden. Ich traf Menschen, die den politischen und kulturellen Konflikten mit Mut und Friedfertigkeit begegneten, die sich bei der nächtlichen Wache vor der Schule abwechselten, damit ihre Kinder am folgenden Morgen nicht von Bomben begrüßt wurden. Ich bewunderte sie für das, was immer es war, was sie am Aufgeben oder Einlenken hinderte. Ich bewunderte ihre Stärke, einen weiteren Krieg durchzustehen.

Und ich bewunderte sie für ihre Beharrlichkeit, nicht zuzulassen, dass vergangene, schreckliche Erlebnisse das zerstörten, was danach kam. Gefangenschaft, Entmenschlichung, Folter, Hunger und verheerende Verluste diktierten nicht das Leben, das zu leben ihnen möglich war.

Natürlich war nicht jeder, den ich interviewte, erfolgreich. Ich sah viele schweigende Eltern, viele Kinder, die nicht wussten, was sie mit dem Schweigen und der Starre ihrer Eltern anfangen sollten, die sich selbst die Schuld gaben. Und ich traf viele Überlebende, die in der Vergangenheit verharrten. »Nie und nimmer werde ich vergeben«, sagten mir viele. Für sie bedeutete Vergebung Vergessen oder Billigung. Viele Menschen, die ich befragte, hegten Rachegefühle. Ich hatte nie auf Rache gesonnen, aber besonders in jenen ersten herausfordernden Jahren in Baltimore hatte ich davon geträumt, meinen Folterknechten gegenüberzutreten – ich wollte Mengele in Paraguay finden, wohin er geflohen war, um der Verurteilung in den Nürnberger Prozessen zu entgehen. Ich stellte mir vor, mich als amerikanische Journalistin auszugeben, um mir Zutritt zu seinem Haus zu verschaffen. Dann wollte ich meine Identität preisgeben. »Ich bin das Mädchen, das für Sie getanzt hat«, wollte ich sagen. »Sie haben meine Eltern ermordet. Sie haben so viele Eltern von Kindern ermordet. Wie konnten Sie so grausam sein? Sie waren Arzt. Sie haben den hippokratischen Eid geschworen, Sie sind ein kaltblütiger Mörder. Haben Sie kein Gewissen?« Ich wollte meine Wut an diesem gealterten, dem Ende entgegengehenden Körper auslassen. Ich wollte, dass er sich seiner Schande stellt. Es ist wichtig, den Tätern Schuld zuzuweisen. Nichts ist gewonnen, wenn wir die Augen gegenüber Unrecht verschließen, wenn wir jemandem einen Persilschein geben, wenn wir auf Rechenschaft verzichten. Aber wie ich von meinen Mitüberlebenden gelernt habe, kann man dafür leben, sich an der Vergangenheit zu rächen, oder man kann dafür leben, die Gegenwart zu bereichern. Man kann im Gefängnis der Vergangenheit leben, oder man kann die Vergangenheit als Sprungbrett benutzen, das einem hilft, das Leben zu erreichen, das man jetzt führen will.

Alle Überlebenden, die ich traf, hatten eines mit mir gemeinsam: Wir hatten keine Kontrolle über die einschneidendsten Situationen in unserem Leben, aber wir hatten die Macht zu bestimmen, wie wir das Leben nach dem Trauma führten. Überlebende konnten lange, nachdem die Unterdrückung zu Ende war, noch immer Opfer sein, oder sie konnten lernen, sich weiterzuentwickeln. Bei der Recherche für meine Dissertation entdeckte und artikulierte ich meine persönliche Überzeugung und meinen klinischen Prüfstein: Wir können wählen, ob wir unsere eigenen Kerkermeister sein wollen oder ob wir frei sein wollen.

Vor unserer Abreise aus Israel besuchen Béla und ich Bandi und Marta Vadasz, die Freunde, die am Bahnhof in Wien vergeblich auf uns gewartet hatten. Sie leben in Ramat Gan in der Nähe von Tel Aviv. Es ist eine ergreifende Begegnung, ein Treffen mit unserem ungelebten Leben – dem Leben, das wir beinahe geführt hätten. Bandi ist noch immer sehr politisch, immer noch Zionist, und er brennt darauf, das angestrebte Friedensabkommen zwischen Israel und Ägypten nach der Besetzung der Sinai-Halbinsel durch Israel zu diskutieren. Er berichtet im Detail über die arabischen Bombenanschläge in Jerusalem und Tel Aviv. Nach dem Essen bleiben wir noch lange am Tisch sitzen, während Bandi und Béla hitzige Diskussionen über Israels Militärstrategie führen. Die Männer reden über den Krieg. Marta wendet sich mir zu, nimmt meine Hand. Ihr Gesicht ist jetzt runder als in ihrer Jugend, ihr rotes Haar ist nicht mehr so leuchtend und wird allmählich grau.

»Editke, mit dir sind die Jahre gnädiger umgegangen«, stellt sie seufzend fest.

»Das sind Mutters gute Gene«, sage ich. Und plötzlich sehe ich für einen Moment die Selektionskolonne vor mir, ich sehe, wie glatt das Gesicht meiner Mutter war. Dieser Moment ist ein Geisterbild, das mich über die Jahre verfolgt.

Marta muss bemerken, dass ich mit den Gedanken woanders bin, dass finstere Gedanken mich festhalten. »Tut mir leid«, sagt sie. »Damit wollte ich nicht sagen, dass du es leicht hattest.«

»Du hast mir ein Kompliment gemacht«, beruhige ich sie. »Du bist genau so, wie ich dich immer noch in Erinnerung habe. So liebevoll.« Als ihr Baby tot zur Welt gekommen war, ließ sie nicht zu, dass mein gesundes Baby unsere Freundschaft belastete, sie war nie eifersüchtig oder verbittert. Ich besuchte sie jeden Nachmittag mit Marianne, jeden Nachmittag ihres Trauerjahres.

Sie scheint meine Gedanken zu lesen. »Weißt du«, sagt sie, »nichts in meinem Leben war härter, als nach dem Krieg mein Baby zu verlieren. Ich habe so schrecklich gelitten.« Sie verfällt in Schweigen. Wir sitzen in unserem gemeinsamen und separaten Schmerz zusammen. »Ich glaube, ich habe mich nie bei dir bedankt«, sagt sie schließlich. »Als wir mein Kind begraben haben, hast du mir zwei Dinge gesagt, die ich nie vergessen habe. Du sagtest: ›Es wird wieder gut im Leben‹, und du sagtest: ›Wenn du das überlebst, kannst du alles überleben.‹ Diese beiden Sätze habe ich mir immer wieder vorgesagt.« Sie greift in ihre Tasche und holt Fotos ihrer Kinder heraus, zwei Töchter, die Anfang der 1950er-Jahre in Israel auf die Welt kamen. »Ich hatte zu viel Angst, es gleich wieder zu versuchen. Aber irgendwie geht es im Leben immer weiter. Ich habe so unendlich getrauert. Und dann nahm ich die ganze Liebe, die ich in mein Baby eingepflanzt hatte, und beschloss, diese Liebe nicht in meinen Verlust einzupflanzen. Ich wollte sie in meine Ehe einpflanzen und dann in meine Kinder, die am Leben waren.«

Ich umschließe ihre Finger mit der Hand. Ich umschließe diese schöne Vorstellung von der Saat. Die Saat meines Lebens und meiner Liebe ist in schwierige Erde gelegt worden, aber sie hat Wurzeln geschlagen und ist aufgegangen. Ich schaue zu Béla auf der anderen Seite des Tisches, ich denke an unsere Kinder, an die Neuigkeit, die Marianne mir erst letztens verraten hat, dass sie und ihr Mann Rob eine Familie gründen wollen. Die nächste Generation. Dort wird es sein, wo meine Liebe zu meinen Eltern leben wird.

»Nächstes Jahr in El Paso«, versprechen wir uns, als wir uns verabschieden.

Zu Hause schrieb ich meine Dissertation und beendete mein letztes klinisches Praktikum am William Beaumont Army Medical Center in Fort Bliss, Texas. Ich hatte Glück, dass ich beide Praktika, das für den Magister und das für den Doktortitel, am William Beaumont Center absolvieren konnte. Es war ein hochbegehrtes Praktikum, eine prestigeträchtige Stelle, die Referenten und Lehrer dort waren die Besten der Besten. Ich wusste noch nicht, dass der wirkliche Gewinn für mich darin bestand, dass ich gefordert war, mich konzentrierter mit meinem Innenleben zu beschäftigen.

An einem Tag komme ich wie immer zur Arbeit und ziehe mir meinen weißen Mantel mit meinem Namensschild DR. EGER, DEPARTMENT OF PSYCHIATRY über. In meiner Zeit am William Beaumont Center habe ich mir den Ruf erworben, immer bereitwillig weit über die Anforderungen meiner jeweiligen Stelle hinauszugehen. Dazu gehörte es, bei Bedarf die ganze Nacht lang Sonderwache für Selbstmordgefährdete zu halten und die am wenigsten attraktiven Fälle zu übernehmen, an denen sich andere schon die Zähne ausgebissen hatten.

An jenem Tag wurden mir zwei neue Patienten zugewiesen, beide Vietnam-Veteranen, beide querschnittsgelähmt. Sie haben die gleiche Diagnose (Verletzung des Rückenmarks im unteren Brustwirbelbereich), die gleiche Prognose (eingeschränkte Zeugungsfähigkeit und Sexualfunktion, schlechte Aussichten, wieder laufen zu können, gute Beherrschung der Hände und des Rumpfes). Als ich auf dem Weg zu ihnen bin, weiß ich noch nicht, dass einer von ihnen mein Leben verändern wird. Zuerst treffe ich Tom. Er liegt auf seinem Bett in Embryostellung und verflucht Gott und sein Heimatland. Er scheint gefangen zu sein – in seinem verletzten Körper, in seinem Elend, seiner Wut.

Als ich in das Zimmer des anderen Veteranen gehe, liegt Chuck nicht im Bett, sondern sitzt in seinem Rollstuhl. »Schon interessant«, sagt er. »Ich habe eine zweite Chance im Leben bekommen. Ist das nicht wunderbar?« Er sprudelt über vor Entdeckerdrang und dem Ausloten von Möglichkeiten. »Ich sitze in diesem Rollstuhl, und ich fahre auf den Rasen hinaus in die Anlage, und die Blumen sind jetzt viel näher. Ich sehe es mit meinen Augen als Kind.«

Wenn ich heute mit meinen Patienten spreche oder mich

von einem Podium an mein Publikum wende, erzähle ich diese Geschichte so, dass jeder Mensch zum einen Teil Tom und zum anderen Teil Chuck ist. Wir werden von Verlusten überwältigt und glauben, dass wir niemals ein Gefühl für unser Selbst und unser Lebensziel wiedererlangen können, dass wir niemals wieder ganz werden. Aber trotz – und in Wahrheit wegen – der Mühen und Tragödien in unserem Leben haben wir alle die Fähigkeit, die Perspektive zu erreichen, die uns von Opfern zu erfolgreichen Menschen macht. Wir haben die Wahl, Verantwortung für unsere Mühsal und für unsere Heilung zu übernehmen. Wir haben die Wahl, frei zu sein. Was mir immer noch schwerfällt zuzugeben, ist, dass ich damals von Toms Wut fasziniert war, als ich ihn zum ersten Mal traf.

»Fuck Amerika!«, schreit Tom, als ich an jenem Tag sein Zimmer betrete. »Fuck Gott!« Ich denke bei mir: Er lässt seiner Wut freien Lauf. Und seine Wut mitzuerleben, ruft auch bei mir die ungeheure Wut hervor, das Bedürfnis, sie auszudrücken, herauszulassen. *Fuck Hitler! Fuck Mengele!* Es wäre eine solche Erleichterung. Aber hier bin ich die Ärztin. Ich muss eine Rolle spielen, mich als beherrscht und im Besitz von Lösungen präsentieren, selbst wenn ich innerlich gegen eine Wand schlagen, eine Tür eintreten, schreien, weinen und auf dem Fußboden zusammenbrechen möchte. Ich werfe einen Blick auf mein Namensschild *Dr. Eger, Department of Psychiatry*, und einen Augenblick lang meine ich zu lesen: *Dr. Eger, Hochstaplerin*. Wer ist das wahre Ich? Weiß ich, wer ich bin? Ich habe eine solche Angst vor diesem Gefühl – Angst, dass die Maske abfällt. Angst, zu sehen, wie zerbrochen ich bin von all der Wut, die mich bedrängt: *Warum ich? Wie konnte das geschehen?* Mein Leben hat sich unumkehrbar geändert, und ich bin wütend.

Es war aufregend, Tom zuzusehen, denn er drückte so freimütig aus, was ich immer verborgen hielt. Ich hatte mich zu sehr vor der Missbilligung oder der Wut anderer gefürchtet, hatte mich vor der Wut selbst als destruktiver Kraft gefürchtet. Ich hatte mir nicht zugestanden, die Gefühle zu fühlen, hatte Angst, dass ich, wenn ich sie einmal herauslasse, nie mehr aufhören könnte, dass ich zu einem Monster würde. Auf gewisse Weise war Tom freier als ich, denn er gestand sich zu, die Wut zu spüren, die Worte zu sagen, die Worte, die ich mir nicht einmal zu denken, geschweige denn, auszusprechen erlaubte. Ich wollte mich auf den Fußboden hocken und mit ihm wüten.

In der Therapie sage ich zaghaft, dass ich es versuchen will, dass ich diese Wut herauslassen will, aber dass ein Profi dabei sein soll, der mich herausholt, wenn ich in eine Sackgasse gerate. Ich hocke mich auf den Fußboden. Ich versuche zu schreien, aber ich kann nicht. Ich habe zu viel Angst, ich kauere mich zu einem Ball zusammen, zu einem immer kleineren Ball. Ich muss eine Umrandung um mich herum spüren, eine Grenze, ich muss etwas spüren, wogegen ich stoßen kann. Ich bitte meinen Therapeuten, sich auf mich zu setzen. Er ist schwer, sein Gewicht erstickt mich fast. Ich glaube, ohnmächtig zu werden. Ich bin kurz davor, auf den Boden zu klopfen, damit er mich wieder aufstehen lässt, damit er mit diesem dummen Experiment aufhört. Aber dann kommt ein Schrei aus mir heraus, so lang gezogen, so durchdringend und so qualvoll, dass ich Angst bekomme:

Welches schrecklich verwundete Etwas konnte wohl einen solchen Laut ausstoßen? Aber ich kann diesen Schrei nicht bremsen. Es fühlt sich gut an. Über dreißig Jahre mundtot gemachte Geister brüllen jetzt aus mir heraus, aus voller Kehle bricht der Schmerz aus mir heraus. Es fühlt sich gut an. Ich schreie, ich schreie, ich stemme mich gegen das Gewicht, das auf mir lastet. Mein Therapeut macht es mir nicht leicht, und die Anstrengung bringt mich zum Weinen und Schwitzen.

Was passiert? Was passiert, wenn der lange in mir verleugnete Teil herausgelassen wird?

Nichts passiert. Ich spüre die Kraft der Wut, und letzten Endes tötet sie mich nicht.

Alles ist gut, alles ist gut. Ich lebe.

Es fällt mir immer noch nicht leicht, über die Vergangenheit zu sprechen. Es ist zutiefst qualvoll, mich jedes Mal, wenn ich daran denke oder davon erzähle, immer wieder der Furcht und dem Verlust auszusetzen. Aber von diesem Augenblick an verstehe ich, dass Gefühle, so stark sie auch sein mögen, nicht das Leben kosten. Und sie gehen vorüber. Die Gefühle zu unterdrücken macht es nur schwieriger, sie loszulassen. Expression ist das Gegenteil von Depression.

1978 war mein Sohn John unter den zehn besten Studenten, die ihren Abschluss an der University of Texas machten, und ich erlangte meinen Doktortitel in klinischer Psychologie. Es war ein triumphales Jahr für unsere Familie. Ich beschloss, meine Approbation in Kalifornien zu erlangen, denn dort war es am schwierigsten (ich zog mir also abermals die roten Schuhe an!), und neben dem Egotrip, meinen Wert unter Beweis zu stellen (als könnte ein Stück Papier dazu in der Lage sein), hatte eine kalifornische Approbation den praktischen Nutzen, dass ich überall im Land praktizieren konnte. Ich erinnerte mich an Bélas Mühen, seine Wirtschaftsprüfer-Lizenz zu bekommen, und ich stellte mich auf eine schwierige Reise ein.

Ich brauchte dreitausend Praxisstunden an einer Klinik, um am Examen teilzunehmen, aber ich verdoppelte diese Anforderung. Ich schrieb mich außerdem erst für das Examen ein, als ich sechstausend Stunden zusammenhatte – fast alle am William Beaumont Army Medical Center. Dort hatte ich mir einen so guten Ruf erworben, dass ich aufgefordert wurde, Sitzungen hinter einem halb durchlässigen Spiegel abzuhalten, damit meine Fachkollegen beobachten konnten, wie ich ein gutes Patienten-Arzt-Verhältnis aufbaute, Vertrauen schuf und meine Patienten animierte, neue Wahlmöglichkeiten zu entdecken. Dann war es an der Zeit, mich der schriftlichen Prüfung zu stellen. Multiple-Choice-Prüfungen waren schrecklich für mich: Sogar für den Führerschein musste ich monatelang lernen. Aber ich biss die Zähne zusammen und bestand die schriftliche Prüfung, wenn auch nicht auf Anhieb. Vielleicht habe ich auch einfach nur Glück gehabt.

Schließlich kam die mündliche Prüfung, die ich mir von allen Teilprüfungen am einfachsten vorgestellt hatte. Zwei Männer führten das Interview, einer, der Blue Jeans trug und dessen lange Haare zu einem Pferdeschwanz gebunden waren, und der andere mit Anzug und Bürstenhaarschnitt. Sie grillten mich stundenlang. Der Mann mit den langen Haaren sprach scharf und prägnant und stellte mir alle Fragen zu Statistik, Ethik und Rechtsangelegenheiten. Der Mann mit dem Bürstenhaarschnitt war für alle philosophischen Fragen zuständig, diejenigen Fragen, die meine Kreativität auf Touren brachten und mir eher lagen. Im Großen und Ganzen war es allerdings eine unerfreuliche Erfahrung. Ich fühlte mich steif, wie benommen und verletzlich. Die Prüfer machten es mir nicht leicht – ihre ausdruckslosen Gesichter, kalten Stimmen und ihre emotionale Distanz stießen mich vor den Kopf. Es war schwierig, meine Energie für die nächste Frage zu bündeln, wenn ich mich noch mit der vorhergehenden selbstkritisch zerfleischte, mir wünschte, noch einmal zurückzugehen, zu revidieren, was ich gesagt hatte, etwas zu sagen, irgendetwas, was vielleicht ein anerkennendes oder ermunterndes Nicken provoziert hätte. Als die Prüfung schließlich vorüber war, war ich benommen, meine Hände zitterten. Ich war hungrig, und gleichzeitig war mir schlecht, der Kopf tat mir weh, und ich war sicher, alles vermasselt zu haben.

Als ich gerade das Gebäude verlassen wollte, hörte ich Schritte hinter mir, jemand lief mir nach. Hatte ich in meiner Zerstreutheit meine Tasche liegen lassen? Wollten sie mir jetzt schon sagen, dass ich nicht bestanden hatte? »Dr. Eger«, rief der Mann mit dem Bürstenhaarschnitt. Ich bereitete mich auf eine Art Bestrafung vor. Er schloss zu mir auf und holte erst einmal Luft. Mein Kiefer und meine Schultern versteiften sich. Schließlich streckte der Mann die Hand aus: »Dr. Eger, es war uns eine Ehre. Sie haben einen enormen Wissensschatz. Ihre zukünftigen Patienten können sich wirklich sehr glücklich schätzen.«

Als ich in mein Hotel zurückkam, hüpfte ich auf meinem Bett herum wie ein kleines Mädchen.

KAPITEL 16

Die Entscheidung

Mein freudiger Optimismus, das Gefühl, es beruflich geschafft zu haben und auf bestem Wege zu sein, eine vollkommene Verkörperung meines Selbst zu erlangen, verkümmerten schnell, als ich meine Praxis einrichtete und meinen ersten Patienten kennenlernte. Ich besuchte ihn im Krankenhaus, in dem er seit einem Monat lag, auf seine Diagnose wartete und gegen eine Krankheit behandelt wurde, die sich als Magenkrebs herausstellte. Er hatte große Angst. Er fühlte sich von seinem Körper betrogen, von seiner Sterblichkeit bedroht, überwältigt von Ungewissheit und der Einsamkeit, krank zu sein. Und ich konnte ihn nicht dort abholen, wo er gerade war. Mein ganzes Geschick, ein Klima der Zuwendung und des Vertrauens zu schaffen, eine Brücke zwischen mir und dem Patienten zu bauen, löste sich in Luft auf. Ich kam mir vor wie ein Kind, das sich mit einem weißen Arztkittel verkleidet hat. Eine Fälschung. Meine Erwartungen an mich waren so hoch, meine Angst vor Versagen so elementar, dass ich nicht über meine Ichbezogenheit hinwegsehen konnte, um den Mann zu erreichen, der um meine Hilfe und Zuwendung bat. »Werde ich jemals wieder gesund sein?«, fragte er, und in meinem Kopf drehte sich ein Dateikarussell mit allen Theorien und Techniken, mein Blick war auf die Wand gerichtet, und ich versuchte, mir meine Nervosität und meine

Angst nicht anmerken zu lassen. Ich war keine Hilfe für ihn. Er fragte nie wieder nach mir. Wie damals, als ich Tom, den querschnittsgelähmten Veteranen besuchte, erkannte ich, dass mein beruflicher Erfolg tief aus meinem Innersten kommen musste – nicht von dem kleinen Mädchen, das anderen zu gefallen suchte und um Anerkennung heischte, sondern aus meinem reinen und authentischen Selbst. Dem Selbst, das verletzlich und neugierig war, das sich so akzeptierte, wie es war, und das bereit war zu wachsen.

Mit anderen Worten: Ich begann ein neues Verhältnis zu meinem eigenen Trauma. Dieses Trauma war kein Ding, das zum Schweigen gebracht, unterdrückt, vermieden, negiert werden musste. Es war ein Brunnen, aus dem ich schöpfen konnte, eine tiefe Quelle des Verständnisses und des Einfühlungsvermögens für meine Patienten, für ihre Qualen und den Weg zur Heilung. Meine ersten Jahre in meiner Privatpraxis halfen mir, meine Wunde als etwas Notwendiges und Nützliches umzudeuten und meine dauerhaftesten therapeutischen Prinzipien zu formen und zu entwickeln. Oft spiegelten die Patienten, mit denen ich arbeitete, meine eigenen Entdeckungen über die Reise in die Freiheit. Ebenso oft lehrten sie mich, dass meine Suche nach Freiheit noch nicht abgeschlossen war – und sie zeigten mir den Weg, zu weiterer Heilung zu finden.

Obwohl eigentlich Emma die Patientin war, lernte ich zuerst ihre Eltern kennen. Sie hatten mit niemandem, geschweige denn mit einem Fremden über das Geheimnis in ihrer Familie gesprochen: Emma, ihr ältestes Kind, hungerte sich zu Tode. Sie waren zurückgezogene, zurückhaltende Leute, eine konservative deutsch-amerikanische Familie, die Gesichter von Sorge zerfurcht und die Augen voller Angst.

»Wir suchen nach praktischen Lösungen«, sagte Emmas Vater an jenem ersten Besuch zu mir. »Wir müssen sie wieder so weit bringen, dass sie was isst.«

»Wir hörten, dass Sie den Holocaust überlebt haben«, ergänzte Emmas Mutter. »Wir dachten, dass Emma vielleicht etwas von Ihnen lernen könnte, dass Sie sie vielleicht anregen könnten.«

Es brach mir das Herz, ihre Angst um Emmas Leben, ihr Entsetzen zu sehen. Nichts in ihrem Leben hatte sie auf ein Kind mit einer Essstörung vorbereitet; sie hatten nie in Betracht gezogen, dass ihrer Tochter und ihrer Familie Derartiges zustoßen könnte, und keine ihrer elterlichen Maßnahmen hatte irgendeine positive Auswirkung auf Emmas Gesundheit. Ich wollte sie beruhigen. Ich wollte ihre Not lindern. Aber ich wollte auch, dass sie eine Wahrheit erkannten, die für sie vielleicht noch schmerzlicher anzuerkennen war als Emmas Krankheit: dass auch sie einen Anteil daran hatten. Wenn ein Kind mit Anorexia zu kämpfen hat, ist der ermittelte Patient das Kind, aber der tatsächliche Patient ist die Familie.

Sie wollten mir alle Einzelheiten von Emmas Verhalten erzählen, die ihnen Sorgen machten: das Essen, das sie nicht zu sich nehmen wollte; das Essen, das sie vorgab zu essen; das Essen, das sie nach einer gemeinsamen Mahlzeit mit der Familie in der Serviette eingewickelt fanden; das Essen, das sie in ihre Kommode gestopft hatte und das sie gefunden hatten; die Art und Weise, wie sie sich ihnen entzog und die Tür hinter sich verschloss, die erschreckenden Veränderungen ihres Körpers. Aber stattdessen bat ich sie, über sich selbst zu sprechen, was sie mit offensichtlichem Unbehagen taten.

Emmas Vater war klein und untersetzt – er war Fußballspieler, wie ich erfuhr. Er sah ein bisschen wie Hitler aus, stellte ich mit mulmigem Gefühl fest: Er trug einen schmalen Oberlippenbart und dunkle, glatt gekämmte Haare. Wenn er sprach, hörte es sich an, als bellte er, als stünde hinter jeder Kommunikation der Nachdruck, sich Gehör zu verschaffen. Später hatte ich Einzelsitzungen mit Emmas Vater und mit ihrer Mutter und fragte ihren Vater, wie es dazu kam, dass er sich für eine Karriere bei der Polizei entschlossen hatte. Er erzählte mir, dass er als Junge ein Bein nachgezogen hatte und sein Vater ihn deshalb Shrimpy-Limpy genannt hätte. Er wollte Polizeibeamter werden, weil dieser Beruf Risikobereitschaft und körperliche Kraft erforderte; er wollte seinem Vater beweisen, dass er weder ein Zwerg, noch ein Krüppel war. Wenn man etwas beweisen muss, ist man nicht frei. Obwohl ich bei dem ersten Besuch noch nichts über seine Kindheit wusste, konnte ich bereits sagen, dass Emmas Vater in einem selbst geschaffenen Gefängnis lebte – er lebte innerhalb eines begrenzten Bildes dessen, wer er sein sollte. Sein Verhalten war eher das eines militärischen Ausbilders als das eines treusorgenden Ehemannes oder besorgten Vaters. Er stellte keine Fragen; er führte Verhöre. Er akzeptierte weder seine Ängste noch seine Verletzlichkeit, er setzte sein Ego durch.

Seine Frau, die ein selbst geschneidertes, vorn durchgeknöpftes Baumwollkleid mit einem schmalen Gürtel trug, ein Look, so zeitlos wie bieder, hatte sich anscheinend übertrieben auf seinen Tonfall und seine Sprache eingestellt. Während er ein paar Minuten lang von seiner Frustration bei der Arbeit erzählte, dass er bei einer Beförderung übergangen worden war, sah ich, wie sie sich krampfhaft bemühte, die richtige Balance zu finden, seine Empörung zu bekräftigen, ohne zugleich seine Wut zu schüren. Sie hatte ganz klar gelernt, dass ihr Mann immer Recht haben musste, dass er mit Konfrontation oder Widerworten nicht umgehen konnte. In meiner persönlichen Sitzung mit ihr war ich von ihrer Vielseitigkeit beeindruckt – sie mähte den Rasen und erledigte viele Reparaturen im Haus, sie nähte ihre Kleider selbst –, und der scheinbare Widerspruch zwischen ihren Fähigkeiten und der Macht, die sie an ihren Mann abgab, war der Preis, den sie um des lieben Friedens willen bezahlte. Ihre Angewohnheit, Konflikten mit ihrem Mann aus dem Weg zu gehen, koste es, was es wolle, war der Gesundheit ihrer Tochter und der Familiendynamik ebenso abträglich wie sein dominierendes Verhalten. Sie waren Partner, wenn es darum ging, Kontrolle auszuüben – dies war keine empathische Beziehung, keine bedingungslose Liebe –, das war die Sprache in der Familie.

»Das ist doch Zeitverschwendung«, sagte Emmas Vater bei unserem ersten Besuch schließlich, nachdem er meine Fragen zu seiner Arbeit, ihrem Familienleben und dazu beantwortet hatte, wie sie freie Tage verbrachten. »Sagen Sie uns einfach, was zu tun ist.«

»Ja, sagen Sie uns einfach, wie wir Emma dazu bringen können, sich zu den Essenszeiten mit uns an den Tisch zu setzen«, flehte ihre Mutter. »Sagen Sie uns, was wir tun sollen, damit sie wieder isst.«

»Ich sehe, welche Sorgen Sie sich um Emma machen. Ich sehe, wie verzweifelt Sie nach Antworten und Lösungen suchen. Und ich kann Ihnen Folgendes sagen: Wenn Sie wollen, dass Emma wieder gesund wird, müssen Sie zuallererst verstehen, dass es bei Anorexie nicht nur darum geht, was Emma isst; es geht auch darum, was an ihr nagt.« Es wird nicht so funktionieren, sagte ich, dass ich sie wieder auf Spur bringe und sie, also ihr gesundes Selbst, wieder zurückschicke. Ich bat die Eltern, sich mir als Co-Therapeuten zur Verfügung zu stellen, ihre Tochter zu beobachten, aber nicht mit dem Vorsatz, sie zu veranlassen, etwas anders zu machen oder anders zu sein, sondern lediglich auf ihren emotionalen Zustand und auf ihre Verhaltensweisen zu achten. Gemeinsam könnten wir ein klareres Bild ihrer emotionalen Landschaft zeichnen und uns besser mit den psychologischen Aspekten der Krankheit vertraut machen. Dadurch, dass ich mich ihrer Hilfe und ihrer Mitarbeit versicherte, hoffte ich, ihnen zu der Einsicht zu verhelfen, dass auch sie eine Rolle bei der Krankheit ihre Tochter spielten. Behutsam versuchte ich sie anzustupsen, Verantwortung für den Teil zu übernehmen, den sie an Emmas Zustand trugen.

In der darauffolgenden Woche sah ich Emma zum ersten Mal. Sie war vierzehn Jahre alt. Ich hatte das Gefühl, meinen eigenen Geist zu sehen. Sie sah so aus wie ich in Auschwitz – wie ein Skelett, blass. Sie siechte dahin. Ihr langes, strähniges blondes Haar machte ihr Gesicht noch dünner, als es ohnehin schon war. Sie stand in der Tür zu meiner Praxis, ihre zu langen Ärmel hatte sie bis über ihre Hände gezogen. Sie sah aus wie ein Mensch mit einem Geheimnis.

Bei jedem neuen Patienten ist es vom ersten Augenblick des Kennenlernens an wichtig, empfindsam auf die psychologischen Grenzen zu reagieren. Ich muss intuitiv erkennen, ob es sich um einen Menschen handelt, der möchte, dass ich seine Hand nehme oder dass ich körperliche Distanz wahre. Ob es ein Mensch ist, der will, dass ich ihm einen Auftrag erteile oder dass ich einen vorsichtigen Vorschlag mache. Bei einem Menschen mit Anorexie – einer Krankheit, bei der es ausschließlich um Kontrolle, um gnadenlose Regeln geht, was und wann gegessen oder nicht gegessen wird, was enthüllt oder verborgen wird – sind diese ersten Augenblicke entscheidend. Zunächst sei hier festgestellt, dass Anorexie eine unausweichliche physiologische Dimension hat. Wegen des Mangels an Nährstoffen, die dem Körper zugeführt werden, und angesichts dessen, dass der größte Teil der paar verzehrten Kalorien autonomen Funktionen (Atmung, Ausscheidung) zugeführt werden, wird das Gehirn nur unzureichend mit Blut versorgt, was zu verzerrtem Denken und in schweren Fällen zu Paranoia führt. Als Psychologin, die eine therapeutische Beziehung mit einem Anorexie-Patienten eingeht, muss ich verinnerlichen, dass ich mit jemandem kommuniziere, der aller Wahrscheinlichkeit nach eine verzerrte kognitive Funktion aufweist. Es kann ohne Weiteres passieren, dass eine gewohnte Geste – etwa eine Hand auf die Schulter des Patienten zu legen, um ihn zu einem bequemen Sessel zu führen – als bedrohlich oder invasiv missverstanden wird. Als ich Emma zum ersten Mal begrüßte, achtete ich auch auf eine zugewandte und neutrale Körpersprache. Da Menschen mit Anorexie ausgesprochene Kontrollfreaks sind, ist es wichtig, ihr Bedürfnis nach Kontrolle außer Kraft zu setzen, indem man Freiheit anbietet. Gleichzeitig ist es unerlässlich, eine strukturierte Umgebung zu schaffen, in der es Sicherheit durch klare Regeln und Rituale gibt.

Nachdem ich ihre Eltern kennengelernt hatte, wusste ich, dass die häusliche Sprache überwiegend mit Kritik und Schuldzuweisungen behaftet war, und so begann ich unsere Sitzung mit einem Kompliment: »Danke, dass du gekommen bist«, sagte ich. »Ich freue mich sehr, dich endlich kennenzulernen. Und danke, dass du auf die Minute pünktlich warst.«

Als sie ihren Platz auf der Couch gewählt hatte, sagte ich

zu ihr, dass ich alles, was sie mir erzählt, vertraulich behandeln werde – es sei denn, ihr Leben wäre in Gefahr. Und dann machte ich ihr einen vorsichtigen Vorschlag mit offenem Ausgang: »Weißt du, deine Eltern machen sich solche Sorgen um dich. Ich würde gern die wahre Geschichte hören. Gibt es etwas, was du mir gern sagen würdest?«

Emma gab keine Antwort. Sie starrte auf den Teppich, zupfte die Ärmel sogar noch weiter über ihre Hände.

»Es ist in Ordnung, wenn du schweigst«, sagte ich.

Weiteres Schweigen breitete sich zwischen uns aus. Ich wartete. Ich wartete noch ein wenig. »Weißt du«, sagte ich nach einer Weile, »es ist okay, wenn du dir die Zeit nimmst, die du brauchst. Ich habe noch ein paar Büroarbeiten zu erledigen. Ich werde im anderen Zimmer arbeiten. Wenn du so weit bist, melde dich einfach.«

Sie beäugte mich argwöhnisch. In einem Zuhause mit strafender Disziplin gewöhnen sich Kinder an Drohungen, und diese Drohungen können schnell eskalieren oder sich im anderen Extrem als leer erweisen. Obwohl ich freundlich mit ihr sprach, wollte sie feststellen, ob meine Worte oder mein Tonfall zu harscher Kritik oder Maßregelung eskalieren könnten oder ob ich vielleicht gar nicht aus dem Zimmer gehen wollte, sondern nur bluffte.

Ich glaube, sie war überrascht, als ich einfach aufstand, den Raum durchquerte und die Tür öffnete. Erst als meine Hand auf dem Türknopf lag, begann sie zu sprechen.

»Ich bin so weit«, sagte sie.

»Danke«, sagte ich und kehrte zu meinem Stuhl zurück. »Das freut mich zu hören. Wir haben noch vierzig Minuten. Die wollen wir nutzen. Bist du einverstanden, wenn ich dir ein paar Fragen stelle?«

Sie zuckte die Achseln.

»Schildere mir einen typischen Tag. Um welche Zeit wachst du auf?«

Sie verdrehte die Augen, beantwortete aber meine Frage. Ich fuhr in diesem Tenor fort. Hatte sie einen Radiowecker oder eine Uhr mit Weckfunktion, oder kam ihre Mutter oder ihr Vater und weckte sie auf? Blieb sie gern noch eine Zeit lang unter der Decke liegen, oder hüpfte sie sofort aus dem Bett? Ich stellte ihr ganz alltägliche Fragen und bekam ein Gefühl für ihren Tagesablauf – aber keine meiner Fragen hatte irgendetwas mit Essen zu tun. Es ist so schwierig für jemanden mit Anorexie, etwas anderes im Leben zu sehen außer Essen. Ich wusste bereits von ihren Eltern, dass sie mit ihrer Konzentration auf Nahrung ihre Familie unter Kontrolle hatte, dass deren ganze Aufmerksamkeit von ihrer Krankheit beansprucht wurde. Ich ahnte, dass sie auch von mir erwartete, nur an ihrer Krankheit interessiert zu sein. Mit meinen Fragen versuchte ich, ihre Aufmerksamkeit auf andere Bereiche ihres Lebens zu lenken und ihre defensiven Strukturen zu demontieren oder wenigstens abzumildern.

Als ich einen Tag in ihrem Leben abgearbeitet hatte, stellte ich ihr eine Frage, auf die sie keine Antwort wusste: »Was machst du gern?«, fragte ich.

»Keine Ahnung«, sagte sie.

»Welche Hobbys hast du?«

»Keine Ahnung.«

Ich ging zum Whiteboard, das in meiner Praxis hängt. Ich schrieb *Keine Ahnung*. Während ich ihr weitere Fragen über ihre Interessen, ihre Leidenschaften, ihre Sehnsüchte stellte, setzte ich jedes Mal, wenn sie »keine Ahnung« sagte, ein Häkchen dahinter.

»Welche Träume hast du für dein Leben?«

»Keine Ahnung.«

»Wenn du keine Ahnung hast, dann rate einfach.«

»Keine Ahnung. Ich denke darüber nach.«

»Viele Mädchen in deinem Alter schreiben Gedichte. Schreibst du Gedichte?«

Emma zuckte mit den Schultern. »Manchmal.«

»Wo wärst du gern in fünf Jahren? Was für ein Leben und welche Berufslaufbahn schwebt dir vor?«

»Keine Ahnung.«

»Ich stelle fest, dass du sehr häufig *keine Ahnung* sagst. Aber wenn alles, woran du denken kannst, *keine Ahnung* ist, macht mich das traurig. Es bedeutet, dass du dir deiner Möglichkeiten nicht bewusst bist. Und ohne Wahlmöglichkeiten oder Entscheidungen lebst du eigentlich nicht wirklich. Würdest du etwas für mich tun? Würdest du diesen Stift nehmen und ein Bild für mich zeichnen?«

»Von mir aus.« Sie ging zur Tafel, schob ihr dünnes Händchen aus dem Ärmel und nahm den Stift.

»Zeichne mir ein Bild von dir. Wie siehst du dich selbst?«

Sie zog die Kappe vom Stift und zeichnete schnell und mit geschürzten Lippen. Sie drehte sich zu mir, damit ich ihre Zeichnung sehen konnte: ein kleines, dickes Mädchen mit leerem, ausdruckslosem Gesicht. Was für ein niederschmetternder Kontrast – die zum Skelett abgemagerte Emma neben einer ausdruckslosen, fetten Karikatur.

»Erinnerst du dich noch an eine Zeit, in der du andere Gefühle hattest? Als du dich glücklich und hübsch fühltest und Spaß am Leben hattest?«

Sie dachte angestrengt nach. Aber sie sagte nicht: »Keine Ahnung.« Schließlich nickte sie. »Als ich fünf war.«

»Könntest du mir ein Bild von diesem glücklichen Mädchen zeichnen?«

Als sie von der Tafel zurücktrat, sah ich ein Bild eines tanzenden, herumwirbelnden Mädchens mit einem Tutu. Die plötzliche Erinnerung schnürte mir die Kehle zu.

»Hattest du Ballettstunden?«

»Ja.«

»Darüber würde ich sehr gern mehr hören. Wie ging es dir, wenn du getanzt hast?«

Sie schloss die Augen. Ich sah, wie sie die Fersen in die erste Position aneinanderstellte. Es war eine unbewusste Bewegung, ihr Körper erinnerte sich.

»Wie fühlst du dich jetzt, wenn du dich erinnerst? Kannst du diesem Gefühl einen Namen geben?«

Sie nickte mit noch immer geschlossenen Augen. »Frei.«

»Würdest du dieses Gefühl gern wieder empfinden? Frei? Voller Leben?«

Sie nickte. Sie legte den Stift in die Schale und zog die Ärmel wieder über ihre Hände.

»Und inwiefern bringt dein Hungern dich näher an dieses Ziel, sich frei zu fühlen?«, fragte ich so behutsam und freundlich, wie ich konnte. Es war keine Schuldzuweisung. Es war ein Versuch, ihr die Selbstsabotage klar vor Augen zu führen, und wie weit sie sie bereits betrieben hatte. Und es war ein Versuch, ihr zu helfen, die wichtigsten Fragen zu beantworten, die am Beginn einer jeder Reise in die Freiheit stehen. *Was mache ich jetzt? Funktioniert es? Bringt es mich meinen Zielen näher, oder entfernt es mich weiter von ihnen?* Emma beantwortete mir meine Fragen nicht mit Worten. Aber in ihrem tränenreichen Schweigen spürte ich, dass sie erkannte, dass sie sich ändern musste und wollte.

Als ich mich mit Emma und ihren Eltern zum ersten Mal gemeinsam traf, begrüßte ich sie enthusiastisch. »Ich habe sehr gute Nachrichten!«, sagte ich. Ich erzählte ihnen von meiner Hoffnung, meinem Vertrauen in ihre Fähigkeit, als Team zu arbeiten. Und für meine eigene Mitwirkung an der Teamarbeit machte ich zur Bedingung, dass sie sich einverstanden erklärten, Emma zusätzlich von Medizinern in einer Klinik für Essstörungen behandeln zu lassen, da Anorexie eine ernste Krankheit mit potenziell tödlichem Ausgang sei. Sollte Emma je ein bestimmtes Gewicht unterschreiten, das in Abstimmung mit dem Klinikpersonal festzulegen sein würde, müsste sie stationär aufgenommen werden. »Ich kann nicht riskieren, dass du dein Leben wegen etwas verlierst, das verhindert werden kann«, sagte ich zu Emma.

Einen oder zwei Monate, nachdem ich mit Emma zu arbeiten begonnen hatte, luden mich ihre Eltern zu einem gemeinsamen Essen bei sich zu Hause ein. Ich lernte alle Geschwister von Emma kennen. Mir fiel auf, dass Emmas Mutter jedes ihrer Kinder mit einem bestimmten Merkmal vorstellte: das ist Gretchen, die Schüchterne; Peter, der Spaßvogel; Derek, der Verantwortungsbewusste. (Emma war mir bereits vorgestellt worden: die Kranke.) Man gibt Kindern einen Namen, und sie spielen das Spiel mit. Deshalb finde ich es nützlich, meine Patienten zu fragen: »Und was war Ihre Eintrittskarte in Ihre Familie?« (In meiner Kindheit war Klara das Wunderkind, Magda die Rebellin und ich die Vertraute. Ich war für meine Eltern dann am wertvollsten, wenn ich eine Zuhörerin war, ein Gefäß für ihre Gefühle, wenn ich unsichtbar war.) Und natürlich war Gretchen am Tisch schüchtern, Peter witzig und Derek verantwortungsvoll.

Ich wollte herausfinden, was passiert, wenn ich den Code

brach, wenn ich eines der Kinder zu einer neuen Rolle ermunterte. »Weißt du eigentlich«, sagte ich zu Gretchen, »dass du ein wirklich schönes Profil hast?«

Die Mutter stieß mich unter dem Tisch mit dem Fuß an. »Sagen Sie das nicht«, wies sie mich leise zurecht. »Am Ende bildet sie sich noch etwas darauf ein.«

Als Emmas Mutter nach dem Essen die Küche aufräumte, zupfte Peter, der noch ein Kleinkind war, seine Mutter am Rock und verlangte ihre Aufmerksamkeit. Sie schob ihn immer wieder von sich, und seine Versuche, sie dazu zu bringen, ihre Arbeit zu unterbrechen und ihn in den Arm zu nehmen, wurden immer verzweifelter. Schließlich wackelte er aus der Küche hinaus und steuerte schnurstracks auf den Couchtisch zu, auf dem ein paar Porzellanfiguren standen. Seine Mama rannte hinter ihm her, hob ihn hoch, gab ihm einen Klaps und schimpfte: »Hab ich dir nicht gesagt, dass du das nicht anfassen sollst?«

Die Erziehungsregel »Eine Ohrfeige hat noch keinem Kind geschadet« hatte ein Klima geschaffen, in dem die Kinder anscheinend nur negative Aufmerksamkeit bekamen (was immer noch besser ist als gar keine Aufmerksamkeit). Das gestrenge Umfeld, die nach Schwarz-Weiß-Prinzipien funktionierenden Regeln und Rollen, die den Kindern auferlegt wurden, die spürbaren Spannungen zwischen den Eltern – sorgten in ihrem Zuhause für eine emotionale Hungersnot.

Auch wurde ich Zeuge der höchst unpassenden Zuwendung, die Emmas Vater ihr schenkte. »Na, du heiße Schnecke!«, sprach er sie an, als sie nach dem Essen zu uns ins Wohnzimmer kam. Ich sah, wie sie sich in die Couch drückte und versuchte, darin zu versinken. Kontrolle, strafende Disziplin, emotionaler Inzest – kein Wunder, dass Emma inmitten des Überflusses starb.

Wie alle Familien brauchte auch Emmas Familie Regeln, allerdings vollkommen andere als die, die sie anzuwenden pflegten. So unterstützte ich Emma und ihre Eltern bei der Ausarbeitung einer Familienverfassung, für deren Durchsetzung sie gegenseitig sorgen sollten: eine Liste mit Familienregeln, die das Klima in ihrem Zuhause verbessern sollte. Zuerst sprachen sie über diejenigen Verhaltensweisen, die zu wünschen übrig ließen. Emma sagte zu ihren Eltern, wie sehr das Herumschreien und die Schuldzuweisungen ihr Angst machten und wie sehr sie es hasste, wenn Regeln oder Erwartungen in letzter Minute abgeändert wurden, etwa, wann sie zu Hause zu sein hatte oder welche Hausarbeiten sie machen musste, bevor sie fernsehen durfte. Ihr Vater sprach davon, wie isoliert er sich in der Familie fühlte – er glaubte, der Einzige zu sein, der sich verpflichtet fühlt, die Kinder zu disziplinieren. Interessanterweise führte Emmas Mutter etwas Ähnliches ins Feld, dass sie ihrerseits das Gefühl hätte, allein für die Erziehung zuständig zu sein. Aus der Liste verletzender Gewohnheiten und Verhaltensweisen – Dinge, die sie in Zukunft vermeiden wollten – erstellten wir eine kürzere Liste, an die sich jeder ab sofort halten sollte:

1. Statt anderen die Schuld zu geben, übernimm selbst die Verantwortung für deine Handlungen und deine Wortwahl. Bevor du etwas sagst oder tust, stelle dir die Frage: *Ist es freundlich? Ist es wichtig? Ist es hilfreich?*
2. Gemeinsame Ziele werden im Teamwork erarbeitet. Wenn das Haus geputzt werden muss, übernimmt jedes Familienmitglied eine altersgerechte Aufgabe. Wenn die Fami-

lie ins Kino geht, wird der Film entweder gemeinsam oder abwechselnd festgelegt. Die Familie ist wie ein Auto: Alle Räder sind fest montiert und arbeiten zusammen, damit das Auto in die gewünschte Richtung fährt – kein einzelnes Rad übernimmt die Kontrolle, kein einzelnes Rad trägt die ganze Last.

3. Konsequenz ist wichtig. Wenn die Zeit einmal festgelegt ist, wann man spätestens zu Hause zu sein hat, darf diese Regel nicht in der letzten Minute umgeworfen werden.

Im Grundsatz ging es bei Emmas Familienverfassung darum, damit aufzuhören, jemand anderen kontrollieren zu wollen.

Emma war zwei Jahre lang bei mir in Behandlung. In dieser Zeit durchlief sie in der Klinik für Essstörungen das volle Programm für Tagespatienten. Sie hörte mit dem Fußballspielen auf, das ihr Vater ihr aufgezwungen hatte, als sie in die Mittelschule kam, und nahm wieder Ballettstunden (und später noch weiteren Tanzunterricht: Bauchtanz, Salsa). Der kreative Ausdruck, die Freude, die sie empfand, sich zum Rhythmus der Musik zu bewegen, führte dazu, dass sie wieder Freude an ihrem Körper gewann, und das wiederum führte zu einem gesünderen Selbstbild. Gegen Ende unserer gemeinsamen Zeit, als sie sechzehn war, lernte sie in der Schule einen Jungen kennen, in den sie sich verliebte, und diese Beziehung bestärkte sie in ihrer Motivation, zu leben und gesund zu sein. Als sie schließlich aufhörte, mit mir zu arbeiten, hatte ihr Körper wieder Formen angenommen, und ihr Haar war dicht und glänzend. Sie war das erwachsene Abbild des wirbelnden, tanzenden Mädchens geworden.

Im Sommer nach Emmas erstem Highschool-Jahr lud mich ihre Familie zu einem Barbecue bei sich zu Hause ein. Sie hatten ein reichhaltiges Buffet aufgebaut: Rippchen, Bohnen, deutschen Kartoffelsalat, hausgemachte Brötchen. Emma stand mit ihrem Freund am Buffet, schaufelte Essen auf ihren Teller, lachte und flirtete. Ihre Eltern, Geschwister und Freunde verteilten sich auf dem Rasen und auf Klappstühlen und ließen es sich gutgehen. Essen war in der Familie nicht mehr negativ besetzt. Auch wenn Emmas Eltern den Tonfall ihrer erzieherischen Maßnahmen und auch den Tonfall in ihrem Eheleben nicht vollkommen verändert hatten, so hatten sie doch verstanden, Emma das zu geben, was Emma gelernt hatte, sich selbst zu geben: den Raum und das Vertrauen, ihren Weg zum Positiven im Leben zu finden. Und da sie nicht mehr in ständiger Furcht davor lebten, was Emma zustoßen könnte, waren sie nun frei, ihr eigenes Leben zu leben. Einmal die Woche spielten sie abends Bridge mit ein paar Freunden und hatten sich weitgehend von den Sorgen, dem Zorn und dem Kontrollzwang befreit, von all dem, was ihr Familienleben so lange vergiftet hatte.

Ich war erleichtert und gerührt zu sehen, dass Emma wieder zu Emma geworden war. Und ihre Reise dorthin veranlasste mich, auch über mich selbst zu reflektieren. Edie. War ich eins mit meiner inneren Ballerina? Führte ich mein Leben mit ihrer Neugier und ihrer Begeisterung? Etwa um die Zeit, als Emma nicht mehr in meine Praxis kam, erhielt mein erstes Enkelkind, Mariannes Tochter Lindsey, Ballettstunden für Kleinkinder. Marianne schickte mir ein Bild von Lindsey in einem niedlichen rosafarbenen Tutu; ihre süßen stämmigen Füßchen steckten in winzigen rosafarbenen Schläppchen. Als ich das Bild sah, weinte ich. Freudentränen, keine Frage. Aber ich spürte auch einen Schmerz in der Brust, der mehr mit Verlust zu tun hatte. Ich sah vor mir, wie sich Lindseys

Leben von diesem Moment an vor ihr entfaltete: ihre Auftritte und ihre Ballettabende – bestimmt würde sie weiterhin Ballettstunden nehmen und in jedem Winter ihrer Kindheit und Jugend den *Nussknacker* tanzen. Doch die Freude, die ich für sie in Erwartung all dessen empfand, was in ihrem Leben noch auf sie wartete, war von dem Schmerz nicht loszulösen, der mich angesichts meines eigenen unterbrochenen Lebens quälte. Wenn wir trauern, geht es nicht nur um das, was geschehen ist – wir trauern um das, was nicht geschehen ist. Ich beherbergte in mir ein Jahr des Horrors. Und ich beherbergte einen freien, leeren Raum, die unermessliche Dunkelheit des Lebens, das es nie geben würde. Ich trug das Trauma und den Verlust, und ich konnte weder ein Stück meiner Wahrheit loslassen, noch eines davon leichten Herzens bewahren.

Einen weiteren Spiegel und eine weitere Lehrerin fand ich in Agnes, einer Frau, die ich in einem Kurhotel in Utah kennenlernte, wo ich vor Brustkrebspatientinnen über die Bedeutung der Selbstfürsorge sprach, um die Heilung zu fördern. Sie war jung, Anfang vierzig und hatte ihr schwarzes Haar zu einem Knoten im Nacken gebunden. Sie trug einen bis zum Hals zugeknöpften Kittel in einem neutralen Farbton. Wäre sie nicht die Erste gewesen, die nach meinem Vortrag zu einem privaten Termin in mein Hotelzimmer kam, wäre sie mir vielleicht gar nicht aufgefallen. Sie hielt sich im Hintergrund. Selbst als sie vor mir stand, war ihr Körper unter ihrer Kleidung kaum zu erkennen.

»Es tut mir leid«, sagte sie, als ich die Tür öffnete, um sie hereinzubitten. »Bestimmt gibt es andere Leute, die mehr Zeit mit Ihnen verdient hätten.«

Ich führte sie zu einem Stuhl am Fenster und schenkte

ihr ein Glas Wasser ein. Meine kleinen fürsorglichen Gesten machten sie anscheinend verlegen. Sie setzte sich auf die vorderste Kante des Stuhls und hielt das Glas Wasser vor sich so fest umklammert, als wäre es eine Zumutung für mich als Gastgeber, wenn sie einen Schluck davon trinken würde. »Ich brauche nicht wirklich eine ganze Stunde. Ich habe nur eine kurze Frage.«

»Ja, lieb von Ihnen. Sagen Sie, wie ich Ihnen helfen kann.«

Sie sagte, dass etwas sie interessiert hätte, was ich in meinem Vortrag gesagt hatte. Ich hatte ein altes ungarisches Sprichwort erwähnt, das ich als Mädchen gelernt hatte: *Atme deine Wut nicht tief in deine Brust ein*. Ich hatte ein Beispiel für die selbstbeschränkenden Überzeugungen und Gefühle genannt, an denen ich in meinem Leben festgehalten hatte: meine Wut und meine Überzeugung, dass ich mir die Anerkennung anderer Menschen verdienen musste. Dass nichts, was ich tat, gut genug wäre, um es wert zu sein, geliebt zu werden. Ich hatte die Frauen im Publikum ermuntert, sich zu fragen: *An welchem Gefühl oder an welcher Überzeugung halte ich fest? Bin ich bereit, es loszulassen*? Nun fragte mich Agnes: »Woher weiß man denn, ob man an etwas festhält?«

»Das ist eine wunderbare Frage. Wenn wir über Freiheit sprechen, gibt es keine allgemeingültige Antwort. Haben Sie einen Verdacht? Sagt Ihnen Ihr Bauchgefühl, dass etwas in Ihrem Inneren ist, das versucht, auf sich aufmerksam zu machen?«

»Es ist ein Traum.« Sie sagte, dass sie seit ihrer Krebsdiagnose vor ein paar Jahren und auch jetzt noch, obwohl ihre Krankheit auf dem Rückzug ist, einen immer wiederkehrenden Traum hat. In diesem Traum bereitet sie sich auf eine Operation vor. Sie zieht einen blauen OP-Kittel an und setzt eine Gesichtsmaske auf. Sie steckt ihre langen Haare unter eine Einmalhaube. Sie steht an einem Waschbecken und schrubbt sich die Hände.

»Wer ist der Patient?«

»Ich weiß es nicht genau. Es sind unterschiedliche Personen. Manchmal ist es mein Sohn. Manchmal ist es mein Mann oder meine Tochter oder jemand aus der Vergangenheit.«

»Warum machen Sie die Operation? Welche Diagnose hat der Patient?«

»Ich weiß es nicht. Ich glaube, das wechselt.«

»Was fühlen Sie, wenn Sie die Operation durchführen?«

»Als würden meine Hände brennen.«

»Und was fühlen Sie, wenn Sie aufwachen? Sind Sie eher energiegeladen oder müde?«

»Das kommt darauf an. Manchmal möchte ich wieder einschlafen, damit ich weiterarbeiten kann. Die Operation ist noch nicht abgeschlossen. Manchmal bin ich traurig und müde, als ob es vergebliche Mühe wäre.«

»Was glauben Sie, worum es bei dem Traum geht?«

»Früher einmal wollte ich Medizin studieren. Ich wollte mich nach dem College bewerben. Aber wir mussten das Studiendarlehen für den BWL-Abschluss meines Mannes abbezahlen, dann kamen die Kinder und dann der Krebs. Nie war die richtige Zeit dazu. Deshalb wollte ich mit Ihnen sprechen. Glauben Sie, dass ich diesen Traum habe, weil ich jetzt, so spät in meinem Leben, Medizin studieren sollte? Oder glauben Sie, dass ich diesen Traum habe, weil es an der Zeit ist, die Idee, Ärztin zu werden, endlich ad acta zu legen?«

»Was reizt Sie an der Medizin?«

Sie antwortete erst nach kurzem Nachdenken: »Menschen

zu helfen. Aber auch herauszufinden, was wirklich los ist. Die Wahrheit herausfinden. Herausfinden, was unter der Oberfläche ist, und dann das Problem lösen.«

»Weder im Leben noch in der Medizin gibt es absolute Gewissheit. Wie Sie wissen, sind Krankheiten manchmal schwierig zu behandeln. Schmerzen, chirurgische Eingriffe, Behandlungen, körperliche Veränderungen, Stimmungsschwankungen. Und es gibt keine Garantie auf Genesung. Was hat Ihnen geholfen, mit dem Krebs zu leben? Welche Wahrheiten oder Überzeugungen wenden Sie an, um mit der Krankheit umzugehen?«

»Ich möchte keine Last sein. Ich möchte nicht, dass meine Qualen jemand anderem Leid verursachen.«

»Wie möchten Sie gern in Erinnerung bleiben?«

Tränen stiegen in ihre hellgrauen Augen. »Als guter Mensch.«

»Was bedeutet ›gut‹ für Sie?«

»Geben. Großzügig sein. Gütig. Selbstlos. Das tun, was richtig ist.«

»Kommt ein ›guter‹ Mensch jemals dazu, sich zu beklagen? Oder wütend zu sein?«

»Das sind nicht meine Werte.«

Sie erinnerte mich an mich selbst, bevor der querschnittsgelähmte Veteran mir zu einer Begegnung mit meiner eigenen Wut verholfen hatte. »Wut ist kein Wert«, sagte ich zu Agnes. »Es ist ein Gefühl. Es heißt nicht, dass Sie schlecht sind. Es heißt nur, dass Sie leben.«

Sie machte ein skeptisches Gesicht.

»Ich möchte, dass Sie etwas versuchen. Eine Übung. Sie werden Ihr Innerstes nach außen kehren. Was immer Sie normalerweise für sich behalten, werden Sie herauslassen, und was immer es ist, dessen Sie sich normalerweise entledigen, werden Sie wieder in sich hineinlassen.« Ich nahm den Block mit dem Hotelbriefpapier und gab ihn ihr zusammen mit einem Stift. »Jeder in Ihrer unmittelbaren Familie bekommt einen Satz. Ich möchte, dass Sie etwas aufschreiben, was Sie dieser Person nicht gesagt haben. Das könnte ein Wunsch sein, ein Geheimnis oder etwas, was Sie bedauern – es könnte etwas Unwesentliches sein, wie ›Es wäre schön, wenn du deine schmutzigen Socken in die Wäsche gibst‹. Die einzige Regel ist die, dass es etwas sein muss, was Sie nie laut ausgesprochen haben.«

Sie lächelte gequält, nervös: »Und Sie wollen tatsächlich, dass ich das aufschreibe?«

»Was Sie danach damit machen, ist ganz Ihnen überlassen. Sie können es zu Konfetti zerreißen und in die Toilette spülen oder verbrennen. Ich möchte nur, dass Sie das alles aus Ihrem Körper herausholen, indem Sie es aufschreiben.«

Sie saß ein paar Minuten still da und begann dann zu schreiben. Mehrmals strich sie etwas durch. Schließlich hob sie den Kopf.

»Wie geht es Ihnen?«

»Ein bisschen benommen.«

»So, als hätte man Sie auf den Kopf gestellt?«

»Genau.«

»Dann ist es an der Zeit, dass Sie sich wieder auffüllen. Aber diesmal mit Dingen, die Sie anderen normalerweise geben. Sie werden jetzt all die Liebe, den Schutz, die Fürsorge wieder hineingeben.« Ich bat sie, sich vorzustellen, dass sie ganz klein wird, so winzig, dass sie in ihr Ohr hineinkriechen kann. Ich forderte sie auf, durch den Gehörgang, in den Rachen, durch die Speiseröhre bis hinunter in den Bauch zu krabbeln. Während sie in sich selbst herumwanderte, bat ich sie, ihre winzigen, liebevollen Hände auf jeden Teil ihres Körpers zu legen, an dem sie vorbeikam. Auf die Lunge, das Herz. Auf die Wirbelsäule, auf die Innenseite jedes Beins und jedes Arms. Ich leitete sie an, ihre mitfühlenden Hände auf jedes Organ, jeden Muskel, jede Ader zu legen. »Bringen Sie Ihre Liebe überallhin. Seien Sie Ihre persönliche, einzigartige Wohltäterin«, sagte ich.

Es dauerte eine Weile, bis sie sich darauf einlassen und die Aufmerksamkeit vom oberflächlich Erlebten abwenden konnte. Sie rutschte ständig auf ihrem Stuhl herum, strich sich eine verirrte Haarsträhne aus dem Gesicht, räusperte sich. Doch dann atmete sie tiefer, langsamer, und ihr Körper wurde ruhig. Während sie sich in ihr Innerstes hineinwagte, entspannte sie sich vollkommen, und ihr Gesicht sah friedlich aus. Bevor ich sie wieder durch ihren Gehörgang herausführte, fragte ich, ob es etwas gäbe, was sie mir darüber erzählen wollte, was sie da drin gespürt oder entdeckt hatte.

»Ich dachte, dass es dunkel in mir drin wäre«, sagte sie. »Aber da ist so viel Licht.«

Ein paar Monate später rief sie mich mit einer niederschmetternden Nachricht an: Ihr Brustkrebs war wieder da und breitete sich schnell aus. Sie sagte: »Ich weiß nicht, wie lange ich noch habe.« Sie erzählte mir, dass sie die Von-innen-nach-außen-Übung jeden Tag machen würde, um sich von ihrer unausweichlichen Wut und Angst frei zu machen und sich wieder mit Licht und Leben aufzufüllen. Sie sagte, dass sie paradoxerweise immer dankbarer wurde, je aufrichtiger sie ihrer Familie ihre negativeren Gefühle mitteilte. Sie erzählte ihrem Mann, wie sehr sie es ihm verübelt hatte, dass seine Karriere an erster Stelle gestanden hatte. Offen mit ihm darüber zu sprechen, machte es leichter für sie, zu erkennen, dass ein Festhalten an ihrer Verbitterung niemandem diente, und sie konnte irgendwann klarer sehen, wie sehr er sie in ihrer Ehe unterstützt hatte. Sie erkannte, dass sie ihm vergeben konnte. Vor ihrem Sohn im Teenageralter hielt sie nicht mit ihrer Angst vorm Sterben hinter dem Berg, sie verzichtete darauf, ihm etwas zu versichern, was vielleicht nicht zu halten war. Sie sprach offen über ihre Zweifel. Sie sagte zu ihm, dass man es manchmal einfach nicht wisse. Ihrer Tochter, die jünger war, erzählte sie, wie wütend sie auf die Momente war, die sie nicht mehr würde miterleben können: von ihren ersten Rendezvous zu hören, zuzusehen, wie sie die Briefe mit den Zusagen der Colleges aufmachte, ihr beim Anziehen ihres Hochzeitskleids zu helfen. Sie unterdrückte ihre Wut nicht als untragbare Emotion. Sie fand ihren Weg zu dem, was dahinter verborgen lag: die Tiefe und Dringlichkeit ihrer Liebe.

Als ihr Mann mich anrief und mich informierte, dass Agnes gestorben war, sagte er, dass er nicht darüber hinwegkommen konnte, aber dass sie friedlich gestorben sei. In den letzten Lebensmonaten hatte sich die Liebe in ihrer Familienbeziehung intensiviert. Agnes hatte ihnen beigebracht, aufrichtiger miteinander umzugehen. Nachdem ich den Hörer aufgelegt hatte, weinte ich. Obwohl niemand etwas dafürkonnte, war ein wunderbarer Mensch zu früh von uns gegangen. Es war unfair. Es war grausam. Und für mich war es ein Anstoß, über meine eigene Sterblichkeit nachzudenken. Falls ich morgen sterben sollte, würde ich in Frieden sterben? Hatte ich wirklich für mich selbst gelernt, was Agnes entdeckt hatte? Hatte ich mitten in meiner inneren Dunkelheit das Licht gefunden?

Emma half mir zu hinterfragen, wie ich mich zu meiner Vergangenheit verhielt. Agnes half mir, mich damit auseinanderzusetzen, wie ich mich zu meiner Gegenwart verhielt. Und Jason Fuller, der katatonische Hauptmann beim Militär, der 1980 zum ersten Mal an einem heißen Nachmittag in meine Praxis kam, minutenlang auf der weißen Couch still und wie erstarrt dasaß, schließlich dem Befehl gehorchte, mit mir den Hund im Park auszuführen, lehrte mich, mich mit einer Entscheidung zu konfrontieren, die meine Zukunft bestimmen würde. Was ich von ihm an jenem Tag lernte, sollte sich auf meine Lebensqualität in meinen verbleibenden Jahren und auf die Qualität meines Vermächtnisses auswirken, das ich an meine Kinder, Enkel und Großenkel weitergeben möchte.

Auf unserem Spaziergang durch den Park wurde Jasons Gang zusehends gelöster. Und jeder Schritt brachte mehr Farbe und Entspannung in sein Gesicht. Plötzlich sah er jünger, weniger eingefallen aus. Aber er sprach immer noch nicht. Ich machte keine Vorkehrungen für das, was passieren könnte, wenn wir wieder in meine Praxis zurückkamen. Ich achtete einfach darauf, dass wir in Bewegung blieben, atmeten; jede Minute, die Jason bei mir blieb, war ein Hinweis darauf, dass ich ihn erreichen konnte, wenn er sich nur ausreichend sicher fühlte.

Nach einer gemächlichen Runde um den Park lenkte ich unsere Schritte wieder in die Praxis zurück. Ich schenkte uns Wasser ein. Mir war klar, dass ich jetzt nichts übereilen durfte. Ich musste eine Atmosphäre des absoluten Vertrauens herstellen, in der Jason mir alles erzählen konnte, alles über seine Gefühle. Eine Atmosphäre, in der er wusste, dass er in Sicherheit war, dass nicht über ihn geurteilt wurde. Er setzte sich wieder auf die Couch vor mich, und ich beugte mich vor. Wie konnte ich ihn dazu bringen, hier bei mir zu bleiben? Nicht nur physisch in meiner Praxis. Sondern bereit zur Offenheit, zur Entdeckung. Gemeinsam mussten wir einen gangbaren Weg zu Einsicht und Heilung finden, einen Weg für Jason, sich auf welche Emotionen und Situationen auch immer einzulassen, die ihn in die Katatonie zwangen. Und wenn ich ihm die Tür zum Wohlbefinden öffnen wollte, konnte ich ihn nicht zum Reden zwingen. Ich musste mich auf seine aktuelle Gemütsverfassung, seine aktuellen Entscheidungen und Befindlichkeiten einlassen und offen für den richtigen Moment sein, wenn er bereit war, sich zu offenbaren und zu verändern.

»Vielleicht können Sie mir ja helfen«, sagte ich schließlich. Das ist ein Ansatz, den ich manchmal bei einem widerwilligen Patienten, einem schwierigen Klienten wähle. Ich lenke die Aufmerksamkeit vom Problem des Patienten ab. Ich werde zu der, die ein Problem hat. Ich appelliere an das Mitgefühl des Patienten. Ich wollte Jason das Gefühl geben, dass er stark war und Lösungen anbieten konnte und ich nur ein neugieriger und einigermaßen verzweifelter Mensch, der sich helfen lassen wollte. »Ich möchte wirklich gern wissen, wie Sie Ihre Zeit hier mit mir verbringen wollen. Sie sind ein junger Mann, ein Soldat. Und ich bin nur eine Großmutter. Können Sie mir unter die Arme greifen?«

Er setzte zum Sprechen an, doch dann schnürten seine Emotionen ihm die Kehle zu, und er schüttelte den Kopf. Wie konnte ich ihm angesichts seiner wie auch immer gearteten, äußeren und inneren Unrast helfen, zu bleiben und nicht davonzulaufen oder sich ganz und gar zu sperren?

»Vielleicht könnten Sie mir helfen, ein bisschen besser zu verstehen, wie ich Ihnen nützlich sein könnte. Ich wäre gern

Ihr Resonanzkasten. Helfen Sie mir nur ein bisschen auf die Sprünge.«

Er presste die Augen zusammen, wie um sich vor grellem Licht zu schützen. Vielleicht kämpfte er auch mit den Tränen. »Meine Frau«, sagte er schließlich, und seine Kehle schnürte sich abermals zu.

Ich fragte ihn nicht, auf welche Art ihm seine Frau so zusetzte. Ich fragte ihn nicht nach Fakten. Ich ging geradewegs auf das Gefühl hinter seinen Worten los. Ich wollte, dass er mich ohne Umwege bis zur Wahrheit tief in seinem Herzen führte. Ich wollte, dass er sich als die Person zeigte, die er meiner Überzeugung nach sein konnte: ein Mensch, der sich aus seiner Erstarrung lösen und fühlen konnte. Was man nicht fühlt, kann man nicht heilen. Das hatte ich auf die harte Tour gelernt, Jahrzehnte, nachdem ich beschlossen hatte, erstarrt und betäubt zu sein. Wie Jason hatte ich meine Gefühle blockiert, eine Maske aufgesetzt.

Was war unter Jasons Maske, unter seiner Starre? Verlust? Angst?

»Mir kommt es so vor, als ob Sie über irgendetwas traurig sind«, sagte ich. Ich fischte im Trüben, machte einen Vorstoß. Entweder hatte ich Recht, oder er würde mich korrigieren.

»Ich bin nicht traurig«, murmelte er. »Ich bin sauer. Ich bin stinksauer. Ich könnte sie *umbringen*!«

»Ihre Frau.«

»Dieses Luder betrügt mich!« Na also. Die Wahrheit war heraus. Es war ein Anfang.

»Erzählen Sie mir mehr«, ermunterte ich ihn.

Seine Frau hätte eine Affäre, erzählte er mir. Sein bester Freund hatte ihm einen Tipp gegeben. Es war ihm schleierhaft, wie ihm die Anzeichen entgangen sein konnten.

»O Gott«, sagte er. »O Gott, o Gott.«

Er stand auf. Er lief herum. Er trat gegen die Couch. Er hatte seine Starrheit durchbrochen und wurde nun manisch, aggressiv. Er schlug gegen die Wand, bis er vor Schmerz zusammenzuckte. Es war, als hätte jemand einen Schalter umgelegt, woraufhin sich die volle Kraft seiner Emotion wie Flutlicht über ihn ergoss. Er war nicht mehr abgeschottet und beherrscht. Er war explosiv. Wie ein Vulkan. Und als er nun, seinem ganzen Schmerz schutzlos ausgeliefert, um sich schlug, hatte sich meine Rolle verändert. Ich hatte ihn zu seinen Gefühlen zurückgeführt. Nun musste ich ihm helfen, sie durchzustehen, ohne darin zu ertrinken, ohne sich in deren Intensität vollkommen zu verlieren. Bevor ich ein Wort sagen konnte, erstarrte er in der Mitte des Raums und schrie: »Ich halte das nicht aus! Ich werde sie umbringen. Ich werde sie beide umbringen!«

»Sie sind so wütend, dass Sie sie töten könnten.«

»Ja! Ich werde dieses Luder töten. Jetzt sofort. Sehen Sie, was ich hier habe.« Er übertrieb nicht. Er meinte es genau so. Er zog eine Pistole aus seinem Gürtel. »Ich bringe sie jetzt gleich um.«

Ich hätte die Polizei rufen sollen. Die Warnsignale, die ich intuitiv registriert hatte, als Jason zum ersten Mal zur Tür hereingekommen war, waren kein falscher Alarm gewesen. Und jetzt war es vielleicht zu spät. Ich wusste nicht, ob Jason und seine Frau Kinder hatten, aber was ich vor Augen hatte, während Jason mit der Waffe vor mir herumfuchtelte, waren Kinder, die auf der Beerdigung ihrer Mutter weinten, war Jason, der im Gefängnis saß, und waren Kinder, die beide Eltern nach einem plötzlichen Racheimpuls verloren hatten.

Aber ich rief nicht die Polizei. Ich informierte nicht einmal meine Assistentin, dass ich vielleicht Hilfe brauchte. Dazu war keine Zeit.

Ich wollte ihn nicht abschalten. Ich wollte auf der Welle seines Vorsatzes bis zu seiner Konsequenz reiten. »Was, wenn Sie sie jetzt gleich töten?«, fragte ich.

»Das mach ich!«

»Was wird passieren?«

»Sie verdient es. Sie hat es sich selbst zuzuschreiben. Sie wird jede einzelne Lüge bereuen, die sie mir je aufgetischt hat.«

»Was wird mit Ihnen passieren, wenn Sie Ihre Frau töten?«

»Das ist mir egal!« Er richtete die Waffe auf mich, direkt auf meine Brust, packte sie mit beiden Händen, die Finger bewegungslos am Abzug.

War ich sein Ziel? Könnte er seine Wut an mir auslassen, versehentlich den Abzug drücken und eine Kugel losschicken? Es war keine Zeit, Angst zu haben.

»Ist es Ihren Kindern auch egal?«, fragte ich aus einem Impuls heraus.

»Lassen Sie meine Kinder aus dem Spiel«, zischte Jason. Er senkte die Waffe ein wenig. Wenn er jetzt abdrückte, träfe er meinen Arm, meinen Stuhl, aber nicht mein Herz.

»Lieben Sie Ihre Kinder?«, fragte ich. Wut, so zerstörerisch sie auch sein mag, ist niemals die wichtigste Emotion. Sie ist nur der äußerste Rand, die dünne, äußere Haut eines viel tieferen Gefühls. Und das eigentliche Gefühl, das unter der Maske der Wut verborgen liegt, ist üblicherweise Furcht. Und Liebe und Furcht kann man nicht gleichzeitig empfinden. Gelänge es mir, an Jasons Herz zu appellieren, könnte ich ihn dazu bringen, Liebe zu fühlen, auch wenn es nur eine Sekunde lang wäre, dann würde die Zeit vielleicht reichen, um das Furchtsignal zu unterbrechen, das kurz davor war, in Gewalt umzuschlagen. Sein Wutausbruch legte gerade eine Pause ein. »Lieben Sie Ihre Kinder?«, fragte ich abermals.

Jason gab keine Antwort. Es war, als säße er im Fadenkreuz seiner widerstreitenden Gefühle.

»Ich habe drei Kinder«, sagte ich. »Zwei Töchter, einen Sohn. Und Sie?«

»Sowohl als auch.«

»Eine Tochter und einen Sohn?«

Er nickte.

»Erzählen Sie mir von Ihrem Sohn«, bat ich.

Etwas löste sich in Jason. Ein neues Gefühl. Ich sah es über sein Gesicht huschen.

»Er sieht so aus wie ich«, sagte Jason.

»Wie der Vater, so der Sohn.«

Sein Blick konzentrierte sich nicht mehr auf mich oder auf die Pistole, er schweifte ab. Ich konnte dieses neue Gefühl noch nicht identifizieren, aber ich spürte, dass sich etwas verlagert hatte. Ich folgte der Fährte.

»Wollen Sie, dass Ihr Sohn nach Ihnen kommt«, fragte ich.

»Nein!«, sagte er. »Gott bewahre.«

»Warum?«

Er schüttelte den Kopf. Er war nicht bereit, die Richtung einzuschlagen, die ich ihm vorgab.

»Und *was* wollen Sie?« Ich sagte es ruhig. Es war eine Frage, deren Antwort beängstigend sein konnte, eine Frage, die ein Leben verändern konnte.

»Ich halte das nicht aus! Ich will diese Gefühle nicht!«

»Sie wollen nicht leiden.«

»Ich will, dass dieses Luder bezahlt! Sie wird keinen Narren aus mir machen.«

Er hob die Waffe.

»Sie werden Ihr Leben wieder in den Griff kriegen.«

»Darauf können Sie Gift nehmen.«

Ich begann zu schwitzen. Nun lag es an mir, ob er die Waffe senkte. Dazu gab es keine fertige Vorlage. »Sie hat Ihnen Unrecht getan.«

»Das war einmal! Damit ist jetzt Schluss.«

»Sie werden sich schützen.«

»Ganz genau.«

»Sie werden Ihrem Sohn zeigen, wie man mit so etwas umgeht. Was ein richtiger Mann ist.«

»Ich werde ihm zeigen, wie er verhindert, dass andere ihm wehtun!«

»Indem Sie seine Mama töten.«

Jason erstarrte.

»Wenn Sie seine Mutter töten, werden Sie damit nicht Ihrem Sohn wehtun?«

Jason starrte die Pistole an, die er in der Hand hielt. In weiteren Sitzungen sollte er mir erzählen, was ihm in diesem Augenblick durch den Kopf ging. Dann erzählte er mir von seinem Vater, einem gewalttätigen Mann, der Jason manchmal mit Worten, manchmal mit Fäusten einbläute, dass ein Mann sich *so* und nicht anders verhält: Ein Mann ist unverwundbar; ein Mann weint nicht; ein Mann übt Kontrolle aus; ein Mann hat die Hosen an. Dann erzählte er mir, dass er immer ein besserer Vater als sein eigener hatte sein wollen. Aber er wusste nicht, wie. Er wusste nicht, wie er seinen Kindern etwas beibringen und wie er sie anleiten konnte, ohne sie einzuschüchtern. Als ich ihn bat zu überlegen, wie sich seine Entscheidung, Rache zu üben, auf seinen Sohn auswirken würde, war er plötzlich gezwungen, nach einer Möglichkeit zu suchen, die er bis dahin nicht ergreifen konnte: ein Leben zu führen, das der Spirale der Gewalt und der Ungewissheit ein Ende setzte, das ihn – und seinen Sohn – nicht in Rachegelüsten einkerkerte, sondern ihm die unendliche Weite seiner Hoffnungen und seines Potenzials offenlegte.

Wenn ich etwas über jenen Nachmittag, über die Gesamtheit meines Lebens verstehe, dann dies: Manchmal sind die schlimmsten Momente in unserem Leben, in denen wir uns mit hässlichen Wünschen konfrontiert sehen, in denen wir aufgrund der schieren Unerträglichkeit unserer Qualen die Fassung zu verlieren drohen, genau die Momente, in denen wir unseren wahren Wert erkennen. Es ist, als ob wir uns bewusst werden, dass wir eine Brücke bilden zwischen alledem, was gewesen ist, und alledem, was sein wird. Wir werden uns all dessen bewusst, was wir bekommen haben und was wir weitergeben – oder eben nicht weitergeben – wollen. Es ist wie Höhenangst, aufregend und beängstigend; wir sind von der Vergangenheit und der Zukunft umgeben wie von einer riesigen Schlucht, die aber durchstiegen werden kann. So klein wir im großen Ganzen von Raum und Zeit auch sind, so ist ein jeder von uns doch ein kleiner Mechanismus, der das ganze Rad in Bewegung hält. Und was werden wir mit dem Rad unseres eigenen Lebens antreiben? Werden wir unaufhörlich denselben Kolben des Verlustes oder des Bedauerns anstoßen? Werden wir alle Verletzungen aus der Vergangenheit wieder einkuppeln und aktivieren? Werden wir die Menschen verlassen, die wir lieben, weil auch wir verlassen wurden? Werden wir unsere Kinder die Zeche für unsere Verluste zahlen lassen? Oder werden wir das Beste von dem nehmen, was wir wissen, und eine frische Saat auf dem Feld unseres Lebens sprießen lassen?

Mit seinen Rachegelüsten, der Waffe in der Hand und sich im Gesicht seines Sohnes erkennend, konnte Jason plötzlich die Alternativen sehen, die ihm offenstanden. Er konnte beschließen zu töten oder beschließen zu lieben. Jemanden zu besiegen oder ihm zu vergeben. Sich mit seinem Leid auseinanderzusetzen oder den Schmerz immer wieder weiterzugeben. Er ließ die Waffe fallen. Er weinte, heftige tiefe Schluchzer, Wellen des Kummers schüttelten seinen Körper. Die Unermesslichkeit der Gefühle hielt ihn nicht mehr auf den Beinen. Er sackte zu Boden auf die Knie, ließ den Kopf hängen. Ich konnte die unterschiedlichen Gefühle, die wie Brecher über ihm einstürzten, förmlich sehen, die Kränkung, das Schamgefühl, den gebrochenen Stolz, das enttäuschte Vertrauen und die Einsamkeit, das Bild des Mannes, der er nicht sein konnte und niemals sein würde. Er konnte kein Mann sein, der nie verloren hat. Er würde immer ein Mann sein, dessen Vater ihn in jungen Jahren geschlagen und gedemütigt hatte, dessen Frau ihn betrogen hat. Genau so, wie ich immer eine Frau sein werde, deren Mutter und Vater vergast und verbrannt wurden und sich in Rauch verwandelt haben. Jason und ich würden immer das sein, was jeder Mensch ist: jemand, der Leid ertragen muss. Wir können den Schmerz nicht ausradieren. Aber es steht uns frei zu akzeptieren, wer wir sind und was uns angetan wurde, und dann nach vorn zu schauen. Jason kniete auf dem Fußboden und weinte. Ich setzte mich zu ihm. Die Menschen, die wir liebten und auf die wir bauten, waren verschwunden oder hatten uns im Stich gelassen. Er wollte gehalten werden. Ich hielt ihn. Ich zog ihn an die Brust, er sank auf meinen Schoß, ich hielt ihn fest, und wir weinten, bis unsere Tränen meine Seidenbluse durchnässt hatten.

Bevor Jason meine Praxis verließ, verlangte ich die Pistole von ihm. (Ich sollte die Pistole noch Jahre danach haben, so lange, dass ich vergessen hatte, dass sie immer noch in meinem Schrank lag. Als ich meine Praxis vor meinem Umzug nach San Diego ausräumte, fand ich die Pistole, die noch immer geladen war, in einer Schublade eines Aktenschranks – eine Mahnung an die Unberechenbarkeit und den Schmerz, die wir oft verbergen wollen, an das Potenzial, Schaden anzurichten, das so lange existiert, bis wir uns ihm bewusst stellen und es auseinandernehmen.) »Kann ich Sie jetzt so gehen lassen?«, fragte ich ihn. »Fühlen Sie sich stabil genug, nach Hause zu gehen?«

»Ich weiß nicht.«

»Ohne Waffe werden Sie sich unwohl fühlen. Haben Sie jemanden, zu dem Sie gehen können, wenn die Wut Sie wieder überfällt? Wenn Sie das Gefühl haben, jemandem weh tun zu müssen oder jemanden zu töten?«

Er sagte, er könnte zu seinem Freund gehen, zu dem Freund, der ihm von der Affäre erzählt und geraten hatte, mich aufzusuchen.

»Wir müssen üben, was Sie zu Ihrer Frau sagen.« Wir bereiteten ein Skript vor. Er schrieb es ab. Er würde zu ihr sagen: »Ich bin so traurig und so durcheinander. Ich hoffe, dass wir uns heute Abend die Zeit nehmen, darüber zu reden.« Mehr durfte er erst sagen, wenn sie unter vier Augen waren, und auch nur dann, wenn er mit Worten statt mit Gewalt kommunizieren konnte. Er sollte mich sofort anrufen, wenn er sich nicht in der Lage fühlte, nach Hause zu gehen. Wenn sich die Mordgelüste wieder regten, sollte er sich einen sicheren Ort suchen, sich hinsetzen oder spazieren gehen. »Schließen Sie die Tür. Oder gehen Sie nach draußen. Seien Sie für sich.

Atmen Sie, atmen Sie, atmen Sie. Die Gefühle werden vorübergehen. Versprechen Sie mir, dass Sie mich anrufen, wenn Sie befürchten, die Kontrolle zu verlieren. Bringen Sie sich aus dieser Situation heraus, sorgen Sie dafür, dass Sie sicher sind, und rufen Sie mich an.«

Er begann wieder zu weinen. »Bis jetzt hat sich niemand so um mich gekümmert, wie Sie es tun.«

»Wir werden ein gutes Team sein«, sagte ich zu ihm. »Ich weiß, dass Sie mich nicht enttäuschen werden.«

Zwei Tage später kam Jason wieder in meine Praxis, und damit begann eine therapeutische Beziehung, die fünf Jahre andauern sollte. Aber bevor ich wusste, wie seine Geschichte ausgehen würde, musste ich mich mit einem eigenen Wendepunkt auseinandersetzen.

Sobald Jason gegangen war, ich die Waffe verstaut, mich hingesetzt, tief durchgeatmet und nach und nach meine Ruhe wiedergewonnen hatte, sah ich die Post durch, die meine Assistentin mir kurz vor Jasons unerwarteter Ankunft hingelegt hatte. Und dort fand ich wiederum einen Brief, der meinen Lebensweg verändern sollte. Er kam von David Woehr, einem Kaplan bei der U.S. Army, einem früheren Kollegen am William Beaumont Center, der später die Leitung des Religious Resource Center in München übernommen hatte. Dort war er verantwortlich für die Organisation des klinischen Trainings aller Kaplane der U.S. Army und deren Assistenten, die zu jener Zeit in Europa stationiert waren. Der Brief war eine Einladung zu einer Rede vor sechshundert Kaplanen anlässlich eines Workshops, den David in einem Monat leiten wollte. Unter allen anderen Umständen hätte ich angenommen, wäre geehrt und überwältigt gewesen, meinen Beitrag zu leisten. Aufgrund meiner klinischen Erfahrung am William Beaumont Center und meinen Erfolgen bei der Behandlung aktiver Armeeangehöriger und von Kriegsveteranen war ich mehrmals gebeten worden, vor einem größeren Auditorium von Militärangehörigen zu sprechen. Das hatte ich nicht nur für eine Ehre, sondern auch für meine moralische Pflicht als ehemalige Kriegsgefangene gehalten, die von amerikanischen Soldaten befreit worden war. Aber die Teilnehmer an Daves Workshop sollten sich in Deutschland treffen. Und nicht irgendwo in Deutschland, sondern in Berchtesgaden, Hitlers früherem Rückzugsort in den bayerischen Bergen.

KAPITEL 17

Dann gewann Hitler

Es ist nicht die kalte Luft aus dem Kühlschacht in meiner Praxis, die mich erzittern lässt. Bald werde ich dreiundfünfzig Jahre alt sein. Ich bin nicht mehr die junge verwaiste Mutter, die aus dem vom Krieg gebeutelten Europa geflüchtet ist. Ich bin nicht mehr die Immigrantin, die sich vor ihrer Vergangenheit versteckt. Ich bin jetzt Dr. Edith Eva Eger. Ich habe überlebt. Ich habe an meiner Heilung gearbeitet. Das, was ich aus meiner traumatischen Vergangenheit gelernt habe, verwende ich, um anderen zur Heilung zu verhelfen. Ich werde oft von Wohlfahrtsorganisationen, medizinischen und militärischen Gruppen hinzugezogen, um Patienten mit Posttraumatischem Stress-Syndrom zu behandeln. Ich bin seit meiner Flucht nach Amerika viel herumgekommen. Aber ich war seit dem Krieg nicht mehr in Deutschland.

An jenem Abend rufe ich Marianne in San Diego an, um mich von meinen Sorgen darüber abzulenken, wie Jason die Konfrontation mit seiner Frau übersteht, und meine wirre Entschlusslosigkeit zu beenden. Ich frage sie, wie ich mich wegen Berchtesgaden verhalten soll. Sie ist inzwischen Mutter und Psychologin. Wir konsultieren einander oft wegen unserer schwierigsten Patienten. Wie bei Jason in den langen Momenten, in denen er die Pistole in der Hand hielt, hat die Entscheidung, um die ich jetzt ringe, viel mit meinen Kindern zu tun – damit, welche Wunde sie nach meinem Tod mit sich herumschleppen werden: Wird sie verheilt oder offen sein?

»Ich weiß nicht, Mama«, sagt Marianne. »Ich würde dir gern sagen, dass du gehen sollst. Du hast überlebt, und jetzt hast du die Gelegenheit, zurückzugehen und deine Geschichte zu erzählen. Was für ein Triumph. Aber … erinnerst du dich an diese dänische Familie, die Freunde meiner Gastfamilie aus meiner Zeit am College? Sie sind noch einmal nach Auschwitz gegangen, weil sie erwartet hatten, dann Frieden zu finden. Aber es hat das ganze Trauma nur wieder aufgerührt. Es war sehr belastend. Beide bekamen Herzanfälle, als sie wieder nach Hause kamen. Sie sind gestorben, Mama.«

Berchtesgaden ist nicht Auschwitz, gebe ich ihr zu bedenken. Ich würde eher in Hitlers geografischer Vergangenheit sein als in meiner. Andererseits kann selbst mein Alltag in El Paso Flashbacks auslösen. Wenn ich Sirenen höre, läuft mir ein kalter Schauer über den Rücken, wenn ich Stacheldraht um eine Baustelle herum sehe, bin ich nicht mehr in der Gegenwart, sondern betrachte die blauen Leichen, die am Zaun hängen, bin in meiner Angst blockiert, kämpfe um mein Leben. Wenn mein Trauma schon bei banalen Auslösern wiederauflebt, wie wird es erst sein, wenn ich von Menschen umgeben bin, die deutsch sprechen. Wenn ich mich frage, ob sie früher zur Hitlerjugend gehört haben. Wenn ich die Räume betrete, in denen Hitler und seine Berater einst gelebt haben.

»Wenn du glaubst, dass es dir nützt, dann mach es. Meine Unterstützung hast du«, sagt Marianne. »Aber du musst es für dich tun. Du brauchst niemand anderem etwas zu beweisen. Niemand verlangt von dir, dass du es machst.«

Als sie das sagt, stellt sich sofort Erleichterung ein. »Danke,

Marschuka«, sage ich. Jetzt bin ich auf der sicheren Seite, ich bin glücklich. Ich habe meine Arbeit getan. Ich bin gewachsen. Jetzt kann ich loslassen. Ich kann jetzt damit abschließen. Ich kann sagen, dass die Einladung mich ehrt, aber dass mich eine Zusage zu sehr belasten würde. Dave wird es verstehen.

Aber als ich Béla sage, dass ich mich entschlossen habe, die Einladung abzulehnen, packt er mich an der Schulter. »Wenn du nicht nach Deutschland gehst«, sagt er, »dann hat Hitler den Krieg gewonnen.«

Das ist nicht das, was ich hören möchte. Für mich ist es ein Schlag in die Magengrube. Aber ich muss zugeben, dass er in einem Punkt Recht hat: Es ist einfacher, jemanden oder etwas für sein Leid verantwortlich zu machen, als selbst die Verantwortung zu übernehmen, die Opferrolle zu beenden. In unserer Ehe habe ich Folgendes gelernt: Immer, wenn meine Wut auf Béla oder meine Unzufriedenheit mit ihm mich von meiner eigenen Arbeit und meiner Weiterentwicklung abgelenkt hat, war es leichter, ihn dafür verantwortlich zu machen, dass ich unglücklich war, als selbst Verantwortung für mich zu übernehmen.

Die meisten von uns wollen einen Diktator – wenn auch einen mildtätigen –, denn dann können wir ihm den Schwarzen Peter zuschieben, denn dann können wir sagen: »Du hast mir das aufgezwungen. Ich kann nichts dafür.« Aber wir können nicht unser Leben damit verbringen, uns zu jemandem unter den Regenschirm zu stellen und uns dann zu beklagen, wenn wir nass werden. Eine gute Definition für den Begriff Opfer ist für mich die folgende: Ein Opfer legt den Fokus nach außerhalb, sucht also außerhalb von sich selbst nach jemandem, den es für seine momentanen Lebensumstände verantwortlich machen oder den es über sein Lebensziel, sein Schicksal oder seinen Wert bestimmen lassen kann.

Und deshalb sagt Béla zu mir, dass Hitler gewonnen hat, wenn ich nicht nach Berchtesgaden reise. Er meint, dass ich mit meiner Vergangenheit wie auf einer Wippe sitze. Solange ich Hitler, Mengele oder den Albtraum meiner Verluste auf die andere Seite setzen kann, habe ich eine Rechtfertigung, habe ich immer eine Ausrede. *Deshalb* bin ich verängstigt. *Deshalb* bin ich traurig. *Deshalb* kann ich es nicht riskieren, nach Deutschland zu gehen. Es ist nicht so, dass es falsch ist, wenn ich verängstigt, traurig oder furchtsam bin. Es ist nicht so, dass es im Kern meines Lebens kein echtes Trauma gibt. Und es ist nicht so, dass Hitler, Mengele und jeder andere gewalttätige und grausame Täter nicht für das von ihm verursachte Leid zur Rechenschaft gezogen werden soll. Aber wenn ich nicht von der Wippe absteige, mache ich die Vergangenheit für das verantwortlich, was ich beschließe, heute zu tun.

Vor langer Zeit bestimmte Mengeles Finger tatsächlich über mein Schicksal. Er entschied, dass meine Mutter sterben musste, er entschied, dass Magda und ich leben sollten. Bei jeder Selektion ging es um Leben oder Tod, und die Entscheidung darüber lag nie bei mir. Aber selbst damals, in meinem Gefängnis, in der Hölle, konnte ich selbst entscheiden, wie ich reagierte. Ich konnte meine Handlungen bestimmen und das, was ich sagte. Ich konnte wählen, was ich in meinem Kopf bewahrte. Ich konnte wählen, in den elektrischen Stacheldrahtzaun zu gehen oder mich einfach zu weigern, vom Bett aufzustehen. Oder ich konnte mich entscheiden, für mein Leben zu kämpfen, an Erics Stimme und an den Strudel meiner Mutter zu denken, an Magda neben mir zu denken, all das zu würdigen, wofür ich leben wollte, auch mitten im Grauen und trotz aller Verluste. Es ist jetzt fünfunddreißig Jahre her, dass ich der Hölle entronnen bin. Die Angstattacken kommen, wann sie wollen, tagsüber oder nachts, sie können mich in meinem Wohnzimmer genauso gut überfallen wie in Hitlers früherem Bunker, denn meine Angst ist nicht allein das Ergebnis externer Trigger. Sie ist ein Ausdruck der Erinnerungen und Ängste, die in mir leben. Wenn ich mich von einem bestimmten Teil der Erde ausschließe, sage ich in Wahrheit, dass ich den Teil von mir ausschließen möchte, der Angst hat. Vielleicht kann ich etwas daraus lernen, wenn ich mich mit diesem Teil näher beschäftige.

Und was ist mit meinem Vermächtnis? Erst Stunden zuvor hatte Jason sich mit einem Wendepunkt in seinem Leben konfrontiert: Es war der Moment, in dem er die Pistole in der Hand hielt, aber nicht abdrückte, als er über das Vermächtnis nachdachte, das er an seine Kinder weitergeben wollte, und als er etwas anderes als Gewalt wählte. Welches Vermächtnis will ich weitergeben? Was werde ich in der Welt zurücklassen, wenn ich gestorben bin? Ich habe mich bereits entschieden, auf Geheimnisse, Verleugnung und Scham zu verzichten. Aber habe ich mit der Vergangenheit wirklich Frieden geschlossen? Muss ich noch etwas ins Reine bringen, um zu verhindern, noch mehr Qualen aufrechtzuerhalten?

Ich denke an die Mutter meiner Mutter, die plötzlich im Schlaf gestorben war. An meine Mutter, deren Kummer über das Kindheitstrauma jenes plötzlichen Verlustes sie schon in sehr jungen Jahren mit Hunger und Angst prägte und die ihren Kindern ein vages, nicht näher definiertes Verlustgefühl weitergegeben hat. Und was werde ich weitergeben außer ihrer glatten Haut, ihrem dichten Haar, ihren unergründlichen Augen, außer dem Schmerz, der Trauer und der Wut, sie zu früh verloren zu haben? Und was, wenn ich zu dem Ort meines Traumas zurückkehren muss, um den Kreislauf zu unterbrechen und ein anderes Vermächtnis zu schaffen?

Ich nehme die Einladung nach Berchtesgaden an.

KAPITEL 18

Goebbels' Bett

Reverend Dr. David Woehr bereitete mich telefonisch auf meinen Besuch vor. Ich sollte vor sechshundert Armeekaplanen sprechen, die an einer klinischen, pastoralen Klausur in einem Recreation Center der US-Armee im General Walker Hotel hoch in den bayerischen Bergen teilnahmen. Das Hotel hatte früher als Gästehaus und Versammlungsort für Hitlers SS-Leute gedient. Béla und ich sollten im benachbarten Hotel Zum Türken untergebracht werden, welches früher ausschließlich Hitlers Kabinett und diplomatische Besucher beherbergt hatte. Dort hatte 1938 der britische Premierminister Neville Chamberlain übernachtet, als er mit Hitler zusammengekommen war und mit den ebenso triumphalen wie tragisch fehlgeleiteten Neuigkeiten im Gepäck wieder nach Hause gereist war, dass er »Frieden für unsere Zeit« erreicht hätte. Dort war es auch gewesen, wo Adolf Eichmann vermutlich Hitler persönlich über die Endlösung unterrichtet hatte. Der Berghof oder das Adlernest, Hitlers frühere Residenz, lag nur einen kurzen Spaziergang entfernt.

Mein Publikum sollte sich aus Spezialisten der Heilkunde zusammensetzen. Armeekaplane dienten nicht nur als Militärseelsorger, sondern auch als Berater in Fragen der Verhaltenstherapie. Dave berichtete mir zum ersten Mal, dass Kaplane eine seelsorgerische Ausbildung in Krankenhäusern durchlaufen mussten, um ihre Studien am Priesterseminar zu ergänzen. Von den Kaplanen wurde nicht nur eine Ausbildung in Glaubenslehre, sondern auch in Psychologie verlangt, und Dave leitete wochenlange Seminare zum Thema klinische Psychologie für die in Europa stationierten Kaplane. Ich sollte die Einführungsrede halten.

Dave erzählte mir noch mehr über die Kaplane und die Soldaten, die von ihnen betreut wurden. Dies waren nicht die Soldaten aus meiner Jugend oder die Soldaten, die ich üblicherweise am William Beaumont Center behandelte; es waren Soldaten in Friedenszeiten, Soldaten des Kalten Krieges, der Kriege hinter den Kulissen. Sie lebten nicht mit täglicher Gewalt, standen aber dennoch in höchster Alarmbereitschaft, um den Frieden zu bewahren und gleichzeitig für einen Kriegseinsatz gewappnet zu sein. Die meisten Soldaten des Kalten Krieges waren an Raketenstützpunkten stationiert. Diese Raketen waren auf mobile Abschussrampen montiert, die vorsorglich an strategischen Standorten verborgen waren. Für diese Armeeangehörigen war es eine Routineangelegenheit, mit der konstanten Kriegsgefahr zu leben, den Sirenen mitten in der Nacht, die eine abermalige Alarmübung ankündigten oder aber einen tatsächlichen Angriff. (Es war wie mit den Duschen in Auschwitz: Wasser oder Gas? Wir wussten es nie.) Die Kaplane, vor denen ich sprechen sollte, waren für die Unterstützung der geistlichen und psychologischen Bedürfnisse der Soldaten verantwortlich, die ihr Bestes geben, um einen erbitterten Krieg zu verhindern, und ihr Bestes geben, um für alle Eventualitäten gerüstet zu sein.

»Was versprechen sie sich von meinem Vortrag?«, fragte ich. »Von welchen Themen würden sie profitieren?«

»Hoffnung«, sagte Dave. »Vergebung. Wenn Kaplane nicht

über so etwas sprechen können, wenn wir es nicht verstehen, können wir unsere Arbeit nicht machen.«

»Warum ich?«

»Es ist eine Sache, von der Kanzel oder von einem Religionswissenschaftler etwas über Hoffnung und Vergebung zu hören«, erklärte Dave. »Aber du bist einer der wenigen Menschen, die darüber sprechen können, auch dann noch an Hoffnung und Vergebung festzuhalten, wenn einem alles genommen wurde, wenn man Hunger litt und dem Tode überlassen wurde. Ich kenne niemanden, der das so glaubwürdig vermitteln könnte wie du.«

Einen Monat später, als Béla und ich im Zug von Berlin nach Berchtesgaden sitzen, halte ich mich für den am wenigsten glaubwürdigen Menschen, für jemanden, der auf dieser Erde als Letzter das Recht hatte, von Hoffnung und Vergebung zu sprechen. Wenn ich die Augen schließe, höre ich das Geräusch meiner Albträume, das ständige Drehen von Rad auf Schiene. Ich sehe meine Eltern, meinen Vater, der sich nicht rasieren will, den nach innen gerichteten Blick meiner Mutter. Béla hält meine Hand. Mit einem Finger berührt er das Goldarmband, das er mir zu Mariannes Geburt geschenkt und das ich in Mariannes Windel versteckt hatte, als wir aus Prešov flüchteten – das Armband, das ich jeden Tag trage. Es ist ein Zeichen des Triumphs. Wir haben es geschafft. Wir haben überlebt. Wir stehen für das Leben. Aber weder Bélas tröstliche Gegenwart, noch die zarte Liebkosung des glatten Metalls auf meiner Haut können das Grauen lindern, das sich in meinen Eingeweiden aufbaut.

Mit uns im Abteil sitzt ein deutsches Pärchen etwa in unserem Alter. Sie sind angenehm, sie bieten uns von dem Gebäck an, das sie mitgebracht haben, die Frau macht mir Komplimente zu meiner Kleidung. Was würden sie sagen, wenn sie wüssten, dass ich mit siebzehn Jahren gezwungen wurde, im Bombenhagel als menschlicher Schild in einem dünnen gestreiften Kittel auf dem Dach eines deutschen Zuges zu sitzen, um die Munition der Nazis mit meinem Leben zu beschützen? Und wo waren sie, während ich auf dem Zugdach bibberte? Wo waren sie während des Krieges? Waren sie die Kinder, die Magda und mich anspuckten, als wir durch deutsche Städte marschierten? Waren sie bei der Hitlerjugend? Denken sie jetzt über die Vergangenheit nach, oder verleugnen sie sie ebenso, wie ich es so viele Jahre getan habe?

Das Grauen in mir verwandelt sich zu etwas anderem, einem glühend heißen, zerrissenen Gefühl: Wut. Ich denke an Magdas Wut: *Nach dem Krieg werde ich eine deutsche Mutter töten*. Sie konnte unseren Verlust nicht ungeschehen machen, aber sie konnte ihn auf den Kopf stellen, sie konnte Vergeltung üben. Es gab Zeiten, da teilte ich ihre Sehnsucht nach Konfrontation, aber nicht ihre Sehnsucht nach Rache. Meine Verzweiflung manifestierte sich in Selbstmordgedanken, nicht in Mordgelüsten. Doch jetzt staut sich Zorn in mir auf, eine Wut in Sturmstärke, sie gewinnt Kraft und Geschwindigkeit. Ich sitze nur Zentimeter entfernt von Menschen, die meine früheren Peiniger gewesen sein könnten. Ich habe Angst vor dem, was ich tun könnte.

»Béla«, flüstere ich, »ich glaube, ich bin jetzt weit genug zurückgekommen. Ich will wieder nach Hause.«

»Angst hattest du schon vorher«, sagt er. »Nimm sie an, nimm sie an.« Béla erinnert mich an das, woran ich glaube: Es gehört zum Prozess der Heilung. Du verleugnest, was wehtut, was du fürchtest. Du vermeidest es um jeden Preis. Dann findest du einen Weg, wie du das, was du am meisten fürchtest, willkommen heißen, annehmen kannst. Und dann bist du schließlich in der Lage, es loszulassen.

Wir erreichen Berchtesgaden und nehmen einen Shuttlebus zum Hotel Zum Türken, das inzwischen ein Museum und ein Hotel ist. Ich versuche, die düstere Geschichte dieses Ortes zu ignorieren, und richte meinen Blick auf die physische Großartigkeit, auf die Bergspitzen, die rings um uns in den Himmel ragen. Die felsige schneebedeckte Bergkette erinnert mich an die Tatra, wo Béla und ich uns kennenlernten, als er mich nur widerstrebend zur Tuberkulose-Klinik begleitete.

Im Hotel müssen Béla und ich lachen, als die Hausdame uns mit Dr. und Frau Eger anspricht.

»Richtig ist Dr. und Herr Eger«, grinst Béla.

Das Hotel ist wie eine Zeitmaschine, ein Anachronismus. Die Zimmer sind noch immer so ausgestattet wie in den 1930er- und 1940er-Jahren, mit dicken Perserteppichen und ohne Telefon. Béla und ich bekommen das Zimmer zugewiesen, in dem Joseph Goebbels einmal geschlafen hat. Es ist dasselbe Bett, derselbe Spiegel, das Nachtkästchen und dieselbe Kommode, die er damals vorgefunden hat. Ich stehe in der Tür zum Zimmer und spüre, wie mein innerer Friede in tausend Scherben zerbricht. Was bedeutet es, dass ich jetzt hier stehe? Béla streicht mit der Hand über die Kommode, das Bettlaken, geht ans Fenster. Hat die Geschichte seinen Schädel auch so umklammert wie den meinen? Ich greife nach dem Bettpfosten, damit meine Beine nicht einknicken. Béla dreht sich wieder zu mir um. Er zwinkert mir zu, er trällert eine Melodie.

It's … springtime for Hitler, and Germany!, singt er. Das Lied ist aus dem Film *Frühling für Hitler* von Mel Brooks. *Deutschland ist happy and gay!*

Vor dem Fenster macht er ein paar Stepptanzschritte, er hält einen imaginären Spazierstock in den Händen. Wir haben uns gemeinsam *Frühling für Hitler* angesehen, als er damals in die Kinos kam. Das war im Jahr vor unserer Scheidung. Ich saß in einem Kinosaal mit hundert lachenden Menschen. Béla lachte am lautesten von allen. Ich brachte beim besten Willen nicht einmal ein Lächeln zustande. Vom Intellekt her verstand ich, was die Satire beabsichtigte. Ich wusste, dass Lachen befreiend wirken kann, dass es uns über und durch schwierige Zeiten helfen kann. Ich wusste, dass Lachen heilen kann. Aber dieses Lied jetzt und hier zu hören, ist zu viel für mich. Ich bin wütend auf Béla, weniger wegen seiner Taktlosigkeit, sondern eher wegen seiner Fähigkeit, Seelenqualen so schnell und erfolgreich abzuschütteln. Ich muss hier weg.

Ich mache mich allein auf einen Spaziergang. Direkt vor dem Hotel führt ein Pfad zum Berghof, dem Adlernest. Diesen Pfad werde ich nicht gehen. Ich werde Hitler nicht die Genugtuung gönnen, sein Haus, seine Existenz anzuerkennen. Ich bin nicht in der Vergangenheit gestrandet. Stattdessen folge ich einem anderen Weg zu einem anderen Gipfel, dem klaren Himmel entgegen.

Und dann halte ich inne. Ich bin drauf und dran, einem Toten die Macht zu geben, mich meiner Entdeckungslust zu berauben. Bin ich nicht genau deshalb nach Deutschland gekommen? Um dem Unbehagen näher zu sein? Um herauszufinden, was die Vergangenheit mich immer noch lehren kann?

Ich rutsche über den Kiesweg zu den bescheidenen Überresten von Hitlers einst prächtigem Anwesen, das über der

Kante eines Felsabbruchs thronte. Alles, was jetzt noch vom Haus existiert, ist eine alte moosbedeckte Stützmauer, Bruchstücke von Steinen und Rohren, die aus der Erde ragen. Ich schaue hinunter ins Tal, wie es auch Hitler getan haben muss. Hitlers Haus ist verschwunden: Amerikanische GIs haben es in den letzten Kriegstagen bis auf die Grundmauern niedergebrannt, nicht ohne zuvor Hitlers Wein- und Cognacvorräte zu plündern. Sie saßen auf der Terrasse und hoben die Gläser, während sein Haus hinter ihnen in Rauch und Flammen aufging. Das Haus ist weg, aber gilt das auch für Hitler? Kann ich seine Präsenz immer noch spüren? Regt sich Übelkeit in meinem Magen? Rieselt es mir kalt über den Rücken? Ich lausche, ob ich seine Stimme höre. Ich lausche nach dem Echo seiner Hasstiraden, dem unerbittlichen Ruf des Bösen. Aber heute ist es still hier. Ich schaue zum Berg hinauf, ich sehe Wildblumen, benetzt von den ersten kalten Tropfen schmelzenden Schnees der umliegenden Gipfel. Ich wandere über dieselben Wege, die Hitler einst gegangen ist, aber er ist jetzt nicht hier. *Ich* bin hier. Es *ist* Frühling, aber nicht für Hitler. Für mich. Die dicke Kruste der geräuschlosen Schneedecke ist geschmolzen; der tote, stille Winter ist dem Sprießen junger Blätter und dem gurgelnden Rauschen schnell fließenden Wassers gewichen. Durch die Schichten des schrecklichen Schmerzes, den ich ständig in mir trage, zuckt ein anderes Gefühl. Es ist das erste schmelzende Tröpfeln lange gefrorenen Schnees. Das von den Bergen herabeilende Wasser spricht, meine Herzkammern sprechen. *Ich lebe*, sagt der gurgelnde Strom. *Ich habe es geschafft*. Ein Lied des Triumphs erfüllt mich, pulsiert aus meinem Herzen heraus, aus dem Mund hinaus, zum Himmel über mir hinauf und ins Tal unter mir hinunter.

»Ich lasse dich frei!«, rufe ich diesem alten Schmerz zu. »Ich lasse dich frei!«

»*Tempora mutantur, et nos mutamur in illis*«, sage ich zu den Kaplanen, als ich am folgenden Morgen meine Rede halte. »Das ist ein Spruch, den ich als Kind gelernt habe. Die Zeiten ändern sich, und wir ändern uns mit ihnen. Wir befinden uns immer im Prozess des Werdens.« Ich lade sie ein, mit mir vierzig Jahre in die Vergangenheit zu reisen, in dasselbe Bergdorf, in dem wir jetzt sitzen, vielleicht genau in diesen Raum, als fünfzehn hochgebildete Menschen sich überlegten, wie viele ihrer Mitmenschen sie wohl gleichzeitig in einem Ofen verbrennen könnten. »In der Geschichte der Menschen herrscht Krieg«, sage ich. »Es gibt Grausamkeit, es gibt Gewalt, es gibt Hass. Aber in der Geschichte der Menschen hat es niemals eine wissenschaftlichere und systematischere Vernichtung von Menschen gegeben. Ich habe Hitlers grauenvolle Todeslager überlebt. Letzte Nacht habe ich in Joseph Goebbels' Bett geschlafen. Die Menschen fragen mich: ›Wie haben Sie gelernt, die Vergangenheit zu überwinden?‹ Überwinden? Überwinden? Ich habe gar nichts überwunden. Alle Schläge, jede Bombardierung und jede Selektion, jeder Tote, jede Rauchsäule, die zum Himmel stieg, jeder Moment des Grauens, wenn ich dachte, dass dies das Ende wäre – das alles lebt in mir, in meinen Erinnerungen und meinen Albträumen. Die Vergangenheit ist nicht vorüber. Sie ist nicht überwunden oder herausgeschnitten. Sie lebt in mir weiter. Aber auch die Perspektive, die sie mir ermöglicht hat: dass ich die Befreiung erleben konnte, weil ich die Hoffnung in meinem Herzen am Leben erhalten habe. Dass ich die Freiheit erleben konnte, weil ich gelernt habe zu vergeben.«

Vergebung ist nicht einfach, erzähle ich ihnen. Es ist einfacher, Groll zu hegen, auf Rache zu sinnen. Ich erzähle von meinen Mitüberlebenden, von den couragierten Männern und Frauen, die ich in Israel kennenlernte, die bekümmert reagierten, als ich von Vergebung sprach, die darauf beharrten, dass Vergebung gleichzusetzen sei mit Billigen oder Vergessen. Warum vergeben? Entlässt das Hitler nicht aus der Verantwortung für das, was er getan hat?

Ich erzähle von meinem lieben Freund Laci Gladstein – Larry Gladstone – und von dem einzigen Mal, Jahrzehnte nach dem Krieg, als er mit mir explizit über die Vergangenheit sprach. Das war während meiner Scheidung, als er wusste, dass ich finanziell zu kämpfen hatte. Er rief mich an und sagte, dass er einen Anwalt kannte, der Überlebende in Wiedergutmachungsfällen vertrete. Er ermunterte mich, mich als Überlebende zu outen und einzufordern, was mir zustehe. Es war die richtige Entscheidung für viele Menschen, nicht aber für mich. Für mich war es wie Blutgeld. Als könnte jemand einen Preis auf die Köpfe meiner Eltern aussetzen. Es war ein Weg, mich weiter an diejenigen zu ketten, die versucht hatten, uns zu vernichten.

Es ist zu leicht, aus unserem Leid, aus unserer Vergangenheit ein Gefängnis zu machen. Rache ist im besten Fall nutzlos. Sie kann nicht verändern, was uns angetan wurde. Sie kann das Unrecht, das wir erdulden mussten, nicht auslöschen, sie kann die Toten nicht wiederauferstehen lassen. Im schlimmsten Fall setzt Rache den Kreislauf des Hasses fort. Sie lässt den Hass immer weiter zirkulieren. Wenn wir auf Rache sinnen, und sei sie auch gewaltlos, dann drehen wir uns im Kreis, statt weiterzukommen.

Als ich gestern hier ankam, dachte ich selbst, dass meine

Anwesenheit hier eine Art gesunde, wohlverdiente Rache sei, dass ich eine offene Rechnung begleichen konnte. Und dann stand ich am Berghof, der über dem Steilhang thronte, und ich erkannte, dass Rache nicht frei macht. Und so stand ich da am Ort von Hitlers früherem Zuhause und vergab ihm. Das hatte nichts mit Hitler zu tun. Ich tat es für mich. Ich ließ los, befreite den Teil in mir, der die meiste Zeit meines Lebens damit verbracht hatte, die mentale und spirituelle Energie aufzubringen, Hitler angekettet zu lassen. Solange ich an dieser Wut festhielt, lag ich wie er in Ketten, weggesperrt in der zerstörerischen Vergangenheit, weggesperrt in meiner Trauer. Vergeben heißt trauern – um das, was geschehen ist, um das, was nicht geschehen ist – und das Bedürfnis nach einer anderen Vergangenheit aufzugeben. Das Leben so anzunehmen, wie es war und wie es ist. Ich meine damit natürlich nicht, dass es in Ordnung war, dass Hitler sechs Millionen Menschen umgebracht hat. Es ist nur eben geschehen, und ich will nicht, dass diese Tatsache das Leben zunichtemacht, an dem ich gehangen habe und um das ich allen Widrigkeiten zum Trotz gekämpft habe.

Die Kaplane erheben sich von ihren Stühlen. Sie baden mich in Applaus. Ich stehe im Rampenlicht auf der Bühne und denke, dass ich mich nie wieder so berauscht, so frei fühlen werde. Ich weiß nicht, dass Hitler zu vergeben nicht das Schwierigste sein wird, was ich je tun werde. Mit dem Menschen, dem ich am schwersten vergeben kann, muss ich mich erst noch konfrontieren: mit mir selbst.

In unserer letzten Nacht in Berchtesgaden kann ich nicht schlafen. Ich liege hellwach in Goebbels' Bett. Unter der Tür dringt ein Lichtspalt ins Zimmer, und ich erkenne das Rankenmuster auf der alten Tapete: Reben, die sich ineinanderranken und nach oben streben. *Tempora mutantur, et nos mutamur in illis.* Wenn ich im Begriff bin, mich zu ändern, was bin ich im Begriff zu werden?

Ich liege in ruheloser Ungewissheit. Ich versuche, mich zu öffnen, meine Intuition sprechen zu lassen. Aus unerfindlichen Gründen denke ich an eine Geschichte von einem jüdischen Jungen, einem begnadeten Künstler, die ich gelesen habe. Er wollte auf die Kunstakademie in Wien gehen, doch er hatte kein Geld für die Reise. Deshalb machte er sich von der Tschechoslowakei aus zu Fuß auf den Weg nach Wien, nur um dort zu erfahren, dass er zu den Prüfungen nicht zugelassen werde, weil er Jude war. Er bettelte. Er sei von so weit hergekommen, er sei den ganzen Weg zu Fuß gelaufen, ob er nicht wenigstens die Prüfung machen dürfe, ob sie ihm wenigstens das zugestehen könnten? Sie ließen ihn am Examen teilnehmen, und er bestand. Er war so talentiert, dass ihm trotz seiner Herkunft ein Platz an der Schule angeboten wurde. Im Examen saß neben ihm ein Junge namens Adolf Hitler, der im Unterschied zu dem jüdischen Jungen nicht aufgenommen wurde. Der Mann jedoch, der Europa später verlassen hat und in Los Angeles lebte, hat sich sein ganzes Leben lang schuldig gefühlt, denn wäre Hitler die Zulassung nicht verweigert worden, hätte er nicht gegen einen Juden verloren, hätte er vielleicht nicht das Bedürfnis gehabt, die Juden zu Sündenböcken abzustempeln. Den Holocaust hätte es vielleicht nie gegeben. Wie Kinder, die missbraucht wurden oder deren Eltern sich scheiden lassen, finden wir einen Weg, uns die Schuld zu geben.

Die Selbstbeschuldigung verletzt nicht nur uns, sondern auch andere. Ich erinnere mich an einen ehemaligen Patienten, der mit seiner Familie vor etwa einem Jahr kurz bei mir in Behandlung war. Sie saßen vor mir wie herrenlose Teile aus unterschiedlichen Puzzles: der einschüchternde, hochdekorierte Colonel in Uniform; die stille blonde Frau, deren Schlüsselbeine aus der weißen Bluse hervorstachen; deren Tochter, ein Teenager mit schwarz umrandeten Augen und schwarz gefärbten, verfilzten Haaren, die zu einem wilden Nest gesprayt waren; ein ruhiger Sohn, acht Jahre alt, der in einem Comic-Heft auf seinen Knien schmökerte.

Der Colonel zeigte auf seine Tochter: »Schauen Sie sich die nur an. Sie ist promisk und drogenabhängig. Sie hält sich nicht an unsere Regeln. Sie ist frech zu ihrer Mutter. Sie kommt nicht nach Hause, wann wir es ihr sagen. Es wird allmählich unerträglich, mit ihr zusammenzuleben.«

»Das war jetzt Ihre Version«, sagte ich. »Hören wir, was Leah dazu zu sagen hat.«

Um ihn zu reizen, tat seine Tochter so, als würde sie quasi von einem Manuskript ablesen, das jede einzelne Behauptung ihres Vaters bestätigte, und begann, eine Geschichte über ihr letztes Wochenende zu erzählen. Auf einer Party, auf der Minderjährige Alkohol getrunken hatten, hatte sie Drogen eingeworfen und mit ihrem Freund geschlafen. Sie war die ganze Nacht nicht nach Hause gekommen. Offensichtlich hatte sie Spaß daran, alles im Detail wiederzugeben.

Ihre Mutter blinzelte und zupfte an ihren manikürten Fingernägeln. Ihr Vater lief rot an. Er fuhr vom Stuhl neben ihr hoch: »Sehen Sie jetzt, was ich mir gefallen lassen muss?«, brüllte er. Seine Tochter sah seine Wut, aber ich sah einen Mann kurz vor einem Herzanfall.

»Sehen Sie, was *ich* mir gefallen lassen muss?«, sagte Leah und verdrehte die Augen. »Er versucht nicht mal, mich zu verstehen. Er hört mir nie zu. Er sagt mir nur ständig, was ich zu tun habe.«

Ihr Bruder starrte noch angestrengter in sein Comic-Heft, als könnte allein seine Willenskraft ihn aus dem Kriegsgebiet seines Familienlebens befreien und in die Fantasiewelt seines Buches versetzen, wo die Grenzen zwischen Gut und Böse klar gezogen waren und die Guten am Ende den Sieg davontrugen. Er hatte von allen in der Familie am wenigsten gesagt, und dennoch hatte ich das Gefühl, dass er derjenige war, der am meisten beitragen konnte.

Ich sagte zu den Eltern, dass ich den nächsten Teil der Sitzung mit ihnen allein ohne die Kinder abhalten wollte. Ich ging mit Leah und ihrem Bruder in mein Büro nebenan und gab ihnen Zeichenpapier und Marker. Ich stellte ihnen eine Aufgabe, die ihnen, wie ich hoffte, die Möglichkeit gab, nach den anstrengenden Minuten mit ihren Eltern Dampf abzulassen. Ich bat jeden von ihnen, ein Porträt ihrer Familie zu zeichnen, es durften aber keine Menschengestalten sein.

Ich kehrte zu den Eltern zurück. Der Colonel brüllte seine Frau an. Sie sah verhärmt aus, verschwand fast, und ich befürchtete die Anfänge einer Essstörung. Wenn ich eine Frage direkt an sie richtete, ließ sie ihrem Mann den Vortritt. Jedes Familienmitglied saß in seinem oder ihrem eigenen Militärgefängnis. So, wie sie einander beschuldigten und sich zugleich verbargen, erkannte ich Anzeichen ihrer inneren Qualen. Aber mein Versuch, sie näher an die Quelle ihrer Pein zu bringen, führte nur dazu, dass sie entweder das Feuer eröffneten oder sich sogar noch weiter zurückzogen.

»Wir haben darüber gesprochen, wie es Ihrer Meinung nach um Ihre Kinder bestellt ist«, sagte ich und unterbrach den Colonel. »Aber wie ist es eigentlich um Sie selbst bestellt?«

Leahs Mutter blinzelte. Ihr Vater starrte mich verständnislos an.

»Was wollen Sie als Eltern erreichen?«

»Sie sollen lernen, wie man sich in der Welt durchsetzt«, sagte der Colonel.

»Und wie kommen Sie damit voran?«

»Meine Tochter ist eine Schlampe und mein Sohn ein Weichei. Was glauben Sie?«

»Ich kann verstehen, dass Ihre Tochter Sie mit ihrem Verhalten in Angst und Schrecken versetzt. Und was ist mit Ihrem Sohn? Auf welche Weise enttäuscht er Sie?«

»Er ist schwach. Er gibt immer klein bei.«

»Können Sie mir ein Beispiel nennen?«

»Wenn wir zusammen Basketball spielen, ist er ein elender Loser. Er versucht nicht einmal zu gewinnen. Er macht sich einfach davon.«

»Er ist noch ein Kind. Er ist viel kleiner als Sie. Was passiert, wenn Sie ihn gewinnen lassen?«

»Was sollte er daraus lernen? Dass die Welt sich vor einem verbeugt, wenn man ein Schwächling ist?«

»Es gibt Möglichkeiten, Kinder zu fördern, ihre Fähigkeiten zu erweitern, indem man sie sanft anschiebt, statt sie in den Hintern zu treten«, sagte ich.

Der Colonel grunzte.

»Wie möchten Sie von Ihren Kindern gesehen werden?«

»Als derjenige, der hier die Verantwortung trägt.«

»Als Held? Als Führer?«

Er nickte.

»Was glauben Sie, wie Ihre Kinder Sie wirklich sehen?«

»Die halten mich für einen verdammten Schlappschwanz.«

Im weiteren Verlauf der Sitzung brachte ich die Familie wieder zusammen und bat die Kids, ihre Familienporträts zu zeigen. Leah hatte nur einen einzigen Gegenstand gezeichnet: eine riesige Bombe, die mitten auf dem Blatt explodiert. Ihr Bruder hatte einen zähnefletschenden Löwen und drei verängstigte Mäuse gezeichnet.

Der Colonel lief abermals rot an. Seine Frau senkte den Blick. Er starrte zur Zimmerdecke und suchte nach Worten.

»Sagen Sie mir, was im Moment in Ihnen vorgeht.«

»Ich habe die Familie richtig in den Sand gesetzt, oder?«

Ich rechnete schon damit, den Colonel oder seine Familie nicht wiederzusehen. Aber in der folgenden Woche rief er an und vereinbarte eine private Sitzung. Ich bat ihn, mir mehr darüber zu erzählen, was in ihm vorgegangen war, als die Kinder ihre Bilder präsentiert hatten.

»Wenn meine Kinder Angst vor mir haben, wie sollen sie dann in der Welt zurechtkommen?«

»Was bringt Sie zu der Annahme, dass sie nicht selbst auf sich aufpassen können?«

»Leah kann nicht Nein zu Jungs oder Drogen sagen. Und Robbie kann sich nicht gegen Rowdys durchsetzen.«

»Was ist mit Ihnen? Können Sie selbst auf sich aufpassen?«

Er blies seinen Brustkorb auf und ließ seine Medaillen in der Sonne blinken. »Den Beweis sehen Sie hier.«

»Ich meine nicht auf dem Schlachtfeld. Ich meine bei sich zu Hause.«

»Ich glaube nicht, dass Sie sich vorstellen können, unter welchem Druck ich stehe.«

»Was bräuchten Sie, um sich sicher zu fühlen?«

»Sicherheit ist nicht das Problem. Wenn ich nicht die Zügel in der Hand halte, sterben Menschen.«

»Ist es das, was Sie unter Sicherheit verstehen? Frei von der Angst zu sein, dass Menschen während Ihrer Wache verletzt werden?«

»Das ist nicht nur eine Angst.«

»Ich möchte Sie dorthin begleiten, wo Sie sind. Woran denken Sie?«

»Ich glaube nicht, dass Sie das hören wollen.«

»Machen Sie sich um mich keine Sorgen.«

»Sie würden es nicht verstehen.«

»Sie haben Recht: Niemand kann einen anderen Menschen voll und ganz verstehen. Aber ich kann Ihnen sagen, dass ich einmal Kriegsgefangene war. Was es auch ist, das Sie mir erzählen wollen: Glauben Sie mir, ich habe wahrscheinlich Schlimmeres gehört und gesehen.«

»Beim Militär geht es darum, zu töten oder getötet zu werden. Als ich damals den Befehl bekam, habe ich ihn nicht in Frage gestellt.«

»Wo sind Sie, als Ihnen dieser Befehl erteilt wird?«

»In Vietnam.«

»Sind Sie drinnen? Oder draußen?«

»In meinem Büro auf dem Luftwaffenstützpunkt.«

Ich beobachtete seine Körpersprache, während er mich in die Vergangenheit führte. Ich beobachtete seine Energie, seinen Erregungszustand, um mich auf Anzeichen von Disstress einzustellen, die signalisierten, dass wir zu schnell zu weit gingen. Er hatte die Augen geschlossen. Er schien in eine Trance zu verfallen. »Sitzen Sie oder stehen Sie?«

»Ich sitze, als der Anruf kommt. Aber dann stehe ich sofort auf.«

»Wer ruft Sie an?«

»Mein Kommandeur.«

»Was sagt er?«

»Dass er meine Männer auf eine Rettungsmission in den Busch schickt.«

»Warum stehen Sie auf, wenn Sie den Befehl hören?«

»Mir ist heiß. Ich spüre einen Druck in meiner Brust.«

»Was denken Sie?«

»Dass es nicht sicher ist. Dass wir angegriffen werden. Dass wir mehr Luftunterstützung brauchen, wenn wir in diesen Bereich des Dschungels gehen. Und die geben sie uns nicht.«

»Das macht Sie wütend?«

Er riss die Augen auf. »Natürlich bin ich wütend. Die schicken uns da hinein, füttern uns mit einem Haufen Scheiße darüber, dass Amerika die stärkste Armee der Welt ist, dass die Schlitzaugen nicht die geringste Chance haben.«

»Der Krieg war nicht das, was Sie erwartet haben.«

»Sie haben uns angelogen.«

»Sie fühlen sich betrogen.«

»Verdammt, ja, ich fühle mich betrogen.«

»Was ist an dem Tag passiert, an dem Sie den Befehl erhielten, ihre Truppen auf die Rettungsmission zu schicken?«

»Es war Nacht.«

»Was ist in jener Nacht passiert?«

»Ich werde Ihnen sagen, was passiert ist. Es war ein Hinterhalt.«

»Ihre Männer wurden verletzt?«

»Muss ich Ihnen das buchstabieren? Sie sind gestorben. Alle sind in jener Nacht gestorben. Und ich bin derjenige, der sie da hineingeschickt hat. Sie haben mir vertraut, und ich habe sie in den Tod geschickt.«

»Krieg bringt es mit sich, dass Menschen sterben.«

»Wissen Sie, was ich denke? Sterben ist einfach. Ich muss jeden Tag mit dem Gedanken an all die Eltern leben, die ihre Söhne verloren.«

»Sie haben einen Befehl ausgeführt.«

»Aber ich wusste, dass es die falsche Entscheidung war. Ich wusste, dass diese Jungs mehr Luftunterstützung brauchten. Und ich hatte nicht den Mumm, sie zu verlangen.«

»Was haben Sie aufgegeben, um Colonel zu werden?«

»Wie meinen Sie das?«

»Sie haben die Entscheidung getroffen, Soldat und Befehlshaber zu werden. Was mussten Sie aufgeben, um das zu erreichen, was Sie jetzt sind?«

»Ich musste häufig von meiner Familie getrennt sein.«

»Was sonst noch?«

»Wenn du sechstausend Männer hast, die ihr Leben in deine Hände legen, kannst du dir den Luxus nicht leisten, Angst zu haben.«

»Sie mussten Ihre Gefühle aufgeben. Damit andere sie nicht erkennen können.«

Er nickte.

»Vorhin sagten Sie, dass es einfach sei zu sterben. Haben Sie sich je gewünscht, tot zu sein?«

»Die ganze verdammte Zeit.«

»Was hält Sie ab?«

»Meine Kinder.« Aus seinem Gesicht sprach seine Seelenqual. »Aber die halten mich für ein Monster. Sie wären ohne mich besser dran.«

»Wollen Sie wissen, wie ich das sehe? Ich glaube, dass Ihre Kinder sehr viel besser mit Ihnen dran wären. Mit *Ihnen*, mit dem Mann, den ich allmählich kennen und bewundern lerne. Mit dem Mann, der riskieren kann, über seine Furcht zu sprechen. Den Mann, der den Mumm hat, zu vergeben und sich selbst zu akzeptieren.«

Er schwieg. Vielleicht war dies der erste Augenblick, in dem er die Möglichkeit erkannte, sich von den Schuldgefühlen aus seiner Vergangenheit zu befreien.

»Ich kann Ihnen nicht helfen, die Zeit zurückzudrehen und Ihre Truppen zu retten. Ich kann Ihnen nicht die Sicherheit Ihrer Kinder garantieren. Aber ich kann Ihnen helfen, einen Menschen zu beschützen: sich selbst.«

Er starrte mich an.

»Aber um sich selbst zu retten, werden Sie die Vorstellung von dem aufgeben müssen, der Sie glauben, sein zu müssen.«

»Hoffentlich funktioniert das«, sagte er.

Kurz danach wurde der Colonel versetzt, und seine Familie zog aus El Paso fort. Ich weiß nicht, was aus ihnen geworden ist. Ich hoffe, es geht ihnen gut, denn sie lagen mir sehr am Herzen. Aber warum denke ich jetzt an sie? Was hat ihre Geschichte mit mir zu tun? Etwas, was mit dem Schuldgefühl des Colonels, mit dem Gefängnis seiner Selbstbeschuldigung zu tun hatte, lässt mich nicht los. Weist mich meine Erinnerung auf Arbeit hin, die ich schon hinter mir habe, oder auf Arbeit, die noch vor mir liegt? Seit dem Ende meiner tatsächlichen Gefangenschaft, seit der amerikanische GI mich 1945 gerettet hat, bin ich schon so weit gekommen. Ich habe meine Maske abgenommen. Ich habe gelernt, zu fühlen und mich auszudrücken, habe aufgehört, meine Ängste und meine Trauer wegzusperren. Ich habe daran gearbeitet, meine Wut auszudrücken und herauszulassen. Und ich bin hierher zurückgekehrt, ins ehemalige Zuhause meines Peinigers. Ich habe sogar Hitler vergeben, habe ihn ins Universum entlassen, wenn auch nur für heute. Aber ich trage einen Knoten, eine Finsternis in mir, die sich vom Bauch bis zum Herzen erstreckt, eine Anspannung in meiner Wirbelsäule – es ist ein unerbittliches Schuldgefühl. Ich wurde zum Opfer gemacht, ich war nicht die Täterin. Doch wem glaube ich, Unrecht getan zu haben?

Plötzlich kommt mir eine andere Patientin in den Sinn. Sie war einundsiebzig Jahre alt und gab ihrer Familie ständig Anlass zur Besorgnis. Sie zeigte alle Symptome einer klinischen Depression. Sie schlief zu viel, aß zu viel und isolierte sich von ihren Kindern und Enkeln. Und wenn sie sich einmal mit ihrer Familie austauschte, war sie so voller Wut, dass ihre Enkel sich vor ihr ängstigten. Ihr Sohn kam nach meinem Vortrag in seiner Stadt auf mich zu und fragte mich, ob ich eine Stunde erübrigen könnte, um seine Mutter zu empfangen. Ich wusste nicht recht, wie ich ihr in einer einzigen kurzen Sitzung behilflich sein könnte, bis der Mann mir erzählte, dass seine Mutter, wie ich selbst, bereits mit siebzehn ihre Mutter verloren hatte. Mich überrollte eine Welle von Mitgefühl für seine Mutter, diese Fremde. Es berührte mich, dass sie zu derjenigen geworden war, die ich auch leicht hätte werden können, die ich auch beinahe wurde – so sehr vom Verlust durchdrungen, dass ich mich von den Menschen fernhielt, die mich am meisten liebten.

Margaret besuchte mich an jenem Nachmittag in meinem Hotel. Sie war makellos gekleidet, verströmte jedoch eine Feindseligkeit, die sie mir wie aufgerichtete Stacheln entgegenstreckte. Sie ließ eine Litanei von Klagen zu ihrem Gesundheitszustand, ihren Familienmitgliedern, ihrer Haushälterin, ihrem Postboten, ihren Nachbarn und der Direktorin der Mädchenschule am Ende ihrer Straße vom Stapel. Offensichtlich traf sie überall in ihrem Leben auf Ungerechtigkeit und Ungemach. Die Stunde verrann, und sie war so mit den kleinen Katastrophen beschäftigt, dass wir noch immer nicht dazugekommen waren, das anzusprechen, was ich als ihr eigentliches Problem erkannt hatte.

»Wo ist Ihre Mutter begraben?«, fragte ich unvermittelt.

Margaret zuckte zurück, als sei ich ein Drache, der ihr seinen Flammenhauch ins Gesicht bläst. »Auf dem Friedhof«, antwortete sie schließlich, als sie sich wieder gefangen hatte.

»Wo ist der Friedhof? In der Nähe?«

»In genau dieser Stadt«, sagte sie.

»Ihre Mutter braucht Sie jetzt.«

Ich gab ihr keine Gelegenheit zum Widerspruch. Wir riefen ein Taxi. Durch die Fenster betrachteten wir die nassen, geschäftigen Straßen. Sie fuhr fort, sich über andere Autofahrer zu mokieren, darüber, dass die Ampeln so schnell umschalteten, über die Qualität der Geschäfte und Unternehmen, an denen wir vorüberfuhren, ja sogar über die Farbe eines Regenschirms. Wir passierten die Eisentore des Friedhofs. Die Bäume waren alt und ragten hoch in den Himmel. Eine schmale gepflasterte Straße führte vom Eingang zum Gräberfeld. Regen fiel.

»Dort«, sagte Margaret schließlich und deutete auf den morastigen Hügel mit einer Ansammlung von Grabsteinen. »Und jetzt sagen Sie mir in Gottes Namen, was wir hier machen.«

»Wissen Sie«, sagte ich, »dass Mütter erst in Frieden ruhen können, wenn sie wissen, dass die Menschen, die sie zurückgelassen haben, ihr Leben mit Freude annehmen? Ziehen Sie die Schuhe aus. Ziehen Sie die Socken aus. Stellen Sie sich barfuß auf das Grab Ihrer Mutter. Stellen Sie direkten Kontakt zu ihr her, damit sie endlich in Frieden ruhen kann.«

Margaret stieg aus dem Taxi aus. Sie stellte sich auf das regennasse Gras. Ich gab ihr Zeit für sich. Ich schaute nur einmal zurück, als ich sah, dass Margaret auf dem Boden kauerte und den Grabstein ihrer Mutter mit den Händen umfasste. Ich weiß nicht, was sie zu ihrer Mutter sagte, ob sie überhaupt etwas sagte. Ich weiß nur, dass sie barfuß auf dem Grab ihrer Mutter stand, dass sie ihre nackte Haut mit dieser Stätte des Verlusts und der Trauer in Kontakt brachte. Dass sie, als sie wieder ins Taxi stieg, noch immer barfuß war. Sie weinte ein wenig, dann wurde sie still.

Später sollte ich einen wunderbaren Brief von Margarets Sohn bekommen. *Ich weiß nicht, was Sie zu meiner Mutter gesagt haben,* sollte er schreiben, *aber sie ist ein anderer Mensch geworden, sie ist jetzt friedlicher, fröhlicher.*

Es war eine spontane Idee, ein geglücktes Experiment. Mein Ziel war es, ihr Erlebtes umzudeuten – ihr Problem als Gelegenheit umzudeuten, sie in die Lage zu versetzen, ihrer Mutter zu helfen –, und dadurch, dass sie ihrer Mutter half, frei zu sein, sich selbst zu helfen. Nun, da ich wieder in Deutschland bin, kommt mir die Idee, dass das gleiche Prinzip vielleicht auch bei mir funktionieren könnte. Mit nackter Haut Verbindung mit der Stätte meines Verlusts herzustellen. Kontakt und Loslösen. Ungarischer Exorzismus.

Und als ich wach in Goebbels' Bett liege, wird mir bewusst, dass ich das tun muss, was Margaret getan hat, um den Trauerritus zu durchlaufen, der mir mein ganzes Leben lang versagt geblieben ist.

Ich beschließe, nach Auschwitz zurückzukehren.

KAPITEL 19

Einen Stein hinlegen

Ich kann mir nicht vorstellen, ohne Magda in die Hölle zurückzukehren. »Flieg heute Abend nach Krakau«, bettle ich Magda am folgenden Morgen am Telefon in der Hotellobby vom Zum Türken an. »Bitte komm mit mir nach Auschwitz zurück.«

Ohne sie hätte ich nicht überlebt. Und jetzt kann ich es nicht überleben, in unser Gefängnis zurückzukehren, ohne dass sie bei mir ist und meine Hand hält. Ich weiß, dass es nicht möglich ist, die Vergangenheit wiederaufleben zu lassen, diejenige zu sein, die ich früher gewesen bin, meine Mutter wieder zu umarmen, und sei es nur ein einziges Mal. Es gibt nichts, was die Vergangenheit ändern kann, was mich anders machen kann, als ich jetzt bin. Nichts, was das ändern kann, was man meinen Eltern angetan hat, was man mir angetan hat. Ein Zurück gibt es nicht. Das weiß ich. Aber ich kann das Gefühl nicht ignorieren, dass in meinem alten Gefängnis etwas auf mich wartet, etwas, das ich wiedererlangen kann. Oder entdecken kann. Einen lange verloren geglaubten Teil von mir.

»Du musst mich wirklich für eine vollkommen bescheuerte Masochistin halten«, sagt Magda. »Warum zum Teufel soll ich dorthin zurück? Und warum du?«

Das ist eine berechtigte Frage. Will ich mich nur bestrafen? Eine Wunde wieder aufreißen? Vielleicht werde ich es bereuen. Aber ich glaube, ich werde es noch mehr bereuen, wenn ich nicht zurückgehe. Ich ziehe alle Register, aber Magda lehnt es kategorisch ab. Magda entscheidet sich dafür, niemals zurückzukehren, und dafür respektiere ich sie. Aber ich werde eine andere Entscheidung treffen.

Béla und ich haben schon eine Einladung von Mariannes ehemaliger Gastfamilie, sie in Kopenhagen zu besuchen, solange wir noch in Europa sind, und wie geplant, reisen wir von Berchtesgaden aus hin.

Wir fahren nach Salzburg, wo wir den Dom besichtigen, der auf den Ruinen einer romanischen Kirche erbaut wurde. Er wurde dreimal wiederaufgebaut, erfahren wir – zum letzten Mal, nachdem im Krieg eine Bombe die Kuppel beschädigt hatte. Von der Zerstörung ist nichts mehr zu sehen. »Wie bei uns«, sagt Béla und nimmt meine Hand.

Von Salzburg aus fahren wir auf der gleichen Strecke nach Wien, die Magda und ich vor unserer Befreiung marschiert sind. Ich sehe Straßengräben, die längs der Straßen verlaufen, und stelle sie mir so vor, wie ich sie damals erlebt habe, übervoll mit Leichen. Aber ich kann sie auch so sehen, wie sie jetzt sind, überwuchert von Sommergras. Ich kann sehen, dass die Vergangenheit die Gegenwart nicht besudelt, dass die Gegenwart die Vergangenheit nicht abschwächt. Die Zeit ist das Medium. Die Zeit ist das Gleis – wir bereisen sie. Der Zug kommt durch Linz. Durch Wels. Ich bin ein Mädchen mit gebrochenem Rücken, das wieder ein großes G schreiben lernt, das wieder tanzen lernt.

Wir verbringen die Nacht in Wien, nicht weit entfernt vom Rothschild-Krankenhaus, wo wir zuerst gewohnt hatten, als wir auf unsere Visa nach Amerika warteten, und wo, wie ich später erfahren habe, mein Mentor Viktor Frankl vor dem Krieg Chef der Neurologie gewesen war. Am folgenden Morgen steigen wir in einen weiteren Zug nach Norden.

Ich glaube, Béla denkt, dass mein Wunsch, nach Auschwitz zu gehen, sich verflüchtigen könnte, aber an unserem zweiten Vormittag in Kopenhagen frage ich unsere Freunde, wie ich zur polnischen Botschaft komme. Wie Marianne warnen auch sie mich und erzählen von ihren Freunden, ebenfalls Überlebende, die das Lager besucht hatten und dann gestorben waren. »Traumatisiere dich nicht noch einmal«, flehen sie mich an. Auch Béla macht ein besorgtes Gesicht. »Hitler hat nicht gewonnen«, erinnere ich ihn.

Ich hatte angenommen, dass die Entscheidung, zurückzukehren, die größte Hürde wäre. Aber in der polnischen Botschaft erfahren Béla und ich, dass in ganz Polen Arbeiterunruhen ausgebrochen sind, dass die Sowjets intervenieren könnten, um die Demonstrationen zu ersticken, dass die Botschaft Anweisung hatte, keine Visa mehr an Antragssteller aus dem Westen auszugeben. Béla will mich trösten, aber ich winke ab. Ich spüre die gleiche Willenskraft, die mich einst mit einem Diamantring in der Hand zu dem Gefängnisaufseher in Prešov geführt hatte; die mich in Wien mit meinem Schwager, der sich als mein Ehemann ausgab, zu einem Amtsarzt geführt hatte. Ich bin mit meinem Leben und meiner Gesundung so weit gekommen. Ich kann mich jetzt mit keinem Hindernis mehr abfinden.

»Ich bin eine Überlebende«, sage ich zu dem Beamten in der Botschaft. »Ich war Häftling in Auschwitz. Meine Eltern und Großeltern sind dort umgekommen. Ich habe so sehr um mein Überleben gekämpft. Bitte lassen Sie mich jetzt nicht warten, bis ich dorthin zurückkann.« Ich weiß nicht, dass sich innerhalb eines Jahres die polnisch-amerikanischen Beziehungen verschlechtert haben werden, dass sie bis zum Ende des Jahrzehnts eingefroren bleiben werden, dass dies tatsächlich meine und Bélas letzte Chance sein wird, gemeinsam nach Auschwitz zu gehen.

Der Beamte mustert mich ausdruckslos. Er verlässt den Schalter, kommt zurück. »Pässe«, sagt er. In unsere blauen amerikanischen Pässe hat er Reisevisa eingeklebt, die eine Woche lang gültig sind. »Genießen Sie Polen«, sagt er.

Das ist der Zeitpunkt, an dem ich es mit der Angst zu tun bekomme. Im Zug nach Krakau habe ich das Gefühl, eine Feuerprobe bestehen zu müssen, an einem Punkt angelangt zu sein, an dem ich zerbrechen oder verbrennen werde, dass allein die Angst mich zu Asche verwandeln könnte. *Ich bin im Hier. Ich bin im Jetzt*. Ich versuche, mit dem Teil in mir zu argumentieren, der meint, dass ich mit jedem zurückgelegten Kilometer eine Hautschicht verliere. Bis ich in Polen angekommen bin, werde ich wieder ein Skelett sein. Ich möchte mehr sein als nur Knochen.

»Komm, steigen wir an der nächsten Haltestelle aus«, sage ich zu Béla. »Wir brauchen nicht ganz bis Auschwitz zu fahren. Lass uns nach Hause gehen.«

»Edie«, sagt er, »hab keine Angst. Es ist nur ein Ort. Er kann dir nichts anhaben.«

Ich bleibe bei der nächsten Haltestelle im Zug sitzen, und bei der folgenden auch, auch in Berlin, in Posen. Ich denke an Dr. Hans Selye – einen Landsmann aus Ungarn –, der sagt, dass Stress die Reaktion des Körpers auf jegliche Art von Anforderung ist. Unsere automatischen Reaktionen sind entweder Kampf oder Flucht – aber in Auschwitz, wo wir mehr als Stress aushalten mussten, wo wir unter *Disstress* lebten, wo es um Leben oder Tod ging, wo man nie wusste, was als Nächstes passieren würde, gab es die Option Kampf oder Flucht nicht. Ich wäre erschossen worden, wenn ich mich für Kampf entschieden hätte, wäre an einem Stromschlag gestorben, wenn ich versucht hätte zu fliehen. Also lernte ich, mit dem Strom zu schwimmen, ich lernte, in der Situation zu verharren, das Einzige zu entwickeln, was mir noch geblieben war, nämlich nach dem Teil in mir zu suchen, den kein Nazi jemals ermorden könnte. Mein wahrstes Ich zu suchen und mich daran festzuhalten. Vielleicht verliere ich keine Hautschicht. Vielleicht dehne ich mich nur aus. Ich dehne mich aus, um jeden Aspekt dessen zu umfassen, wer ich bin – und gewesen bin – und werden kann.

Wenn wir genesen, akzeptieren wir unser wahres und mögliches Ich.

Ich hatte eine Patientin, die adipös war, und jedes Mal, wenn sie sich in einem Spiegel sah oder auf eine Waage stieg, war sie unbarmherzig mit sich. Sie bezeichnete sich als Kuh, als ekelerregend. Sie glaubte, dass sie ihren Ehemann enttäuscht hatte und ihren Kindern peinlich war, dass die Menschen, die sie liebten, etwas Besseres verdient hätten. Doch um so zu werden, wie sie sein wollte, musste sie zunächst sich selbst als diejenige lieben, die sie war. Wir saßen in meiner Praxis, und ich bat sie, einen Teil ihres Körpers auszuwählen – einen Zeh, einen Finger, ihren Bauch, ihren Hals, ihr Kinn – und ihn liebevoll zu beschreiben. *Er sieht so und so aus, er fühlt sich so und so an, er ist schön, weil…* Anfangs war es ihr unangenehm, sogar qualvoll. Es war einfacher für sie, sich herunterzumachen, als sich aufmerksam, bereitwillig mit ihrem Körper zu beschäftigen. Wir gingen langsam vor, wir gingen behutsam vor. Irgendwann registrierte ich kleine Veränderungen. Einmal, als sie zu mir kam, trug sie ein schönes farbenfrohes Halstuch. An einem anderen Tag hatte sie sich eine Pediküre gegönnt. An wieder einem anderen Tag erzählte sie mir, dass sie mit ihrer Schwester telefoniert hat, mit der sie sich auseinandergelebt hatte. Ein anderes Mal hatte sie entdeckt, dass sie gern auf dem Weg um den Park herum spazierte, in dem ihre Tochter Fußball spielte. Bei diesen Übungen, alle ihre Körperteile zu lieben, entdeckte sie mehr Freude in ihrem Leben, sie wurde entspannter. Sie nahm auch allmählich ab. Loslassen beginnt mit Akzeptieren.

Um zu genesen, akzeptieren wir die Finsternis. Auf unserem Weg zum Licht durchqueren wir den Schatten des Tals. Ich arbeitete mit einem Vietnam-Veteranen, der es bei seiner Heimkehr nicht erwarten konnte, das Leben wiederaufzunehmen, das er vor dem Krieg geführt hatte. Aber er kehrte mit physischen und psychologischen Wunden zurück: Er war impotent, er fand keine Arbeit. Seine Frau verließ ihn. Als er bei mir Hilfe suchte, steckte er tief im Chaos seiner Scheidung und dem vermeintlichen Tod seiner Sexualität und seiner Identität. Ich schenkte ihm mein ganzes Mitgefühl, aber er steckte fest, er war wütend, gefangen im Treibsand seines Verlusts. Ich fühlte mich machtlos, ihm zu helfen. Je mehr ich versuchte, ihn liebevoll aus dem Sumpf seiner Hoffnungslosigkeit heraufzuholen, umso tiefer versank er darin.

Als letzten Ausweg entschied ich mich für Hypnotherapie. Ich versetzte ihn zurück in den Krieg, als er Bomberpilot war, als er alles im Griff hatte, bevor er nach Hause kam und alles verlor. Im hypnotischen Zustand erzählte er mir: »In Vietnam konnte ich so viel trinken, wie ich wollte. Ich konnte ficken, so viel ich wollte.« Sein Gesicht lief rot an, und er brüllte: »Und ich konnte so viel töten, wie ich wollte!« Im Krieg tötete er keine Menschen; er tötete »Schlitzaugen«, er tötete Untermenschen. Nicht anders als die Nazis in den Todeslagern, die auch keine Menschen töteten: Sie rotteten ein Krebsgeschwür aus. Der Krieg hatte ihm seine Verwundung beigebracht und sein Leben verändert, und doch vermisste er den Krieg. Er vermisste das Gefühl der Macht, das sich im Kampf gegen einen Feind einstellte, das Gefühl, einer unverwundbaren Klasse anzugehören, über einer anderen Nationalität, über einer anderen Rasse zu stehen.

Meine bedingungslose Zuneigung konnte so lange nichts ausrichten, bis ich ihm die Erlaubnis gab, dem Teil in ihm das Wort zu erteilen, dem er nachtrauerte, dem Teil, der ebenso mächtig wie finster war, dem Teil, den er nicht mehr zum Ausdruck bringen konnte. Ich meine damit nicht, dass er wieder töten musste, um wieder ganz er selbst zu sein. Ich meine damit, dass er, um aus der Opferrolle herauszufinden, mit seiner Impotenz *und* mit seiner Macht klarkommen musste, damit, wie er verwundet wurde *und* wie er selbst Schaden zugefügt hatte, mit seinem Stolz *und* mit seiner Schande. Der einzige Gegenpol zum Gebrochensein ist das ganzheitliche Selbst.

Vielleicht geht es beim Heilen nicht darum, die Narbe verschwinden zu lassen oder sie gar herbeizuführen. Heilen heißt, die Wunde zu pflegen.

Es ist mitten am Nachmittag, als wir Krakau erreichen. Wir werden heute Nacht hier schlafen – oder es wenigstens versuchen. Morgen werden wir ein Taxi nach Auschwitz nehmen. Béla will einen Rundgang durch die Altstadt machen, und ich versuche, mich auf die mittelalterliche Kultur einzulassen, doch mein Kopf ist zu sehr angefüllt mit dem, was vor mir liegt – einer seltsamen Mischung aus Hoffnung und Grauen. Vor der Marienkirche bleiben wir stehen und lauschen dem Spiel des Trompeters, der mit dem *Hejnał* zu jeder volle Stunde bläst. Ein paar Jungs im Teenageralter drängeln sich zwischen uns durch, albern lautstark auf Polnisch herum, aber ihre Ausgelassenheit springt nicht auf mich über; ich habe ein mulmiges Gefühl. Diese jungen Männer, kaum älter als unsere Enkel, erinnern mich daran, wie schnell die nächste Generation heranwächst. Hat meine Generation der Jugend eindringlich genug zu verstehen gegeben, keinen weiteren Holocaust zuzulassen? Oder wird unsere schwer erkämpfte Freiheit abermals in einem Meer aus Hass untergehen?

Ich habe viele Gelegenheiten gehabt, junge Menschen zu beeinflussen – meine eigenen Kinder und Enkel, meine ehemaligen Studenten, das Publikum, zu dem ich in aller Welt spreche, einzelne Patienten. Am Vorabend meiner Rückkehr nach Auschwitz spüre ich meine Verantwortung ihnen gegenüber besonders stark. Ich gehe nicht nur um meiner selbst willen zurück. Ich tue es für all das, was aus mir herausströmt.

Besitze ich das, was nötig ist, um etwas zu bewirken? Kann ich meine Stärke weitergeben, statt dem, was ich verloren habe? Meine Liebe statt meinen Hass?

Ich war vorher schon auf die Probe gestellt worden. Ein Richter schickte einen vierzehnjährigen Jungen zu mir, der bei einem Autodiebstahl mitgemacht hatte. Der Junge trug braune Stiefel, ein braunes Hemd. Er stellte einen Ellbogen auf meinen Schreibtisch. Er sagte: »Es ist an der Zeit, dass Amerika wieder weiß wird. Ich werde alle Juden, die ganzen Nigger, alle Mexikaner, alle Schlitzaugen umbringen.«

Mir wurde speiübel. Ich hatte Mühe, nicht aus dem Sprechzimmer zu laufen. *Was willst du damit sagen?*, hätte ich ihn am liebsten angebrüllt. Am liebsten hätte ich den Jungen geschüttelt und gesagt: *Was glaubst du, mit wem du hier sprichst? Ich habe meine Mutter in die Gaskammer gehen sehen.* Ich hätte das Recht dazu gehabt. Und vielleicht war es auch meine Aufgabe, ihm den Kopf zurechtzurücken, vielleicht hatte Gott ihn deshalb zu mir geschickt. Um seinen Hass im Keim zu ersticken. Ich hatte das dringende Bedürfnis, ihm eine Standpauke zu halten. Es war gut, wütend zu sein. Besser wütend als ängstlich.

Aber dann hörte ich eine innere Stimme. *Such die Selbstgerechte in dir. Such die Selbstgerechte in dir.*

Ich wollte diese Stimme zum Schweigen bringen. Ich zählte so lange meine vielen Gegenargumente auf, bis mir schwante, dass ich vielleicht doch selbstgerecht sein könnte. Ich kam mittellos nach Amerika. Ich habe aus Solidarität mit meinen afro-amerikanischen Arbeitskollegen die Toilette für Farbige benutzt. Ich bin mit Dr. Martin Luther King jr. marschiert, um die Rassentrennung zu beenden. Aber die Stimme ließ sich nicht abstellen: *Such die Selbstgerechte in dir.* Finde den Teil in dir, der beurteilt, der in Schubladen denkt, der andere Menschen herabsetzt, der andere kleiner macht, als sie sind.

Der Junge ließ sich weiter darüber aus, dass die amerikanische Reinheit besudelt werde. Mein ganzes Sein bebte vor Unbehagen, und ich kämpfte gegen die Versuchung, mit dem Finger zu drohen, die Faust zu heben, ihn für seinen Hass zur Verantwortung zu ziehen – ohne mich für meinen Hass verantwortlich zu machen. Dieser Junge hat meine Eltern nicht ermordet. Ihm meine Zuneigung vorzuenthalten, würde seine Vorurteile nicht besiegen.

Ich betete um die Fähigkeit, ihm mit Zuneigung zu begegnen. Ich kratzte alles zusammen, was ich von bedingungsloser Liebe wusste. Ich dachte an Corrie ten Boom, eine Gerechte unter den Nichtjuden. Sie und ihre Familie leisteten Widerstand gegen Hitler, indem sie Hunderte Juden bei sich zu Hause versteckten. Sie landete selbst in einem Konzentrationslager. Ihre Schwester kam dort um – sie starb in Corries Armen. Corrie wurde aufgrund eines bürokratischen Fehlers entlassen, einen Tag, bevor alle Insassen in Ravensbrück ermordet wurden. Und ein paar Jahre nach dem Krieg traf sie einen der grausamsten Aufseher ihres Lagers, einen der Männer, die den Tod ihrer Schwester zu verantworten hatten. Sie hätte ihn anspucken, ihm den Tod wünschen, seinen Namen verfluchen können. Doch sie betete für die Kraft, ihm zu vergeben, und sie ergriff seine Hände. Sie sagt, dass sie in dem Moment, in dem die einstige Gefangene die Hände des ehemaligen Aufsehers in ihren Händen hielt, die reinste und tiefste Zuneigung spürte. Ich versuchte, diese Zuwendung, dieses Mitgefühl in meinem eigenen Herzen zu finden, meine Augen mit dieser Freundlichkeit zu erfüllen. Ich fragte mich, ob dieser junge Rassist vielleicht deshalb zu mir geschickt worden war, damit ich etwas über bedingungslose Liebe lernen konnte. Welche Möglichkeit hatte ich in diesem Moment? Welche Entscheidung konnte ich in diesem Augenblick fällen, die mir die Möglichkeit gab, zu lieben?

Ich bekam eine Gelegenheit, diesen jungen Menschen zu lieben, nur um seiner selbst willen, allein seines Daseins und unseres gemeinsamen Menschseins wegen. Die Gelegenheit, ihn zu ermuntern, irgendetwas zu sagen, irgendein Gefühl zu empfinden, ohne die Angst, beurteilt zu werden. Mir fiel eine deutsche Familie ein, die eine Zeit lang in Fort Bliss stationiert war, und ihre Tochter, die sich auf meinen Schoß setzte und mich Oma nannte. Diese kleine Segnung von einem Kind empfand ich wie die Antwort auf einen Traum, als ich mit Magda und den anderen Mithäftlingen durch deutsche Dörfer kam und die Kinder uns anspuckten. Damals träumte ich, dass deutsche Kinder eines Tages wissen würden, dass sie mich nicht zu hassen brauchten. Und noch zu meinen Lebzeiten wurde dieser Traum Wirklichkeit. Ich dachte an eine Statistik, die ich gelesen hatte, wonach die meisten Anhänger des weißen Suprematismus in Amerika ihren Vater oder ihre Mutter verloren hatten, bevor sie zehn Jahre alt waren. Es sind verlorene Kinder auf der Suche nach einer Identität, auf der Suche danach, sich stark zu fühlen, das Gefühl zu haben, dass es auf sie ankommt.

Und so nahm ich mich zusammen und sah diesen jungen Mann so liebevoll wie möglich an. Ich sagte drei Worte: »Erzählen Sie mehr.«

In dieser ersten Sitzung sagte ich nicht viel mehr als das. Ich hörte zu. Ich zeigte Mitgefühl. Er erinnerte mich so sehr an mich selbst nach dem Krieg. Wir hatten beide unsere Eltern verloren – seine Eltern hatten ihn vernachlässigt und verlassen, meine Eltern waren gestorben. Wir fühlten uns als Mängelexemplare. Dadurch, dass ich mich einer Beurteilung enthielt; dadurch, dass ich mir nicht mehr wünschte, er würde anders sein oder an etwas anderes glauben; dadurch, dass ich seine Verletzlichkeit und seine Sehnsucht nach Zugehörigkeit und Zuwendung erkannte; dadurch, dass ich mir zugestand, meine Angst und Wut zu überwinden, ihn zu akzeptieren und ihn zu lieben, konnte ich ihm etwas geben, was sein braunes Hemd und seine braunen Stiefel ihm nicht geben konnten: ein authentisches Bild seines eigenen

Wertes. Als er an jenem Tag meine Praxis verließ, wusste er nicht das Geringste von meiner Vergangenheit. Aber er hatte eine Alternative zu Hass und Vorurteil gesehen, er redete nicht mehr vom Töten, er hatte mir sein sanftes Lächeln gezeigt. Und ich hatte Verantwortung dafür übernommen, Feindseligkeit und Schuldzuweisungen nicht weiterzutragen, mich nicht dem Hass zu beugen und zu sagen: *Das übersteigt meine Kräfte.*

Und jetzt, am Vorabend meiner Rückkehr ins Gefängnis, mache ich mir bewusst, dass in jedem von uns ein Adolf Hitler und eine Corrie ten Boom wohnen. Wir haben die Fähigkeit zu hassen und die Fähigkeit zu lieben. Nach welchem der beiden wir greifen – nach dem Hitler in uns oder nach Corrie ten Boom –, liegt an uns selbst.

Am Morgen rufen wir ein Taxi, das uns die Autostunde nach Auschwitz hinausfährt. Béla verwickelt den Fahrer in ein Gespräch über dessen Familie, dessen Kinder. Ich betrachte die Aussicht, die ich mit sechzehn nicht gesehen hatte, als ich mich in der Dunkelheit des Viehwaggons Auschwitz näherte. Bauernhöfe, Dörfer, Grün. Das Leben geht weiter, wie schon damals um uns herum, als wir dort inhaftiert waren.

Der Fahrer setzt uns ab. Béla und ich sind wieder allein und stehen vor meinem ehemaligen Gefängnis. Der schmiedeeiserne Spruch prangt über uns: ARBEIT MACHT FREI. Bei diesem Anblick zittern mir die Knie, bei der Erinnerung daran, wie diese Worte meinem Vater Hoffnung gaben. Wir werden bis zum Kriegsende arbeiten, glaubte er. Es wird nur eine kurze Zeit dauern, und dann werden wir frei sein. *Arbeit macht frei.* Diese Worte stellten uns so lange ruhig, bis die Türen der Gaskammern sich rings um unsere Lieben schlossen, bis Panik zwecklos war. Und dann wurden diese Worte zu einer täglichen, zu einer stündlichen Ironie, denn hier gab es nichts, was einen frei machen konnte. Die einzige Flucht war der Tod. Und so wurde sogar der Gedanke an Freiheit eine weitere Form der Hoffnungslosigkeit.

Das Gras wächst üppig. Die Bäume sind dicht belaubt. Aber die Wolken haben die Farbe von Knochen, und darunter dominieren von Menschen gemachte Strukturen die Landschaft, auch solche, die nur noch Ruinen sind. Meilenweit furchterregender Stacheldrahtzaun. Weithin erstrecken sich baufällige Ziegelbaracken und kahle, rechteckige Stellen, auf denen früher Gebäude standen. Die trostlosen, horizontalen Linien – Baracken, Zaun, Turm – verlaufen regelmäßig und geordnet, doch in dieser Geometrie ist kein Leben. Es ist die Geometrie von systematischer Folter und von Tod. Mathematischer Vernichtung. Und dann bemerke ich es wieder, etwas, das mich während dieser höllischen Monate verfolgt hat, als dies mein Zuhause war: Ich sehe und höre keinen einzigen Vogel. Hier leben keine Vögel. Nicht einmal jetzt. Kein einziger Flügelschlag unterbricht die Weite des Himmels, und das Fehlen von Gezwitscher vertieft die Stille.

Touristen sammeln sich. Unser Rundgang beginnt. Wir sind eine kleine Gruppe von acht oder zehn Leuten. Die Unermesslichkeit ist erdrückend. Ich spüre sie in der Stille, in unserer fast atemlosen Stille. Es ist unmöglich, die Ungeheuerlichkeit der Gräuel zu ermessen, die hier begangen wurden. Ich war hier, als die Öfen brannten, ich wachte auf, arbeitete und schlief beim Gestank brennender Leichen, und selbst ich kann es nicht ermessen. Das Gehirn versucht, die Zahlen aufzunehmen, versucht, die verwirrende Ansammlung der Gegenstände zu erfassen, die für die Besucher zusammengetragen und ausgestellt wurden – die Koffer, die den Todgeweihten entrissen wurden, die Schüsseln, Teller und Tassen, die Tausenden und Abertausenden von Brillen, die in einem wirren Haufen ineinander verheddert sind und wie eine surreale Bodendeckerpflanze aussehen. Die Babysachen, von liebevoller Hand für Babys gehäkelt, die nie Kinder, Männer oder Frauen wurden. Die zweiundzwanzig Meter lange Glasvitrine, die bis obenhin mit menschlichen Haaren vollgestopft ist. Wir zählen: 4700 Leichen pro Tag eingeäschert, 75 000 Polen tot, 21 000 Zigeuner, 15 000 Russen. Die Zahlen summieren sich. Wir können die Summe bilden – wir können ausrechnen, dass es mehr als eine Million Tote in Auschwitz gab. Wir können diese Zahl zu den Listen der Toten in den Tausenden weiteren Todeslagern im Europa meiner Jugend addieren, zu den Leichen, die in Gräben oder Flüsse geworfen wurden, bevor sie überhaupt in ein Todeslager geschickt werden konnten. Aber es gibt keine Gleichung, die die Auswirkungen eines so totalen Verlustes angemessen zusammenfassen kann. Es gibt keine Worte, die die systematische Unmenschlichkeit dieser von Menschen gemachten Todesfabrik erklären können. Da, wo ich jetzt stehe, wurden über eine Million Menschen ermordet. Es ist der Welt größter Friedhof. Und unter all den zig, Hunderten, Tausenden, Millionen von Toten, in all den eingepackten und dann gewaltsam beschlagnahmten Habseligkeiten, in all den Kilometern von Zäunen und Ziegelmauern, sticht eine andere Zahl heraus: die Zahl Null. Hier auf dem größten Friedhof der Welt gibt es kein einziges Grab. Nur die leeren Flächen, auf denen die Krematorien und Gaskammern standen, die von den Nazis vor der Befreiung hastig zerstört wurden. Die kahlen Flächen auf der Erde, wo meine Eltern starben.

Wir beenden den Rundgang um das Männerlager. Ich

muss noch zum Frauenbereich gehen, nach Birkenau. Deshalb bin ich hergekommen. Béla fragt, ob ich möchte, dass er mich begleitet, aber ich schüttle den Kopf. Das letzte Stück der Reise muss ich allein gehen.

Ich lasse Béla am Eingangstor zurück und bin wieder in der Vergangenheit. Musik tönt aus den Lautsprechern, festliche Klänge, welche die öde Umgebung Lügen strafen. *Siehst du*, sagt mein Vater, *es kann hier nicht schrecklich sein. Wir werden nur ein bisschen arbeiten, bis der Krieg vorüber ist*. Es ist nur vorübergehend. Wir können es überleben. Er stellt sich in seine Kolonne und winkt mir zu. Winke ich zurück? Ach, Erinnerung, bitte sag mir, dass ich meinem Vater zugewunken habe, bevor er starb.

Meine Mutter hakt sich bei mir unter. Wir gehen Seite an Seite. »Knöpf deinen Mantel zu«, sagt sie. »Steh gerade.« Ich habe wieder das Bild vor Augen, das ich die meiste Zeit meines Lebens in mir bewahrt habe: drei hungrige Frauen in Wollmänteln, untergehakt, auf einem öden Platz. Meine Mutter. Meine Schwester. Ich.

Ich trage den Mantel, den ich an jenem frühen Morgen im April übergestreift habe, ich bin schlank und flachbrüstig, meine Haare sind unter einem Kopftuch versteckt. Meine Mutter mahnt mich abermals, gerade zu stehen. »Du bist eine Frau, kein Kind«, sagt sie. Ihr Meckern hat einen Zweck: Sie möchte, dass ich genau so alt aussehe, wie ich bin: sechzehn Jahre. Davon hängt mein Überleben ab.

Und dennoch werde ich die Hand meiner Mutter um keinen Preis loslassen. Die Bewacher zeigen und schubsen. Wir bewegen uns in unserer Kolonne langsam vorwärts. Ich sehe Mengeles schwerlidrige Augen vor mir, den Spalt zwischen seinen Zähnen, wenn er grinst. Er lenkt. Er ist ein beflissener

Gastgeber. »Ist jemand krank?«, fragt er fürsorglich. »Über vierzig? Unter vierzehn? Links rüber, links rüber.«

Das ist unsere letzte Chance. Uns auszutauschen, gemeinsam zu schweigen. Einander zu umarmen. Diesmal weiß ich, dass dies das Ende ist. Und immer noch meine ich, zu kurz zu kommen. Ich möchte nur, dass meine Mutter mich ansieht. Mich beruhigt. Mich ansieht und nie wieder wegsieht. Was ist dieses Bedürfnis, das ich immer wieder von ihr einfordere, dieses Unmögliche, das ich will?

Nun sind wir dran. Dr. Mengele hebt den Finger. »Ist sie deine Mutter oder deine Schwester?«, fragt er.

Ich klammere mich an Mutters Hand, Magda schmiegt sich an ihre andere Seite. Obwohl niemand von uns die Bedeutung kennt, nach links oder nach rechts geschickt zu werden, hat meine Mutter intuitiv erfasst, dass ich so alt aussehen musste, wie ich war, oder noch älter, jedenfalls alt genug, um die erste Selektionskolonne lebend zu überstehen. Ihr Haar ist grau, aber ihr Gesicht ist so glatt wie das meine. Sie könnte als meine Schwester durchgehen. Aber ich denke nicht darüber nach, welches Wort sie beschützen wird: »Mutter« oder »Schwester«. Ich denke überhaupt nicht. Ich spüre nur jede einzelne Zelle in mir, die sie liebt, die sie braucht. Sie ist meine Mutter, meine Mama, meine einzige Mama. Und so sage ich das Wort, das ich seither mein ganzes Leben lang versucht habe, aus meinem Bewusstsein zu verbannen, an das zu erinnern ich mir bis heute nicht zugestanden habe.

»Mutter«, sage ich.

Kaum ist das Wort aus dem Mund heraus, will ich es augenblicklich zurücknehmen. Ich habe die Bedeutung der Frage zu spät erkannt. *Ist sie deine Mutter oder deine Schwester?* »Schwester, Schwester, Schwester!«, möchte ich schreien.

Mengele schickt meine Mutter nach links. Sie geht hinter den kleinen Kindern und den Älteren her, den Müttern, die schwanger sind oder Babys im Arm halten. Ich werde ihr nachgehen, ich werde sie nicht aus dem Blickfeld verlieren. Ich laufe auf meine Mutter zu, aber Mengele packt mich an der Schulter. »Du wirst deine Mutter sehr bald sehen«, sagt er. Er stößt mich nach rechts. Zu Magda. Zur anderen Seite. Zum Leben.

»Mama!«, rufe ich. Wir sind abermals getrennt, in der Erinnerung so, wie wir es im Leben waren, aber ich werde nicht zulassen, dass die Erinnerung eine weitere Sackgasse wird. »Mama!«, sage ich. Ich werde mich nicht mit ihrem Hinterkopf zufriedengeben. Ich muss ihr ganzes Gesicht sehen.

Sie dreht sich um und sieht mich an. Sie ist ein Ruhepunkt im marschierenden Strom der anderen Verdammten. Ich spüre ihre Ausstrahlung, ihre Schönheit, die mehr als nur Schönheit war, die sie oft unter ihrer Traurigkeit und ihrer Missbilligung verbarg. Sie sieht, dass ich sie beobachte. Sie lächelt. Es ist ein leises Lächeln. Ein trauriges Lächeln.

»Ich hätte ›Schwester‹ sagen sollen! Warum habe ich es nicht getan?« Ich will sie um Vergebung bitten. Um sie zu erlangen, bin ich nach Auschwitz zurückgekommen, so glaube ich. Um meine Mutter sagen zu hören, dass ich es mit dem, was ich wusste, so gut gemacht habe, wie ich konnte. Dass ich die richtige Entscheidung getroffen habe.

Aber sie kann es nicht sagen, und selbst wenn sie es gesagt hätte, würde ich es ihr nicht glauben. Ich kann den Nazis vergeben, aber wie kann ich mir selbst vergeben? Ich würde alles noch einmal durchleben, jede Selektion, jede Dusche, jede eiskalte Nacht und jeden todbringenden Appell, jede albtraumhafte Mahlzeit, jeden Atemzug in rauchgeschwängerter

Luft, jede Situation, in der ich fast gestorben wäre oder sterben wollte, wenn ich nur diesen einen Augenblick noch einmal leben könnte, diesen Moment und den direkt davor, als ich eine andere Entscheidung hätte treffen können. Als ich Mengeles Frage anders hätte beantworten können. Als ich das Leben meiner Mutter hätte retten können, und sei es nur für einen Tag.

Meine Mutter dreht sich weg. Ich sehe, wie ihr grauer Mantel, ihre weichen Schultern, ihr Haar, das aufgedreht ist und glänzt, von mir zurückweicht. Ich sehe sie mit den anderen Frauen und Kindern fortgehen, zu den Umkleidekabinen, wo sie sich ausziehen werden, wo sie den Mantel ablegen wird, in dem noch immer Klaras Glückshaube liegt, wo ihnen gesagt wird, dass sie sich die Nummer des Hakens merken sollen, auf den sie ihre Kleider gehängt haben, als ob sie jemals zu jenem Kleid zurückkämen, zu jenem Mantel, zu jenen Paar Schuhen. Meine Mutter wird mit den anderen Müttern nackt dastehen – den Großmüttern, den jungen Müttern mit den Babys im Arm – und mit den Kindern der Mütter, die in die Kolonne geschickt wurden, in welche Magda und ich uns eingereiht hatten. Sie wird mit den anderen nacheinander die Treppe hinunter in den Raum mit den Duschköpfen an den Wänden gehen, in den die Menschen so lange hineingestoßen werden, bis der Raum feucht vom Schweiß und von den Tränen ist. In dem die Schreie der verängstigten Frauen und Kinder hallen, bis er vollgepackt ist und kaum noch Luft zum Atmen bleibt. Wird sie die kleinen quadratischen Fenster in der Decke sehen, durch die die Bewacher das Gift stoßen werden? Wie lange wird sie wissen, dass sie stirbt? So lange, dass sie noch an mich, an Magda und an Klara denken kann? An meinen Vater? So lange, dass sie noch ein Stoßgebet an ihre Mutter schicken kann? So lange, dass sie sich noch über mich ärgern kann, weil ich das Wort gesagt habe, das sie im Bruchteil einer Sekunde in den Tod geschickt hat?

Hätte ich gewusst, dass meine Mutter an jenem Tag sterben würde, hätte ich ein anderes Wort gesagt. Oder überhaupt nichts. Ich hätte ihr in die Duschen folgen und mit ihr sterben können. Ich hätte etwas anderes tun können. Ich hätte mehr tun können. Das glaube ich.

Und dennoch. (Dieses »und dennoch« öffnet sich wie eine Tür.) Wie leicht kann ein Leben zu einer Litanei aus Schuldbewusstsein und Bedauern werden, ein Lied, das mit dem ständig gleichen Refrain in unseren Ohren klingt, mit der Unfähigkeit, uns selbst zu vergeben. Wie leicht wird unser nicht gelebtes Leben das einzige Leben sein, das wir würdigen. Wie leicht werden wir von der Einbildung verführt, alles im Griff zu haben, immer alles im Griff gehabt zu haben. Dass die Dinge, die wir getan oder gesagt haben könnten oder sollten, wenn wir sie denn nur getan oder gesagt hätten, die Macht haben, den Schmerz zu stillen, das Leid auszulöschen, unsere Verluste ungeschehen zu machen. Wie leicht können wir uns an die Entscheidungen klammern – sie sogar preisen –, die wir unserer Meinung nach hätten treffen können oder sollen.

Hätte ich meine Mutter retten können? Vielleicht. Und mit dieser Möglichkeit werde ich mein ganzes restliches Leben verbringen. Und ich kann mich kasteien, dass ich die falsche Entscheidung getroffen habe. Das ist mein Privileg. Oder ich kann akzeptieren, dass die wichtigere Entscheidung *nicht* diejenige ist, die ich getroffen habe, als ich hungrig und verängstigt war, als wir von Hunden, Pistolen und Ungewissheit umgeben waren, als ich sechzehn war – es ist die Entscheidung, die ich jetzt treffe. Die Entscheidung, mich so zu akzeptieren, wie ich bin: menschlich, unvollkommen. Und die Entscheidung, für mein eigenes Glück verantwortlich zu sein. Mir meine Unvollkommenheiten zu vergeben und meine Unschuld wieder einzufordern. Nicht mehr zu fragen, warum ausgerechnet ich überlebt habe. Zu funktionieren, so gut ich kann, mich dafür einzusetzen, anderen von Nutzen zu sein, alles zu tun, was in meiner Macht steht, um meine Eltern zu ehren, mich darum zu kümmern, dass sie nicht vergebens gestorben sind. Mit meinen beschränkten Möglichkeiten mein Bestes zu geben, damit zukünftige Generationen nicht das erleben müssen, was ich erlebt habe. Nützlich zu sein, gebraucht zu werden, weiterzuleben und erfolgreich zu sein, damit ich jeden Augenblick nutzen kann, um eine bessere Welt zu schaffen. Und am Ende, am Ende nicht mehr vor der Vergangenheit davonzulaufen. Nach Möglichkeit alles zu tun, um mich mit meiner Vergangenheit zu versöhnen und sie dann zu erlösen. Ich kann die Entscheidung treffen, die wir alle treffen können. Ich werde die Vergangenheit niemals ändern können. Aber es gibt ein Leben, das ich retten kann: Es ist mein Leben. Das Leben, das ich gerade jetzt lebe, diesen kostbaren Augenblick.

Ich bin bereit zu gehen. Ich hebe einen Stein auf, einen kleinen, rauen, grauen, unscheinbaren Stein. Ich drücke den Stein in meiner Hand. Gemäß der jüdischen Tradition legen wir kleine Steine auf die Gräber als Zeichen des Respekts für die Toten, um Mitzwa oder Segen zu spenden. Der Stein steht dafür, dass die Toten in unserem Herzen und in unserer Erinnerung weiterleben. Der Stein in meiner Hand ist ein Symbol meiner fortwährenden Liebe zu meinen Eltern. Und er ist ein Sinnbild für die Schuld und die Trauer, denen ich mich hier stelle – für etwas Unermessliches und Beängstigendes, das ich dennoch in der Hand halten kann. Er ist ein Sinnbild für den Tod meiner Eltern. Für den Tod des Lebens, das war. Für das, was nicht geschehen ist. Und für die Geburt des Lebens, das ist. Und für die Geduld und das Mitgefühl, das ich hier gelernt habe. Die Fähigkeit, mich nicht mehr zu bewerten. Die Fähigkeit, mich einzubringen, statt zu reagieren.

Er ist ein Sinnbild für die Wahrheit und den Frieden, die ich hier entdecke, und dafür, dass ich endlich alles abschließen und hinter mir lassen kann.

Ich lege den Stein auf den Flecken Erde, auf dem früher meine Baracke stand, wo ich auf einer Holzpritsche zusammen mit fünf anderen Mädchen schlief, wo ich die Augen schloss, als der Walzer »An der schönen blauen Donau« erklang und ich um mein Leben tanzte. *Ich vermisse euch*, sage ich zu meinen Eltern. *Ich liebe euch. Ich werde euch immer lieben.*

Und zu dem riesigen Todeslager, das meine Eltern und so unendlich viele andere verschlang, zu der Schule des Horrors, die mir dennoch eine sakrale Lektion darüber erteilte, wie ich mein Leben meistern kann – darüber, dass ich zu einem Opfer gemacht wurde, aber kein Opfer bin. Dass ich verletzt wurde, aber nicht zerbrochen bin. Dass die Seele niemals stirbt, dass Sinn und Ziel tief aus dem Herzen dessen kommen können, was uns am meisten schmerzt – sage ich meine letzten Worte. *Adieu*, sage ich. Und *Danke.* Danke für mein Leben und für die Fähigkeit, am Ende das Leben zu akzeptieren, das ist.

Ich gehe auf das Eisentor meines alten Gefängnisses zu, hinüber zu Béla, der auf dem Rasen auf mich wartet. Aus den

Augenwinkeln sehe ich einen Mann in Uniform, der unter der Inschrift hin und her läuft. Er ist ein Museumswärter, kein Soldat. Aber als ich ihn in seiner Uniform auf und ab marschieren sehe, kann ich nicht anders, als zu erstarren, als den Atem anzuhalten, den Knall eines Schusses, die Explosion eines Geschosses zu erwarten. Für Sekundenbruchteile bin ich wieder das verängstigte Mädchen, ein Mädchen, das in Gefahr ist. Ich bin das gefangene Ich. Aber ich atme, ich warte, bis dieser Augenblick vorübergeht. Ich taste nach dem blauen amerikanischen Pass in meiner Manteltasche. Der Aufseher erreicht die schmiedeeiserne Inschrift, dreht um und marschiert zurück ins Gefängnis. Er muss hierbleiben. Es ist seine Pflicht zu bleiben. Aber ich kann gehen. Ich bin frei!

Ich verlasse Auschwitz. Ich hüpfe hinaus! Ich gehe unter den Worten ARBEIT MACHT FREI hindurch. Wie grausam und spöttisch diese Worte waren, als wir feststellen mussten, dass nichts, was wir tun konnten, uns befreien würde. Aber als ich die Baracken, die zerstörten Krematorien und die Wachgebäude, die Besucher und den Museumswärter hinter mir lasse, als ich unter den dunklen Eisenbuchstaben zu meinem Ehemann hinüberspringe, sehe ich plötzlich einen Funken Wahrheit in den Worten über mir. Arbeit hat mich *tatsächlich* frei gemacht. Ich habe überlebt, damit ich meine Arbeit machen kann. Nicht die Arbeit, die die Nazis gemeint hatten: die schwere, unter Opfern und Hunger geleistete Arbeit, unter Erschöpfung und Versklavung. Es ist die innere Arbeit. Die Arbeit, weiterleben zu lernen und erfolgreich zu sein, zu lernen, mir zu vergeben und anderen zu helfen, das Gleiche zu tun. Und wenn ich diese Arbeit leiste, dann bin ich nicht mehr die Geisel oder die Gefangene von irgendetwas. Ich bin frei.

TEIL IV

HEILEN

KAPITEL 20

Der Tanz der Freiheit

Eines der letzten Male, die ich Viktor Frankl traf, war 1983 beim 3. Weltkongress für Logotherapie in Regensburg. Er war fast achtzig; ich sechsundfünfzig. In vielerlei Hinsicht war ich dieselbe Person, die in einem Vorlesungssaal in El Paso in Panik verfallen war, als ich ein dünnes Taschenbuch in meine Tasche steckte. Ich sprach Englisch immer noch mit einem ausgeprägten Akzent. Ich hatte noch immer Flashbacks. Ich schleppte noch immer qualvolle Bilder mit mir herum und betrauerte die Verluste der Vergangenheit. Aber ich hatte nicht mehr das Gefühl, Opfer von irgendetwas zu sein. Meinen beiden Befreiern gegenüber empfand ich – und empfinde ich immer noch – unendliche Liebe und Dankbarkeit: dem GI, der mich in Gunskirchen aus einem Berg von Leichen herauszog, und Viktor Frankl, der mir erlaubte, mich nicht mehr zu verstecken, der mir half, Worte für meine Erlebnisse zu finden. Der mir half, mit meinen Qualen umzugehen. Mit ihm als Mentor und als Freund entdeckte ich einen Zweck in meinem Leid, eine Sinnhaftigkeit, die mir half, nicht nur Frieden mit der Vergangenheit zu schließen, sondern auch etwas Kostbares aus meinen Prüfungen mitzunehmen. Etwas, das sich lohnte, mit anderen geteilt zu werden: einen Weg in die Freiheit zu finden. Am letzten Abend der Konferenz tanzten wir. Zwei Menschen, die in die Jahre gekommen waren.

Zwei Menschen, die sich am Wunder der Gegenwart freuten. Zwei Überlebende, die gelernt hatten, sich weiterzuentwickeln und frei zu sein.

Meine über Jahrzehnte währende Freundschaft mit Viktor Frankl und meine Beziehungen mit allen meinen Patienten, die ich zu heilen versuchte, auch mit den Menschen, von denen hier die Rede ist, haben mich die gleiche wichtige Lektion gelehrt, die ich mir in Auschwitz anzueignen begann: Unsere qualvollen Erfahrungen sind keine Belastung – sie sind ein Geschenk. Sie geben uns Perspektive und Sinn, eine Gelegenheit, unsere individuellen Zielsetzungen und unsere Kraft zu finden.

Für Heilung gibt es kein allgemeingültiges Rezept, aber es gibt einzelne Schritte, die gelernt und erarbeitet werden können. Schritte, die jeder Einzelne auf seine oder ihre Art zusammenfügen kann. Schritte im Tanz der Freiheit.

Mein erster Schritt in diesem Tanz bestand darin, Verantwortung für meine Gefühle zu übernehmen. Aufzuhören, sie zu unterdrücken und zu vermeiden, und aufzuhören, Béla oder anderen Menschen die Schuld dafür zu geben, sondern sie als meine eigenen Gefühle zu akzeptieren. Dies war auch ein entscheidender Schritt zur Heilung von Captain Jason Fuller. Wie ich selbst hatte er es sich zur Gewohnheit gemacht, seine Gefühle abzublocken, vor ihnen davonzulaufen, bis sie so mächtig wurden, dass sie ihn beherrschten, statt dass er sie beherrschte. Ich machte ihm klar, dass er seinen Qualen nicht entgehen konnte, indem er seine Gefühle vermied. Er musste Verantwortung übernehmen, sie ungefährdet auszuloten – und irgendwann auszudrücken – und sie dann loszulassen.

In jenen ersten Behandlungswochen lehrte ich ihn ein

Mantra, mit dem er seine Emotionen in den Griff bekommen sollte: *feststellen, akzeptieren, überprüfen, durchstehen.* Wenn ein Gefühl ihn zu überwältigen drohte, musste er als Erstes feststellen – sich eingestehen –, dass er ein Gefühl hatte. Er konnte zu sich sagen: *Aha! Jetzt geht es wieder los. Das ist Wut. Das ist Eifersucht. Das ist Traurigkeit.* (Mein Jungianer lehrte mich etwas sehr Tröstliches: Mag die Palette menschlicher Gefühle auch noch so grenzenlos erscheinen, so wird doch jede unterschiedliche Gefühlsregung ebenso wie jede Farbe nur von wenigen primären Emotionen abgeleitet: traurig, wütend, froh, furchtsam. Für diejenigen, die wie ich damals gerade dabei sind, ein emotionales Wörterbuch zu entziffern, ist es weniger überwältigend, nur vier Gefühle zu identifizieren.)

Sobald Jason seine Gefühle benennen konnte, musste er akzeptieren, dass diese Gefühle seine eigenen waren. Sie konnten von Handlungen oder Worten eines anderen Menschen ausgelöst worden sein, doch es waren seine eigenen. Auf andere loszugehen, würde sie nicht verschwinden lassen.

Sobald er mit seinem Gefühl insoweit umgehen konnte, war es an der Zeit, die Reaktion seines Körpers zu erkennen. *Ist mir heiß? Kalt? Habe ich Herzrasen? Wie ist meine Atmung? Bin ich okay?*

Sich auf das Gefühl selbst einzustellen und darauf, wie es sich in seinem Körper bewegt, würde ihm helfen, durchzuhalten, bis es vorüberging oder sich veränderte. Er brauchte seine Gefühle nicht mehr zu verbergen, medikamentös zu behandeln oder vor ihnen zu flüchten. Er konnte beschließen, sie zuzulassen. Es waren nur Gefühle. Er konnte sie akzeptieren, sie ertragen, sie durchstehen – denn sie verschwanden irgendwann von selbst.

Als es Jason gelang, sich besser auf seine Gefühle einzustellen, übten wir, wie er auf sie eingehen konnte, statt nur zu reagieren. Jason hatte gelernt, so zu leben, als säße er in einem Dampfdrucktopf. Er hielt sich so lange unter strengster Kontrolle, bis er sich selbst um die Ohren flog. Ich unterstützte ihn dabei, sich eher wie ein Teekessel zu verhalten, den Dampf also abzulassen. Manchmal kam er zu einer Sitzung und antwortete auf meine Frage, wie es ihm gehe: »Ich würde am liebsten schreien.« Dann sagte ich: »Also gut! Dann schreien wir eben. Lassen Sie alles heraus, damit es Sie nicht krank macht.«

In dem Maß, in dem Jason lernte, seine Gefühle zu akzeptieren und sich mit ihnen auseinanderzusetzen, erkannte er nach und nach auch, dass er die Angst, die Repression und die Gewalt aus seiner Kindheit in seiner jetzigen Familie wieder neu erschuf. Das Bedürfnis, seine Gefühle zu kontrollieren, eine Reaktion, die er durch die Hand eines übergriffigen Vaters gelernt hatte, hatte sich auf das Bedürfnis übertragen, Kontrolle über seine Frau und seine Kinder auszuüben.

Manchmal hilft unsere Heilung dabei, unsere Beziehungen mit unseren Partnern zu kitten; manchmal verschafft unsere Heilung dem anderen aber auch die Freiheit, sich um sein oder ihr eigenes Wachstum zu kümmern. Nachdem Jasons Frau einige Monate lang mit ihm zusammen eine Paartherapie gemacht hatte, sagte sie zu ihm, dass sie sich von ihm trennen wollte. Jason war schockiert und wütend. Ich machte mir Sorgen, dass sein Gram über die gescheiterte Ehe sich auf seinen Umgang mit den Kindern auswirken würde. Anfangs sann Jason auf Rache und wollte das volle Sorgerecht für sich erstreiten, doch schließlich gelang es ihm, seine »Alles oder nichts«-Einstellung zu überdenken, woraufhin er und seine

Frau eine Vereinbarung für ein gemeinsames Sorgerecht aushandelten. Er war in der Lage, seine Beziehung zu den Menschen zu verbessern und zu vertiefen, die ihn angeregt hatten, die Waffe zu senken: seine Kinder. Er beendete das Vermächtnis der Gewalt.

Sobald wir in der Lage sind, unsere Gefühle zu erkennen und Verantwortung dafür zu übernehmen, können wir lernen, unsere Rolle in der Dynamik, die unsere Beziehungen formt, zu erkennen und dafür Verantwortung zu übernehmen. In meiner Ehe und in meinem Verhältnis zu den Kindern habe ich eines der Testfelder für unsere Freiheit entdeckt: Wie gehen wir mit unseren Lieben um? Das ist ein Thema, das mir in meiner Arbeit häufig begegnet.

An dem Vormittag, an dem ich Jun kennenlernte, trug er eine gebügelte Hose und ein Poloshirt. Ling kam in maßgeschneidertem Rock und Blazer zur Tür herein, sie war perfekt geschminkt und ihr Haar sorgfältig gestylt. Jun setzte sich an das eine Ende der Couch, und seine Augen wanderten über die gerahmten Diploma und Fotografien an den Wänden meiner Praxis; er sah überallhin, nur nicht zu Ling. Sie saß manierlich auf der vordersten Kante der Couch und sah mich direkt an. »Das Problem ist Folgendes«, sagte sie ohne einleitende Worte: »Mein Mann trinkt zu viel.«

Jun lief rot an. Anscheinend wollte er etwas sagen, schwieg dann aber.

»Das muss aufhören«, sagte Ling.

Ich fragte, was sie mit »das« meinte. Welche Verhaltensweisen empfand sie als so anstößig?

Ling zufolge waren Juns Trinkgewohnheiten von einer gelegentlichen Abend- oder Wochenendaktivität zu einem täglichen Ritual geworden. Noch bevor er nach Hause kam, leitete er den Abend mit einem Scotch in einer Bar in der Nähe des Universitätscampus ein, wo er Professor war. Diesem Drink folgte zu Hause noch einer und noch einer. Bis die Familie sich dann mit den beiden Kindern zum Abendessen setzte, waren seine Augen ein wenig zu glasig, seine Stimme ein wenig zu laut, seine Witze ein wenig zu unpassend. Ling fühlte sich einsam und litt unter der Bürde der Verantwortung, die Kinder allabendlich zum Aufräumen zu bewegen und dann zu Bett zu bringen. Bis sie dann selbst schlafen gehen konnte, konnte sie ihren Frust kaum noch zügeln. Ich erkundigte mich nach ihrem Intimleben, und Ling wurde rot und erzählte dann, dass Jun beim Schlafengehen normalerweise die Initiative ergriff, sie aber zu schlechte Laune hatte, ihm entgegenzukommen. Und inzwischen schlief er meistens auf der Couch ein.

»Das ist noch nicht alles«, sagte sie. Sie zählte alle Beweise auf. »Er zerbricht Geschirr, weil er betrunken ist. Er kommt spät nach Hause. Er vergisst Sachen, die ich ihm aufgetragen habe. Er fährt betrunken Auto. Er wird noch einen Unfall bauen. Wie kann ich guten Gewissens zulassen, dass er die Kinder fährt?«

Während Ling sprach, verschwand Jun förmlich. Sein Blick senkte sich. Er wirkte verletzt, reserviert, beschämt – und wütend, doch seine Feindseligkeit richtete sich nach innen. Ich fragte Jun nach seiner Sicht auf ihr tägliches Leben.

»Ich gehe immer verantwortungsvoll mit den Kindern um«, sagte er. »Sie hat kein Recht, mir vorzuwerfen, dass ich sie in Gefahr bringe.«

»Wie ist Ihre Beziehung zu Ling? Finden Sie, dass Ihre Ehe funktioniert?«

Er zuckte die Achseln. »Ich bin da«, sagte er.

»Mir fällt auf, dass Sie sehr weit auseinander sitzen. Ist das ein zutreffendes Anzeichen für eine große Kluft zwischen Ihnen?«

Ling umklammerte ihre Tasche fester.

»Ja, das trifft zu«, sagte Jun.

»Das ist nur, weil er trinkt!«, warf Ling ein. »Das ist der Grund für diese Distanz.«

»Das hört sich nach einer Menge Wut an, die sich zwischen Sie beide drängt.«

Ling warf einen schnellen Blick zu ihrem Mann, dann nickte sie.

Ich erlebe viele Paare, die sich auf diese Weise im Kreis drehen. Sie meckert, er trinkt. Er trinkt, sie meckert. Das ist die Choreografie, für die sie sich entschieden haben. Aber was, wenn einer von ihnen die Schrittfolge ändert? »Ich frage mich«, begann ich. »Ich frage mich, ob Ihre Ehe zu retten wäre, wenn Jun zu trinken aufhörte?«

Jun biss die Zähne zusammen. Ling löste den Griff um ihre Tasche. »Genau das ist es«, sagte sie. »Das muss passieren.«

»Was würde tatsächlich passieren, wenn Jun zu trinken aufhörte?«, fragte ich.

Ich erzählte ihnen von einem anderen Paar, das ich kannte. Der Ehemann war ebenfalls Alkoholiker. Eines Tages hatte er genug. Er wollte nicht mehr trinken. Er wollte sich helfen lassen. Er beschloss, dass eine Reha für ihn das Richtige sei, und begann, hart an sich zu arbeiten, um nüchtern zu bleiben. Es war genau das, was sich seine Frau sehnlichst gewünscht hatte. Beide rechneten damit, dass seine Abstinenz alle Probleme lösen konnte. Aber während seine Reha Fortschritte machte, verschlechterte sich ihre Ehe. Wenn die Ehefrau ihn in der Reha besuchte, kamen ungute, verbitterte Gefühle an die Oberfläche. Sie konnte es nicht lassen, alte Geschichten aus der Vergangenheit aufzuwärmen. *Weißt du noch, wie du vor fünf Jahren nach Hause gekommen bist und meinen Lieblingsteppich vollgekotzt hast? Und dann das andere Mal, als du uns die Party zum Hochzeitstag verdorben hast?* Sie konnte nicht umhin, eine Litanei aller Fehler herunterzubeten, die er gemacht hatte, wie sehr er sie verletzt und enttäuscht hatte. Je größere Fortschritte ihr Ehemann machte, desto schlechter ging es ihr. Er fühlte sich stärker, entgifteter, schämte sich weniger, war mehr mit sich selbst im Reinen, mehr im Einklang mit seinem Leben und seinen sozialen Kontakten. Und sie wurde immer aufgebrachter. Er hatte mit dem Trinken aufgehört, aber sie konnte nicht mit ihrer Kritik und ihren Schuldzuweisungen aufhören.

So etwas nenne ich eine Wippe. Der eine sitzt oben und der andere unten. Viele Ehen und Beziehungen sind so aufgebaut. Zwei Menschen schließen stillschweigend einen Vertrag: Einer von ihnen wird gut und der andere böse sein. Das ganze System baut auf der Unzulänglichkeit des einen Partners auf. Der »böse« Partner bekommt den Freifahrtschein, alle Grenzen auszutesten, der »gute« Partner kann dann sagen: *Schau, wie selbstlos ich bin! Schau, wie geduldig ich bin! Sieh dir an, womit ich mich herumschlagen muss!*

Aber was passiert, wenn der »Böse« in der Beziehung seiner Rolle überdrüssig ist? Was, wenn er sich um die andere Rolle bewerben will? Dann ist der Platz des »Guten« in der Beziehung nicht mehr sicher. Sie muss ihn daran erinnern, wie böse er ist, damit sie ihre Position behaupten kann. Oder sie könnte böse werden – feindselig, aufbrausend –, denn dann bliebe die Wippe immer noch im Gleichgewicht, auch wenn sie die Plätze wechseln. So oder so sind Schuldzuweisungen der Dreh- und Angelpunkt, der die beiden Plätze zusammenhält.

In vielen Fällen tragen Handlungsweisen des anderen tatsächlich dazu bei, dass wir uns unbehaglich und unglücklich fühlen. Ich will nicht anregen, dass wir uns mit verletzendem oder destruktivem Verhalten abfinden sollen. Aber wir bleiben so lange Opfer, wie wir einen anderen Menschen für unser eigenes Wohlbefinden verantwortlich machen. Wenn Ling sagt: »Ich kann nur glücklich und in Frieden leben, wenn Jun zu trinken aufhört«, wird sie für ein sorgenvolles und rastloses Leben anfällig sein. Ihr Glück wird immer eine Flasche oder einen Schluck von der Katastrophe entfernt sein. Ähnlich verhält es sich, wenn Jun sagt: »Der einzige Grund, weshalb ich trinke, ist, dass Ling so viel nörgelt und kritisiert.« Dann gibt er seine Entscheidungsfreiheit komplett ab. Er ist nicht sein eigener Herr. Er ist Lings Marionette. Er mag zwar mit einem Drink vorübergehende Linderung von ihrer Lieblosigkeit erreichen, aber er wird nicht frei sein.

Wenn wir unglücklich sind, liegt es so häufig daran, dass wir zu viel Verantwortung übernehmen oder aber zu wenig. Statt zuversichtlich zu sein und klare Entscheidungen für uns selbst zu treffen, könnten wir aggressiv werden (wenn wir für andere entscheiden) oder passiv (wenn wir andere für uns entscheiden lassen), oder passiv-aggressiv (wenn wir für andere entscheiden, indem wir verhindern, dass sie das bekommen, was sie für sich entschieden haben). Ich bin nicht stolz darauf, zuzugeben, dass ich bei Béla passiv-aggressiv war. Er war sehr pünktlich, es war wichtig für ihn, vereinbarte Zeiten einzuhalten, und wenn ich mich über ihn ärgerte, trödelte ich herum, wenn wir eigentlich aus dem Haus gehen sollten. Ich erfand absichtlich Gründe, um uns aufzuhalten, um uns zu verspäten, nur um ihn zu ärgern. Er hatte sich entschieden, pünktlich zu sein, und ich verhinderte, dass er das bekam, was er wollte.

Ich sagte zu Ling und Jun, dass sie dadurch, dass sie einander gegenseitig vorwarfen, für das Unglück des anderen verantwortlich zu sein, die Verantwortung abgaben, selbst für ihre Freude zu sorgen. Während, oberflächlich gesehen, beide sehr bestimmend waren – Ling immer im Hinblick auf Juns Situation und Jun, der das machte, was ihm gefiel, statt das zu tun, was Ling von ihm wollte –, waren beide zugleich Experten darin, eine ehrliche Aussage, wie »ich möchte« oder »ich bin« zu vermeiden. Ling sagte zwar die *Worte* »ich möchte«, wenn sie erklärte: »Ich möchte, dass mein Mann zu trinken aufhört«, aber indem sie etwas von jemand anderem wollte, drückte sie sich davor, herauszufinden, was sie für sich selbst wollte. Und Jun konnte sein Trinken damit rechtfertigen, dass er Ling die Schuld dafür zuschob, und sich so gegen ihre repressiven Erwartungen und ihre Kritik behaupten. Aber die Herrschaft über seine eigenen Entscheidungen abzugeben, bedeutet zu akzeptieren, ein Opfer – und ein Gefangener – zu sein.

In der Haggada, dem jüdischen Text, der die Geschichte der Befreiung aus der ägyptischen Sklaverei erzählt und die Gebete und die Rituale für den besonderen Seder vor dem Pessach-Fest lehrt, gibt es vier Fragen, die, wie es der Brauch ist, das jüngste Familienmitglied stellen muss. Bei den Sedarim meiner Kindheit war es mein Privileg, diese Fragen zu stellen, und ich hatte sie auch in der letzten Nacht gestellt, die ich mit meinen Eltern zu Hause verbrachte. In meiner therapeutischen Tätigkeit verwende ich meine eigene Version dieser vier Fragen, die ich vor Jahren mit Hilfe mehrerer Kollegen entwickelt habe, als wir Strategien erörterten, wie wir eine Sitzung mit einem neuen Patienten beginnen könnten. Im Folgenden sollten Ling und Jun die Fragen, die ich ihnen stellte, schriftlich beantworten, um sich aus ihrer Opferrolle zu befreien.

1. *Was wollen Sie?* Das ist eine trügerisch einfache Frage. Uns die Erlaubnis zu geben, uns kennenzulernen und in uns hineinzuhorchen, um uns mit unseren Wünschen in Einklang zu bringen, kann viel schwieriger sein, als wir glauben. Wie oft sagen wir, wenn wir diese Frage beantworten, was wir uns für jemand anderen wünschen? Ich erinnerte Ling und Jun daran, dass sie diese Frage für sich selbst beantworten mussten. Zu sagen, *Ich möchte, dass Jun zu trinken aufhört* oder *Ich möchte, dass Ling zu nörgeln aufhört*, sei keine Antwort auf diese Frage.
2. *Wer will es?* Das ist unser Auftrag und unser Kampf: Unsere eigenen Erwartungen an uns zu erkennen versus zu versuchen, den Erwartungen anderer an uns zu entsprechen. Mein Vater wurde Schneider, weil sein Vater ihm nicht erlaubte, Arzt zu werden. Mein Vater war gut in seinem Beruf, er wurde dafür weiterempfohlen und prämiert – aber er war nicht derjenige gewesen, der es so gewollt hatte, und er bereute immer seinen ungelebten Traum. Es liegt in unserer Verantwortung, im Dienste unseres authentischen Selbst zu handeln. Manchmal bedeutet dies, das Bedürfnis aufzugeben, anderen zu gefallen, das Bedürfnis aufzugeben, die Anerkennung anderer zu erlangen.
3. *Was werden Sie anders machen?* Ich glaube an die Macht des positiven Denkens, aber Veränderung und Freiheit erfordern auch positives Handeln. In allem, was wir trai-

nieren, werden wir uns verbessern. Wenn wir uns in Wut üben, werden wir noch wütender. Wenn wir uns in Angst üben, werden wir noch ängstlicher. In vielen Fällen arbeiten wir wirklich hart daran, um sicherzustellen, nirgendwohin zu gelangen. Veränderung erfordert, dass wir erkennen, was nicht mehr funktioniert, und dass wir uns von den vertrauten, einschränkenden Mustern lösen.

4. *Wann?* Im Lieblingsbuch meiner Mutter, *Vom Winde verweht*, sagt Scarlett O'Hara, als sie mit einer Schwierigkeit konfrontiert wird: »*Darüber werde ich morgen nachdenken … Schließlich ist morgen auch noch ein Tag.*« Wenn wir uns weiterentwickeln wollen, statt uns zurückzuentwickeln, ist es an der Zeit, jetzt sofort zu handeln.

Ling und Jun beendeten ihre Antworten auf die Fragen, falteten die Blätter zusammen und gaben sie mir. Wir wollten sie in der folgenden Woche gemeinsam durchgehen. Als sie sich zum Gehen wandten, schüttelte Jun mir die Hand. Und als sie dann zur Tür hinausgingen, sah ich die Bestätigung, die ich brauchte: Sie waren gewillt, die Distanz zu überbrücken, die ihrer Ehe Schaden zugefügt hatte, und von der Wippe gegenseitiger Schuldzuweisungen abzusteigen. Ling drehte sich zu Jun um und schenkte ihm ein zögerndes Lächeln. Ich konnte nicht erkennen, ob er ihr Lächeln erwiderte – er stand mit dem Rücken zu mir –, aber ich sah, dass er zärtlich ihre Schulter tätschelte.

Als wir uns in der folgenden Woche trafen, entdeckten Ling und Jun etwas, was sie nicht vorhergesagt hätten. Die Antwort auf die Frage: »Was wollen Sie?«, war bei beiden die gleiche: *eine glückliche Ehe*. Allein die Tatsache, diesen Wunsch zu formulieren, wies ihnen den Weg zur Erfüllung ihres Wunsches. Alles, was sie jetzt noch brauchten, war das eine oder andere neue Handwerkszeug.

Ich empfahl Ling, daran zu arbeiten, ihr Verhalten in den Augenblicken zu ändern, wenn Jun am Abend nach Hause kam. Dies war die Zeit, in der sie am ärgerlichsten, am verletzlichsten und am ängstlichsten war. Würde er betrunken sein? Wie betrunken würde er sein? Wie betrunken würde er noch werden? Gab es überhaupt eine Möglichkeit der Nähe zwischen ihnen, oder würde der Abend abermals distanziert und feindselig verlaufen? Sie hatte gelernt, mit ihrer Angst umzugehen, indem sie Kontrolle auszuüben versuchte. Sie roch an Juns Atem, machte ihm Vorhaltungen, entzog sich ihm. Ich brachte sie dazu, ihren Mann immer auf die gleiche Weise zu begrüßen, ob er nüchtern war oder betrunken – mit freundlichem Gesicht und einer einfachen Bemerkung: »Ich freue mich, dich zu sehen. Schön, dass du zu Hause bist.« Wenn er betrunken und sie verletzt und enttäuscht war, durfte sie über ihre Gefühle reden. Sie konnte sagen: »Ich sehe, dass du getrunken hast, und das macht mich traurig, weil ich Schwierigkeiten habe, deine Nähe zu suchen, wenn du betrunken bist« oder »ich mache mir Sorgen über deine Sicherheit.« Und als Antwort auf seine Entscheidung zu trinken sollte sie für sich selbst Entscheidungen treffen. Sie konnte sagen: »Ich hatte gehofft, heute Abend mit dir zu reden, aber ich sehe, dass du getrunken hast. Deshalb werde ich mich jetzt mit etwas anderem beschäftigen.«

Ich sprach mit Jun über die physiologischen Aspekte der Sucht und sagte zu ihm, dass ich ihm helfen könnte, die Probleme zu überwinden, die er mit Alkohol zu lösen versuchte. Und falls er sich entschließen sollte, abstinent zu werden, würde er bei der Behandlung seiner Sucht zusätzliche Unterstützung brauchen. Ich schlug ihm vor, drei Treffen der Anonymen Alkoholiker zu besuchen und zu sehen, ob er sich in irgendeiner der Geschichten, die er dort hörte, wiedererkannte. Er ging zwar zu den angesetzten Terminen, aber soviel ich weiß, später nicht mehr. In der Zeit, in der ich mit ihm arbeitete, hörte er nicht mit dem Trinken auf.

Als Ling und Jun ihre Therapie beendeten, klappte einiges besser und anderes nicht. Sie konnten besser aufeinander eingehen, ohne immer im Recht sein zu müssen, und sie verbrachten mehr Zeit jenseits von Missstimmungen, in der sie ihre Traurigkeit und ihre Angst zugeben konnten. Zwischen ihnen gab es mehr Zuwendung. Aber eine gewisse Einsamkeit blieb. Und die Angst, dass Juns Trinkgewohnheiten außer Kontrolle geraten könnten.

Ihre Geschichte eignet sich gut als Mahnung, dass es nicht vorüber ist, bis es vorüber ist. Solange man lebt, besteht das Risiko, dass man noch mehr leiden könnte. Es gibt auch die Möglichkeit, einen Weg zu finden, weniger zu leiden, sich dafür zu entscheiden, glücklich zu sein, was voraussetzt, Verantwortung für sich selbst zu übernehmen.

Zu versuchen, der Kümmerer zu sein, dem jedes Bedürfnis eines anderen ein Anliegen ist, ist ebenso problematisch, wie die Verantwortung für sich selbst abzulehnen. Das ist etwas, was für mich, wie auch für viele Psychotherapeuten ein Thema war. Mir hat es die Augen geöffnet, als ich mit einer alleinerziehenden Mutter von fünf Kindern arbeitete, die arbeitslos war und neben einer Depression auch noch physische Probleme hatte. Sie hatte Schwierigkeiten, das Haus zu verlassen. Ich sprang gern für sie ein, holte ihre Sozialleistungen ab und chauffierte die Kinder zu ihren Terminen und

Aktivitäten. Als ihre Therapeutin fühlte ich mich dafür verantwortlich, ihr so gut wie möglich unter die Arme zu greifen. Aber eines Tages, als ich im Sozialamt in der Schlange stand, mir barmherzig, großzügig und ehrenwert vorkam, sagte eine innere Stimme zu mir: »Edie, welche Bedürfnisse werden jetzt gerade befriedigt?« Ich erkannte, dass die Antwort nicht »die meiner lieben Patientin« war. Die Antwort war: »Die meinen.« Dadurch, dass ich Dinge für sie erledigte, hatte ich selbst ein gutes Gefühl. Aber zu welchem Preis? Ich schürte ihre Abhängigkeit – und ihren Hunger. Sie hatte sich schon so lange etwas versagt, was sie nur in sich selbst finden konnte, und während ich glaubte, ihre Gesundheit und ihr Wohlbefinden zu unterstützen, unterstützte ich in Wahrheit ihre Ausgrenzung. Menschen zu helfen, ist in Ordnung, und Hilfe zu brauchen, ist auch in Ordnung. Aber wenn man anderen etwas abnimmt und ihnen dadurch die Möglichkeit versagt, sich selbst zu helfen, dann lähmt man die Menschen, denen man eigentlich helfen will.

Früher fragte ich meine Patienten immer: »Wie kann ich Ihnen helfen?« Aber diese Art von Fragen degradiert sie zu unselbständigen Geschöpfen, die darauf warten, wieder in Ordnung gebracht zu werden. Und mir nehmen sie die Macht, einen anderen Menschen wiederherzustellen. Ich habe meine Frage abgewandelt. Jetzt frage ich: »Wie kann ich Ihnen nützlich sein?« Wie kann ich Sie unterstützen, ohne Ihnen die Verantwortung für sich selbst abzunehmen?

* * *

Ich habe noch nie jemanden kennengelernt, der sich bewusst dafür entschieden hätte, in Gefangenschaft zu leben.

Doch habe ich immer wieder erlebt, wie bereitwillig wir unsere spirituelle und mentale Freiheit abgeben, wenn wir beschließen, einem anderen Menschen oder einer Institution die Verantwortung zu übertragen, unser Leben zu lenken, für uns zu entscheiden. Ein junges Paar half mir, die Konsequenzen aus dem Verzicht auf diese Verantwortung zu erkennen und die Konsequenzen daraus, sie auf jemand anderen zu übertragen. Die beiden berührten eine Saite in mir, weil sie so jung waren, weil sie sich in einer Phase ihres Lebens befanden, in der die meisten von uns nach Selbstbestimmung lechzen – welche ironischerweise die Phase ist, in der wir besonders daran zweifeln, ob wir reif und stark genug sind, die Last zu tragen.

Als Elise meine Hilfe suchte, war ihre Verzweiflung so groß, dass sie an Selbstmord dachte. Sie war einundzwanzig Jahre alt, hatte ihre lockigen, blonden Haare zu einem Pferdeschwanz gebunden. Ihre Augen waren vom Weinen gerötet. Sie trug einen viel zu großen, sportlichen Männersweater, der ihr fast bis zu den Knien reichte. Ich saß mit Elise im hellen Licht der Oktobersonne, während sie mir die Ursache für ihre Verzweiflung zu erklären versuchte: Todd.

Todd, ein charismatischer, ehrgeiziger und gut aussehender Basketballspieler, war so etwas wie eine Berühmtheit auf dem Campus. Sie hatte ihn zwei Jahre zuvor kennengelernt, als sie Studienanfängerin war und er im zweiten Jahr studierte. Alle kannten Todd. Für Elise war es wie eine Offenbarung, dass er ausgerechnet *sie* kennenlernen wollte. Er fühlte sich körperlich zu ihr hingezogen, und es gefiel ihm, dass Elise sich nicht besonders darum bemühte, ihn zu beeindrucken. Sie war nicht oberflächlich. Ihre Persönlichkeiten schienen sich zu ergänzen – sie war still und schüchtern, er gesprächig und kontaktfreudig; sie war Beobachterin, er Darsteller. Sie waren noch nicht lange zusammen, als er sie fragte, ob sie mit ihm zusammenziehen wollte.

Elise wirkte gelöst, als sie von den ersten Monaten ihrer Beziehung erzählte. Sie sagte, dass sie sich im Rampenlicht von Todds Zuneigung zum ersten Mal nicht nur für gut genug, sondern sogar für außergewöhnlich gehalten hatte. Es war nicht so, dass sie sich als Kind oder in ihren früheren Beziehungen vernachlässigt, benachteiligt oder ungeliebt gefühlt hätte. Aber Todds Zuneigung gab ihr eine neue Lebendigkeit. Und dieses Gefühl mochte sie.

Unglücklicherweise handelte es sich um ein Gefühl, das kam und ging. Manchmal fühlte sie sich in ihrer Beziehung unsicher. Besonders bei Basketballmatches und auf Partys, wenn andere Frauen mit Todd flirteten, verging sie fast vor Eifersucht oder fühlte sich unzulänglich. Manchmal stellte sie Todd nach einer Party zur Rede, wenn sie glaubte, er hätte die Flirtversuche erwidert. Manchmal beruhigte er sie, manchmal machte er seinem Ärger über ihre Unsicherheit Luft. Sie versuchte, nicht die nörgelnde Freundin zu sein. Sie suchte nach Wegen, sich unentbehrlich für ihn zu machen. Sie wurde zu seiner wichtigsten akademischen Unterstützerin. Er musste sich anstrengen, die Zensuren zu halten, die er für sein Sportstipendium brauchte. Anfangs half ihm Elise, für die Prüfungen zu lernen. Dann begann sie, ihm bei seinen Hausaufgaben zu helfen. Bald schrieb sie ihm seine Arbeiten und blieb lange wach, um zusätzlich zu ihrem eigenen Studium auch noch seine Arbeiten zu schaffen.

Bewusst oder unbewusst fand Elise einen Weg, Todd von ihr abhängig zu machen. Die Beziehung musste weiterbestehen, weil er sie brauchte, um sein Stipendium und alles, was es ihm ermöglichte, zu behalten. Das Gefühl, unentbehrlich zu sein, war so berauschend und tröstlich, dass Elises Leben sich um eine einzige Gleichung drehte: Je mehr ich für ihn mache, desto mehr wird er mich lieben. Ohne es wahrzunehmen, hatte sie begonnen, ihr Selbstwertgefühl von seiner Liebe zu ihr abhängig zu machen.

Kürzlich hatte Todd Elise etwas gestanden, wovor sie sich immer gefürchtet hatte: Er hatte mit einer anderen Frau geschlafen. Sie war wütend und verletzt. Er entschuldigte sich tränenreich. Aber er schaffe es nicht, sich von der anderen Frau zu trennen. Er liebe sie. Es täte ihm leid. Er hoffe, dass er und Elise Freunde bleiben konnten.

In jener ersten Woche konnte Elise sich kaum aufraffen, aus der Wohnung zu gehen. Sie hatte keinen Appetit. Sie wollte sich nicht anziehen. Sie hatte schreckliche Angst vor dem Alleinsein, und sie schämte sich. Nun wurde ihr klar, wie ausschließlich sie ihr Leben von ihrer Beziehung hatte lenken lassen – und zu welchem Preis. Dann rief Todd an. Er wollte wissen, ob sie ihm einen riesigen Gefallen tun könnte, falls sie nicht zu sehr beschäftigt sei. Er müsse am Montag eine Arbeit abgeben. Ob sie die wohl schreiben könnte?

Sie schrieb ihm die Arbeit. Und die nächste. Und die nächste.

»Ich habe ihm alles gegeben«, sagte sie. Sie weinte.

»Meine Liebe, das war Ihr erster Fehler. Sie haben sich für ihn zur Märtyrerin gemacht. Und was ist für Sie dabei herausgesprungen?«

»Ich wollte, dass er Erfolg hatte, und er war so glücklich, wenn ich ihm half.«

»Und was geschieht jetzt?«

Sie erzählte mir, dass sie am Vortag von einem gemeinsamen Freund erfahren hatte, dass Todd und die neue Frau zusammengezogen waren. Und er musste am folgenden Tag eine Arbeit abgeben, die zu schreiben sie ihm zugesagt hatte.

»Ich weiß, dass er nicht zu mir zurückkommt. Ich weiß, dass ich aufhören muss, ihm seine Hausaufgaben zu schreiben. Aber ich kann nicht aufhören.«

»Warum nicht?«

»Ich liebe ihn. Ich weiß, dass ich ihn noch immer glücklich machen kann, wenn ich ihm seine Arbeiten schreibe.«

»Und was ist mit Ihnen? Werden Sie der Mensch, der zu sein Sie sich sehnen? Machen Sie sich selbst glücklich?«

»Sie geben mir das Gefühl, etwas falsch zu machen.«

»Wenn Sie nicht mehr das tun, was für Sie am besten ist, und stattdessen beginnen, das zu tun, wovon Sie glauben, dass jemand anderer es braucht, dann treffen Sie eine Entscheidung, die Konsequenzen für Sie hat. Sie hat auch Konsequenzen für Todd. Was sagt Ihr Entschluss, ihm zu helfen, über seine eigene Befähigung aus, sich seinen Herausforderungen zu stellen?«

»Ich kann ihm helfen. Ich bin für ihn da.«

»In Wirklichkeit haben auch Sie kein Vertrauen in seine Fähigkeiten.«

»Ich will, dass er mich liebt.«

»Auf Kosten seiner Weiterentwicklung? Auf Kosten Ihres Lebens?«

Ich machte mir große Sorgen um Elise, als sie meine Praxis verließ. Ihre Verzweiflung saß tief. Aber ich glaubte nicht, dass sie sich das Leben nahm. Sie wollte sich ändern, deshalb hatte sie ja Hilfe bei mir gesucht. Trotzdem gab ich ihr meine private Telefonnummer und die Nummer einer Hotline für selbstmordgefährdete Menschen und bat sie, bis zu ihrem nächsten Termin täglich bei mir anzurufen.

Als Elise in der folgenden Woche wiederkam, war ich überrascht, dass sie einen jungen Mann mitbrachte. Es war Todd. Elise strahlte übers ganze Gesicht. Ihre Depression sei vorüber, sagte sie. Todd habe mit der anderen Frau Schluss gemacht, und sie und Todd hätten sich versöhnt. Sie fühlte sich wie neugeboren. Sie sah jetzt ein, dass ihn ihre Bedürftigkeit und Unsicherheit vertrieben hatten. Sie wollte sich noch mehr bemühen, der Beziehung zu vertrauen, ihm zu zeigen, wie engagiert sie war.

Während der Sitzung machte Todd einen ungeduldigen und gelangweilten Eindruck, sah ständig auf die Uhr und rutschte auf dem Stuhl herum, als wollten seine Beine einschlafen.

»Wieder zusammenzukommen, ohne einen Neuanfang zu machen, das gibt es nicht. Wie sieht die neue Beziehung aus, die Sie wollen? Was sind Sie bereit aufzugeben, um das zu erreichen?«, fragte ich.

Sie starrten mich an.

»Fangen wir damit an, was Sie gemeinsam haben. Was machen Sie gern gemeinsam?«

Todd schaute auf die Uhr. Elise rutschte näher zu ihm hin.

»Ich gebe Ihnen beiden eine Hausaufgabe«, sagte ich. »Ich möchte, dass Sie beide etwas finden, was jeder von Ihnen gern allein machen würde, und etwas, was Sie gern zusammen machen würden. Basketball, Hausaufgaben oder Sex scheiden aus. Denken Sie sich etwas aus, was Spaß macht, und verlassen Sie eingefahrene Gleise.«

In den nächsten sechs Monaten kamen Elise und Todd sehr unregelmäßig in meine Praxis. Manchmal kam Elise allein. Ihr Hauptaugenmerk richtete sich weiterhin auf die Bewahrung ihrer Beziehung, aber nichts, was sie tat, konnte ihre Unsicherheit und ihre Zweifel ausräumen. Sie wollte sich besser fühlen, war aber noch nicht bereit, sich zu ändern. Und Todd, wenn er zum Termin kam, schien ebenfalls festgefahren zu sein. Er bekam alles, was er meinte, sich zu wünschen: Bewunderung, Erfolg, Liebe (von guten Zensuren ganz zu schweigen) – aber er sah traurig aus. Er ließ sich hängen, baute ab. Es war, als wären seine Selbstachtung und sein Selbstvertrauen aufgrund seiner Abhängigkeit von Elise verkümmert.

Irgendwann tröpfelten Elises und Todds Besuche nur noch dahin, und viele Monate lang hörte ich nichts mehr von ihnen. Und dann bekam ich eines Tages zwei Graduierungsankündigungen. Die eine war von Elise. Sie hatte ihren Abschluss geschafft und war für ein Master-Programm für vergleichende Literatur angenommen worden. Sie dankte mir für die Zeit, die wir zusammen verbracht hatten. Sie sagte, dass sie eines Tages aufgewacht war und die Nase voll gehabt hatte. Sie hörte auf, Todds Arbeiten zu schreiben. Ihre Beziehung ging auseinander, was sehr schwierig gewesen sei, aber nun war sie dankbar, dass sie sich nicht mit etwas abgefunden hatte, was sie anstelle von Liebe gewählt hatte.

Die andere Graduierungsankündigung war von Todd. Er machte seinen Abschluss – ein Jahr später, aber er machte ihn. Und auch er wollte mir danken. Er schrieb, dass er sein Studium beinahe abgebrochen hätte, nachdem Elise sich geweigert hatte, ihm weiterhin seine Hausaufgaben zu schreiben. Er war empört und wütend. Aber dann übernahm er selbst die Verantwortung für sein Leben, suchte sich einen Tutor und akzeptierte, dass er für sein Fortkommen einige Mühe würde investieren müssen. »Ich war ein Punk«, schrieb er. Er schrieb, dass er, ohne es zu wissen, die ganze Zeit, in der er sich darauf verlassen hatte, dass Elise ihm seine Arbeit erledigte, unter Depressionen gelitten hatte. Er hatte sich selbst nicht gemocht. Nun konnte er wieder in den Spiegel schauen und Respekt statt Verachtung empfinden.

Viktor Frankl schreibt: *Die Suche des Menschen nach Sinn ist die primäre Motivation in seinem Leben… Dieser Sinn ist insofern einzigartig und spezifisch, als er nur von ihm selbst erfüllt werden kann; nur dann erreicht er eine Bedeutung, die seinen eigenen Willen zum Sinn befriedigt.* Wenn wir darauf verzichten, Verantwortung für uns selbst zu übernehmen, geben wir unsere Fähigkeit auf, Sinn zu kreieren und zu entdecken. Mit anderen Worten: Wir geben das Leben auf.

KAPITEL 21

Das Mädchen ohne Hände

Beim zweiten Schritt im Tanz der Freiheit geht es darum, zu lernen, wie man notwendige Risiken für eine echte Selbstverwirklichung eingeht. Das größte Risiko, das ich auf dieser Reise auf mich genommen habe, war meine Rückkehr nach Auschwitz. Es gab Menschen um mich herum – Mariannes Gastfamilie, der Angestellte in der polnischen Botschaft –, die mir sagten, dass ich es nicht tun sollte. Und dann gab es meinen inneren Türsteher, den Teil in mir, der stärker auf Sicherheit bedacht war, als ich darauf, frei zu sein. Aber in jener Nacht, als ich in Goebbels' Bett wach gelegen hatte, war mir intuitiv bewusst geworden, dass ich erst dann als Mensch vollständig sein konnte, wenn ich wieder dorthin ging, dass ich meiner Gesundheit zuliebe wieder an jenem Ort sein musste. Risiken einzugehen, bedeutet nicht, sich blindlings in Gefahren zu stürzen. Aber es bedeutet, dass wir unsere Ängste akzeptieren, damit sie uns nicht einkerkern können.

Mit Carlos begann ich, in seinem zweiten Jahr an der Highschool zu arbeiten; er kämpfte mit seiner Sozialphobie und seinem Selbstwertgefühl. Er hatte eine solche Angst davor, von seinen Klassenkameraden zurückgewiesen zu werden, dass er nicht das Risiko eingehen wollte, Freundschaften oder Beziehungen zu knüpfen. Einmal bat ich ihn, mir von den zehn beliebtesten Mädchen an seiner Schule zu erzählen. Und dann gab ich ihm eine Aufgabe: Er sollte jedes dieser Mädchen zu einem Rendezvous einladen. Er sagte, das sei unmöglich, es wäre praktisch sozialer Selbstmord, sie würden nie und nimmer mit ihm ausgehen, und er würde sich wegen seiner erbärmlichen Anbiederungsversuche für den Rest seiner Schulzeit nur zum Gespött seiner Mitschüler machen. Ja, das ist richtig, erwiderte ich, vielleicht bekommst du nicht das, was du willst, aber selbst wenn, wirst du immer noch besser dran sein als vorher, denn du wirst wissen, wo du stehst, du wirst mehr Informationen über dich selbst haben, und du wirst wissen, was an der Realität, die deine Furcht geschaffen hat, wirklich real ist. Schließlich war er mit der Aufgabe einverstanden. Und zu seiner Überraschung waren vier der beliebtesten Mädchen tatsächlich zu einem Rendezvous bereit! Er hatte das Urteil über seinen Wert bereits gefällt, er hatte sich in seinen Gedanken bereits fünfhundert Mal zurückgewiesen, und diese Angst hatte sich in seiner Körpersprache gezeigt: in Augen, die müde und abgewandt waren, statt glänzend und kontaktfreudig. Er hatte sich für Freude unempfänglich gemacht. Kaum hatte er seine Angst und seine Wahlmöglichkeiten angenommen und etwas riskiert, entdeckte er Chancen, von deren Existenz er nichts gewusst hatte.

Ein paar Jahre später, 2007, rief Carlos mich an einem Herbsttag aus seinem Schlafsaal seiner Uni an. Seine Stimme klang besorgt. »Ich brauche Hilfe«, sagte er. Inzwischen studierte er im zweiten Studienjahr an einer Big-Ten-Universität im Mittleren Westen. Als ich so unvermittelt seine Stimme hörte, machte ich mir Sorgen, dass ihm seine Sozialphobie vielleicht wieder über den Kopf gewachsen war.

»Erzähl mir, was los ist«, bat ich.

Auf dem Campus lief gerade die Pledge Week, die Bewerbungswoche für die Mitgliedschaft in einer Studentenverbindung, sagte er. Ich wusste schon, dass er bereits in der Highschool davon geträumt hatte, einer Studentenverbindung anzugehören. Als er dann auf die Uni kam, war es ihm noch wichtiger geworden, sich diesen Traum zu erfüllen, wie er mir erzählte. Das Leben in einer Studentenverbindung war ein bedeutender Bestandteil des sozialen Netzes an der Uni, alle seine Freunde bewarben sich, und so hielt er es für sein gesellschaftliches Überleben für notwendig, einer Verbindung anzugehören. Gerüchteweise hatte er von unangemessenen Beitrittsritualen bei anderen Studentenverbindungen gehört, hatte seine Verbindung aber sorgfältig ausgewählt. Im gefielen die ethnische Vielfalt der Mitglieder und der Schwerpunkt auf sozialen Themen. Alles schien perfekt zu passen. Während viele seiner Freunde den Initiationsritualen mit Besorgnis entgegensahen, hatte Carlos keine Bedenken. Er glaubte, dass die Rituale zielgerichtet waren und dass sie – sofern sie nicht übertrieben wurden – den jungen Männern helfen würden, sich schneller in die Gemeinschaft einzugliedern.

Aber die Pledge Week verlief nicht so, wie Carlos es sich vorgestellt hatte.

»Was ist anders?«, fragte ich.

»Mein Pledge Master strotzt vor Machtgeilheit.« Carlos erzählte mir, dass er unglaublich aggressiv sei, bei jedem Bewerber nach Schwachstellen suchte und sie ausreizte. Den Musikgeschmack eines jungen Mannes nannte er »schwul«. Bei einem Bewerbertreffen musterte er Carlos und bemerkte: »Du siehst wie einer aus, der meinen Rasen mähen sollte.«

»Was dachtest du, als er das sagte?«

»Ich war so wütend. Ich wollte ihm eins in die Fresse hauen.«

»Was hast du gemacht?«

»Nichts. Er wollte mich nur aus der Reserve locken. Ich habe nicht reagiert.«

»Was ist dann passiert?«

Carlos erzählte mir, dass der Pledge Master an jenem Morgen ihn und die anderen Bewerber dazu verdonnert hatte, das Haus der Studentenvereinigung zu putzen. Jedem wurde eine Spezialaufgabe zugewiesen. Carlos bekam eine Klobürste und eine Flasche Reiniger in die Hand gedrückt. Dann hielt er Carlos einen riesigen Sombrero hin. »Den wirst du aufsetzen, wenn du die Klos schrubbst. Den wirst du aufsetzen, wenn du fertig bist und dich wieder in die Vorlesung setzt. Und alles, was du sagen darfst, ist: ›*Sí señor.*‹« Es war eine öffentliche Bloßstellung, Rassismus der übelsten Sorte. Doch wenn Carlos Mitglied der Verbindung werden wollte, musste er sich dazu überwinden.

»Ich dachte, ich könnte mich nicht dagegen wehren«, erzählte mir Carlos. Seine Stimme bebte. »Es war furchtbar. Aber ich habe es gemacht. Ich wollte meinen Platz nicht aufs Spiel setzen, nur weil der Pledge Master ein Arschloch ist. Ich wollte nicht, dass er gewinnt.«

»Ich höre, wie wütend du bist.«

»Ich bin außer mir. Und beschämt. Und durcheinander. Ich glaube, ich hätte es hinnehmen müssen, ohne dass es mir so nahegeht.«

»Erzähl weiter.«

»Ich weiß, dass man das eigentlich überhaupt nicht vergleichen kann, aber als ich die Klos mit dem Sombrero auf dem Kopf geschrubbt habe, dachte ich an die Geschichte, die

Sie mir erzählt haben, als Sie im Todeslager waren und zum Tanzen gezwungen wurden. Ich weiß noch, dass Sie sagten, dass Sie Angst hatten und dass Sie im Gefängnis waren, dass Sie sich aber frei gefühlt haben. Dass die Aufseher unfreier waren als Sie selbst. Ich weiß, dass der Pledge Master ein Idiot ist. Warum kann ich nicht einfach tun, was er von mir will, und mich trotzdem innerlich frei fühlen? Sie haben mir immer gesagt, dass es nicht darauf ankommt, was außerhalb passiert, sondern darauf, was drinnen ist. Ich bin stolz auf meine mexikanische Herkunft. Warum sollte dieser Scheiß mir irgendetwas bedeuten? Warum kann ich nicht einfach darüberstehen?«

Es war eine schöne Frage. Wo sitzt unsere Macht? Reicht es, unsere innere Stärke zu finden, unsere innere Wahrheit, oder verlangt Ermächtigung auch, dass wir außerhalb von uns in Aktion treten? Ich glaube tatsächlich, dass es am meisten darauf ankommt, was drinnen passiert. Ich glaube auch an die Notwendigkeit, im Einklang mit unseren Werten und Idealen zu leben – mit unserem moralischen Selbst. Ich glaube an die Wichtigkeit, das zu verteidigen, was richtig ist, und dem entgegenzutreten, was ungerecht und unmenschlich ist. Und ich glaube an Wahlmöglichkeiten. Freiheit liegt darin, die uns zur Verfügung stehenden Wahlmöglichkeiten zu prüfen und die Konsequenzen, die sich daraus ergeben. »Je mehr Wahlmöglichkeiten du hast«, sagte ich, »desto weniger wirst du dich als Opfer fühlen. Sprechen wir über deine Wahlmöglichkeiten.«

Wir stellten eine Liste auf. Eine Wahl, die Charles hatte, war, den Sombrero für den Rest des Tages im Campus zu tragen und nichts als »*Sí señor*« zu sagen. Er konnte damit einverstanden sein, sich allen möglichen anderen Erniedrigungen zu beugen, die seinem Pledge Master einfielen.

Eine weitere Möglichkeit bestand darin, sich zu widersetzen. Er konnte dem Pledge Master sagen, dass er nicht mitmachen würde.

Oder er konnte seine Bewerbung für die Bruderschaft zurückziehen. Er konnte den Sombrero und den Schrubber hinlegen und davongehen.

Carlos konnte sich mit keiner dieser Optionen und den möglichen Konsequenzen anfreunden. Das Gefühl von Scham und Machtlosigkeit, vor einem Sadisten zu kapitulieren, ganz besonders in Anbetracht dessen, dass die Erniedrigungen rassistisch geprägt waren, war ihm zuwider. Er fand, dass er nicht länger die rassistische Karikatur spielen konnte, ohne sein Selbstwertgefühl auszuhöhlen – wenn er sich weiterhin einem Schinder beugte, würde er diesen stärken, sich selbst aber schwächen. Aber unverhohlener Widerstand gegen den Pledge Master konnte physisch gefährlich sein und sozial isolieren. Carlos hatte Angst davor, tätlich angegriffen zu werden – und womöglich mit gleicher Münze zurückzuzahlen. Er wollte sich nicht dazu verleiten lassen, selbst Gewalt anzuwenden, er wollte dem Pledge Master nicht in die Falle gehen, der ihn zu provozieren versuchte. Er wollte nicht bei einem öffentlichen Showdown mitspielen. Außerdem befürchtete er, von der Vereinigung und den anderen Bewerbern geschnitten zu werden – ausgerechnet von der Gemeinschaft, um deren Anerkennung er buhlte. Die dritte Möglichkeit – einfach wegzugehen – war auch nicht besser. Er würde seinen Traum aufgeben müssen, seine Sehnsucht, dazuzugehören, und er war nicht gewillt, das zu tun.

Während er die zur Verfügung stehenden Optionen durchging, entdeckte Carlos eine vierte Möglichkeit. Statt sich direkt mit dem Pledge Master anzulegen, was, wie er befürchtete, in Gewalt ausarten würde, könnte er Beschwerde bei jemandem mit mehr Autorität einlegen. Carlos hielt den Vorsitzenden der Bruderschaft dafür am besten geeignet. Er wusste zwar, dass er, wenn nötig, den Fall einer noch höheren Ebene vorlegen konnte, einem Dekan der Universität etwa, doch zunächst zog er es vor, das Gespräch auf niedrigerer Ebene zu führen. Wir übten den Text, den er sagen sollte, und wie er ihn sagen sollte. Er hatte Schwierigkeiten, bei den Proben Ruhe zu bewahren, doch er wusste aus unserer jahrelangen Zusammenarbeit, dass er, wenn er ausrastete, sich zwar im Augenblick stark fühlte, tatsächlich aber die Macht abgab. Stärke bedeutet, nicht zu reagieren, sondern auf sein Gegenüber einzugehen – die eigenen Gefühle zu spüren, sie zu überdenken und eine wirkungsvolle Strategie zu entwerfen, die ihn näher ans Ziel bringt.

Carlos und ich unterhielten uns auch über die möglichen Konsequenzen seines Gespräches. Es war möglich, dass der Vorsitzende der Bruderschaft Carlos klarmachte, dass an dem Verhalten des Pledge Masters nichts zu beanstanden war und Carlos es entweder akzeptieren oder gehen könne.

»Wenn der Präsident das so sieht, dann würde ich das lieber wissen, als es nicht zu wissen, glaube ich«, sagte Carlos.

Carlos rief mich nach seinem Treffen mit dem Vorsitzenden der Bruderschaft an.

»Ich hab's getan!« Seine Stimme klang triumphierend. »Ich habe ihm erzählt, was geschehen ist, und er sagte, dass das ekelhaft sei und er das nicht durchgehen lassen würde. Er wird den Pledge Master zwingen, mit diesen rassistischen Schikanen aufzuhören.«

Natürlich freute ich mich, dass Carlos Wertschätzung und Unterstützung erfuhr, und ich freute mich, dass er seinen Traum nicht aufgeben musste. Aber ich glaube, dass es auch unabhängig von der Reaktion des Vorsitzenden der Studentenvereinigung ein erfolgreiches Gespräch gewesen wäre. Carlos hatte seine Courage genutzt, sich zu widersetzen und seine Meinung zu äußern, obwohl er riskierte, ausgeschlossen und kritisiert zu werden. Er hatte beschlossen, kein Opfer zu sein. Und er hatte einen ethischen Standpunkt vertreten. Er hatte im Einklang mit einem höheren Ziel gehandelt, nämlich Rassismus zu bekämpfen und menschliche Würde zu schützen. Dadurch, dass er seine eigene Menschlichkeit verteidigt hatte, hatte er die Menschlichkeit aller geschützt. Er ebnete einen Weg für uns alle, unser Leben unter Wahrung unserer moralischen Wahrheit und unserer Ideale zu führen. Das zu tun, was richtig ist, ist bestimmt nicht das Gleiche, wie das zu tun, was sicher ist.

Ich glaube, dass Genesung stets mit einem gewissen Risiko verbunden ist. Das traf auf Beatrice zu, die eine traurige Frau war, als ich sie zum ersten Mal traf. Der Blick ihrer braunen Augen war abwesend, verschlossen, das Gesicht blass. Ihre Kleidung war lose und formlos, die Körperhaltung nachlässig und gebeugt. Mir fiel sofort auf, dass Beatrice keine Ahnung hatte, wie schön sie war.

Sie starrte geradeaus, bemühte sich, mich nicht anzusehen. Aber sie konnte es sich nicht verkneifen, mir kurze Blicke zuzuwerfen, vermutlich, um herauszufinden, ob ich Geheimnisse für mich behalten konnte. Sie hatte erst kürzlich einen Vortrag von mir über Vergebung gehört. Über zwanzig Jahre lang hatte sie geglaubt, dass es unmöglich sei, an Vergebung für ihre gestohlene Kindheit zu denken. Aber mein Vortrag über meine eigene Reise zum Vergeben hatte Fragen bei ihr aufgeworfen. *Soll ich vergeben? Kann ich vergeben?* Und jetzt taxierte sie mich sorgfältig, als wollte sie herausfinden, ob ich echt war oder nur ein Trugbild. Wenn man jemandem auf der Bühne zuhört, der einem eine Geschichte über Heilung erzählt, erscheint es oft zu schön, um wahr zu sein. Und auf gewisse Weise ist es das auch. Im schwierigen Prozess der Heilung gibt es keine Katharsis, wenn fünfundvierzig Minuten vorüber sind. Es gibt keinen Zauberstab. Veränderungen geschehen langsam, manchmal enttäuschend langsam. *Ist Ihre Geschichte von Freiheit authentisch*?, schienen ihre schnellen Blicke zu fragen. *Gibt es Hoffnung für mich*?

Da Beatrice von einer anderen Psychologin an mich empfohlen worden war – einer lieben Freundin von mir, die Beatrice im Übrigen auch ermuntert hatte, sich meinen Vortrag anzuhören –, wusste ich schon ein wenig von Beatrices Geschichte. *Wann war Ihre Kindheit vorüber?*, frage ich meine Patienten oft. Beatrices Kindheit war beendet, kaum dass sie begonnen hatte. Ihre Eltern hatten sie und ihre Geschwister extrem vernachlässigt, hatten sie ungewaschen und ohne Frühstück in die Schule geschickt. Die Nonnen in Beatrices Schule tadelten sie heftig und machten sie für ihre verwahrloste Erscheinung verantwortlich, verlangten von ihr, sich zu waschen und zu frühstücken, bevor sie in die Schule kam. Beatrice verinnerlichte die Botschaft, dass es ihre Schuld war, dass die Eltern sie vernachlässigten.

Dann, als sie acht war, fing einer der Freunde ihrer Eltern an, zudringlich zu werden. Die Belästigungen setzten sich fort, obwohl sie sich zu widersetzen versuchte. Sie machte auch den Versuch, es ihren Eltern zu erzählen, doch diese beschuldigten sie, es sich nur auszudenken. An ihrem zehnten Geburtstag erlaubten die Eltern dem Freund, der sie nun seit zwei Jahren begrapschte, sie ins Kino »auszuführen«. Nach dem Kino nahm er sie zu sich nach Hause mit und vergewaltigte sie in der Dusche. Als Beatrice mit fünfunddreißig Jahren zu mir in Behandlung kam, löste der Geruch von Popcorn noch immer Flashbacks aus.

Mit achtzehn hatte Beatrice einen Mann geheiratet, der auf Drogenentzug war und der sie emotional wie auch physisch grausam behandelte. Sie war ihrem Familiendrama entronnen, nur um es nun zu wiederholen, und das verstärkte ihren Glauben, dass geliebt zu werden bedeutet, verletzt zu werden. Irgendwann war Beatrice in der Lage, sich von ihrem Ehemann scheiden zu lassen, und war gerade dabei, mit einer neuen beruflichen Karriere und einer neuen Beziehung nach vorn zu schauen, als sie auf einer Reise nach Mexiko vergewaltigt wurde. Niedergeschmettert kehrte sie nach Hause zurück.

Auf Drängen ihrer Freundin begann Beatrice eine Therapie bei meiner Kollegin. Sie wurde von Ängsten und Phobien heimgesucht und war kaum in der Lage, das Bett zu verlassen. Fortwährend litt sie unter beklemmender Furcht, lebte ständig in höchster Alarmbereitschaft, wagte sich aus Angst vor einem neuerlichen Übergriff kaum noch aus dem Haus, ängstigte sich vor Gerüchen und Assoziationen, die lähmende Flashbacks auslösten.

In ihren ersten Sitzungen bei meiner Kollegin erklärte Beatrice sich bereit, jeden Morgen aufzustehen, zu duschen, ihr Bett zu machen, sich dann eine Viertelstunde lang auf ihren Hometrainer zu setzen und dabei fernzusehen. Beatrice verleugnete ihr Trauma nicht wie ich. Sie konnte über die Vergangenheit sprechen und sie intellektuell verarbeiten. Aber sie hatte noch keine Möglichkeit gehabt, um ihr unterbrochenes Leben zu trauern. Im Lauf der Zeit lernte Beatrice, ihre innere Leere auszuhalten, darauf zu vertrauen, dass Trauer keine Krankheit ist – wenngleich sie sich so anfühlen kann –, und zu erkennen, dass wir unsere Qualen nur verlängern, wenn wir unsere Gefühle mit Essen oder Alkohol oder anderen zwanghaften Verhaltensweisen betäuben. Bei ihren täglichen fünfzehn Minuten auf dem Fahrrad trat Beatrice nicht in die Pedale. Sie saß einfach nur auf dem Hometrainer. Nach einer Minute oder zwei begann sie dann zu weinen. Sie weinte, bis die Zeituhr klingelte. In den folgenden Wochen blieb sie ein wenig länger auf dem Fahrrad sitzen – zwanzig Minuten, dann fünfundzwanzig. Als sie es schließlich dreißig Minuten lang auf dem Fahrrad aushielt, begann sie, in die Pedale zu treten. Und nach und nach, Tag für Tag, radelte sie sich in die tief in ihrem Körper verborgenen Schmerzspeicher hinein.

Als ich Beatrice schließlich kennenlernte, hatte sie schon ungeheure Arbeit im Dienst ihrer Heilung geleistet. Ihre Trauerarbeit hatte ihre Depression und ihre Angstzustände gelindert. Sie fühlte sich viel besser. Aber nachdem sie meinen Vortrag bei der Veranstaltung im Gemeindezentrum besucht hatte, hatte sie sich gefragt, ob sie vielleicht noch mehr tun konnte, um sich von den Qualen ihres Traumas zu befreien. Die Möglichkeit der Vergebung hatte Wurzeln geschlagen.

»Vergebung bedeutet nicht, Ihrem Peiniger zu vergeben, was er Ihnen angetan hat«, sagte ich zu ihr. »Es geht darum, dem Teil von sich selbst zu vergeben, der zum Opfer gemacht wurde, und sich selbst nichts mehr vorzuwerfen. Wenn Sie dazu bereit sind, kann ich Ihnen helfen, den Weg in Ihre Freiheit zu finden. Es wird so sein, als überquerten Sie eine Brücke. Der Blick nach unten ist beängstigend. Aber ich werde bei Ihnen sein. Was halten Sie davon? Wollen Sie weitermachen?«

Ein mattes Licht glomm in ihren braunen Augen auf. Sie nickte.

Mehrere Monate, nachdem sie die Therapie bei mir begonnen hatte, war Beatrice so weit, dass sie mich mental ins Arbeitszimmer ihres Vaters führte, wo die Übergriffe stattgefunden hatten. Dies ist eine extrem schwierige Phase im therapeutischen Prozess, und unter den Psychologen und Neurowissenschaftlern gibt es eine anhaltende Debatte darüber, wie sinnvoll oder schädlich es für einen Patienten ist, eine traumatische Situation mental nochmals zu erleben oder physisch zum Ort eines Traumas zurückzukehren. Während meiner Ausbildung lernte ich, Überlebenden zu helfen, das traumatische Erlebnis unter Hypnose erneut zu durchleben, um sich aus dessen Geiselhaft zu befreien. Neuere Studien zeigen, dass es gefährlich sein kann, jemanden in ein traumatisches Erlebnis zurückzuversetzen – ein qualvolles Ereignis psychologisch noch einmal zu erleben, kann einen Überlebenden in der Tat retraumatisieren. So entdeckte man zum Beispiel nach der 9/11-Attacke auf das World Trade Center Folgendes: Je häufiger die Menschen das Bild der einstürzenden Türme im Fernsehen sahen, umso schlimmer wurde ihr Trauma Jahre später. Wiederholte Begegnungen mit einem vergangenen Ereignis können die angstvollen und schmerzvollen Gefühle eher verstärken als lindern. In meiner Praxis und aus meiner persönlichen Erfahrung hat sich die Wirksamkeit des mentalen Wiedererlebens einer traumatischen Episode bestätigt; aber dies muss unter absolut sicheren Bedingungen und von hochqualifiziertem Personal durchgeführt werden, welches dem Patienten die Kontrolle darüber geben kann, wie lange oder wie tief er oder sie sich in der Vergangenheit aufhält. Und selbst dann ist es nicht immer die am besten geeignete Methode für alle Patienten oder alle Therapeuten.

Bei Beatrice war es für ihre Heilung unabdingbar. Um sich von ihrem Trauma zu befreien, brauchte sie die Erlaubnis, das zu fühlen, was ihr während des Missbrauchs und in den drei Jahrzehnten danach zu fühlen versagt war. Bevor sie diese Gefühle erleben konnte, kämpften sie um ihre Aufmerksamkeit, und je stärker sie sie zu unterdrücken versuchte, umso heftiger flehten sie darum, anerkannt zu werden, und umso beängstigender wurde es für sie, sich mit ihnen auseinanderzusetzen. Viele Wochen lang lenkte ich Beatrice behutsam und langsam zu diesen Gefühlen hin. Nicht, um von ihnen verschlungen zu werden. Sondern um zu erkennen, dass es nur Gefühle sind.

Als Folge ihrer Trauerarbeit hatte Beatrice schließlich gelernt, sich zu erlauben, ihren ungeheuren Kummer zu spüren, was ihr Erleichterung von ihren Depressionen, dem Stress und der Furcht verschaffte, die sie in ihrem Bett gefangen gehalten hatten. Aber noch hatte sie sich nicht zugestanden, ihre Wut auf die Vergangenheit zu spüren. Doch ohne Wut gibt es keine Vergebung.

Während Beatrice das kleine Zimmer beschrieb, erzählte, dass die Tür quietschte, als der Freund ihres Vaters sie schloss, die dunklen, karierten Vorhänge erwähnte, die sie zuziehen musste, beobachtete ich ihre Körpersprache, jederzeit bereit, einzugreifen, sie wieder in sichere Gewässer zu steuern, falls es zu Disstress kam.

Beatrice erstarrte, als sie mental die Vorhänge im Arbeitszimmer ihres Vaters zuzog. Als sie sich mit ihrem Angreifer in dem Zimmer einschloss.

»Halten Sie jetzt an, Beatrice«, sagte ich.

Sie seufzte. Sie hielt die Augen geschlossen.

»Gibt es in dem Zimmer einen Stuhl?«

Sie nickte.

»Wie sieht er aus?«

»Es ist ein Stuhl mit Armlehnen. Rostfarben.«

»Ich möchte, dass Sie Ihren Vater auf diesen Stuhl setzen.«

Sie verzog das Gesicht.

»Sehen Sie ihn dort sitzen?«

»Ja.«

»Wie sieht er aus?«

»Er hat seine Brille auf. Er liest Zeitung.«

»Was hat er an?«

»Einen blauen Pullover. Eine graue Hose.«

»Ich gebe Ihnen jetzt einen langen Streifen Klebeband, und ich möchte, dass Sie es ihm über den Mund kleben.«

»Wie?«

»Kleben Sie ihm das Band über den Mund. Haben Sie das gemacht?«

Sie nickte. Sie lächelte leise.

»Gut. Und hier ist ein Seil. Binden Sie ihn am Stuhl fest, damit er nicht aufstehen kann.«

»Ist gut.«

»Haben Sie es festgezogen?«

»Ja.«

»Und jetzt möchte ich, dass Sie ihn anschreien.«

»Wie, anschreien?«

»Ich möchte, dass Sie ihm sagen, wie wütend Sie sind.«

»Ich weiß nicht, was ich sagen soll.«

»Sagen Sie: ›Dad, ich bin so wütend auf dich, dass du mich nicht beschützt hast!‹ Aber sagen Sie es nicht. *Schreien Sie es!*« Ich machte es ihr vor.

»Dad, ich bin so wütend auf dich«, sagte sie.

»Lauter.«

»Dad, ich bin so wütend auf dich!«

»Und jetzt will ich, dass Sie ihm einen Faustschlag verpassen.«

»Wohin?«

»Mitten ins Gesicht.«

Sie hob eine Faust und schlug in die Luft.

»Schlagen Sie ihn nochmals.«

Sie schlug nochmals zu.

»Und jetzt treten Sie ihn.«

Ihr Fuß schnellte vor.

»Hier ist ein Kissen. Schlagen Sie darauf. So fest Sie können.« Ich gab ihr ein Kissen.

Sie öffnete die Augen und starrte das Kissen an. Anfangs waren ihre Schläge verhalten, aber je mehr ich sie ermunterte, umso härter schlug sie zu. Ich machte ihr den Vorschlag, aufzustehen und gegen das Kissen zu treten, wenn sie wollte. Es quer durch das Zimmer zu schleudern. Aus voller Kehle zu brüllen. Bald hockte sie auf dem Fußboden und traktierte das Kissen mit den Fäusten. Als ihr Körper allmählich ermüdete, hörte sie auf zu schlagen und sackte schwer atmend auf dem Fußboden zusammen.

»Wie geht es Ihnen?«, fragte ich.

»So, dass ich nie wieder aufhören möchte.«

In der folgenden Woche brachte ich einen Boxsack mit, einen roten auf einem schweren schwarzen Gestell. Wir erfanden ein neues Ritual – wir starteten unsere Sitzungen immer mit Dampf-Ablassen. Sie sollte jemand Beliebigen mental auf dem Stuhl festbinden – üblicherweise Mutter oder Vater –, und während sie drauflos schlug, brüllen: *Wie konntest du das zulassen? Ich war doch noch ein kleines Mädchen!*

Dann fragte ich: »Sind Sie fertig?«

»Nein.«

Und sie prügelte so lange, bis sie fertig war.

Nachdem Beatrice an jenem Thanksgiving-Tag nach dem Abendessen mit Freunden nach Hause gekommen war, saß sie gerade auf der Couch und streichelte ihren Hund, als ihr ganzer Körper zu kribbeln begann. Ihre Kehle wurde trocken, ihr Herz begann zu hämmern. Sie versuchte es mit tiefen Atemzügen, um ihren Körper zu entspannen, doch die Symptome verschlimmerten sich. Sie meinte, sterben zu müssen. Sie bat ihre Freundin, sie ins Krankenhaus zu bringen. Der Arzt, der sie in der Notaufnahme untersuchte, fand medizinisch nichts Auffälliges. Sie hatte eine Angstattacke erlitten. Als Beatrice mich nach diesem Vorfall besuchte, war sie frustriert, hatte Angst, war enttäuscht, dass es ihr schlechter ging statt besser, und befürchtete eine abermalige Angstattacke.

Ich tat mein Bestes, sie für ihre Fortschritte zu loben, ihre Entwicklung zu würdigen. Wenn man seine Wut herausgelassen hat, sagte ich zu ihr, fühlt man sich meiner Erfahrung nach oft zunächst viel schlechter, bis es dann wieder aufwärtsgeht.

Sie schüttelte den Kopf. »Ich glaube, jetzt habe ich meine Grenze erreicht.«

»Seien Sie stolz auf sich, Beatrice. Sie hatten eine schreckliche Nacht. Und Sie haben sie überstanden, ohne sich zu schaden. Ohne davonzulaufen. Ich glaube nicht, dass ich damit so gut zurechtgekommen wäre wie Sie.«

»Warum versuchen Sie, mich davon zu überzeugen, dass ich ein starker Mensch bin? Vielleicht bin ich das gar nicht. Vielleicht bin ich krank und werde immer krank sein. Vielleicht ist es an der Zeit, mir nicht ständig zu erzählen, dass ich jemand bin, der ich nie sein werde.«

»Sie machen sich für etwas verantwortlich, was nicht Ihre Schuld ist.«

»Was, wenn es doch meine Schuld ist? Was, wenn ich etwas anderes hätte tun können und er mich dann in Ruhe gelassen hätte?«

»Was, wenn die Tatsache, dass Sie sich selbst die Schuld geben, nur eine Möglichkeit ist, sich Ihre Illusion zu bewahren, dass Sie alles unter Kontrolle haben?«

Tränenüberströmt schaukelte Beatrice auf der Couch hin und her.

»Damals hatten Sie keine Wahl. Jetzt haben Sie die Wahl. Sie können beschließen, nicht mehr hierherzukommen. Diese Entscheidung steht Ihnen immer offen. Aber ich hoffe, dass Sie lernen können zu erkennen, was für eine bemerkenswerte Kämpfernatur Sie sind.«

»Ich schaffe es ja kaum, an meinem Leben festzuhalten. Mir kommt das nicht besonders bemerkenswert vor.«

»Hat es in Ihrer Kindheit je einen Ort gegeben, wo Sie sich sicher gefühlt haben?«

»Ich habe mich nur sicher gefühlt, wenn ich allein in meinem Zimmer war.«

»Saßen Sie dann auf dem Bett? Oder am Fenster?«

»Auf dem Bett.«

»Hatten Sie irgendein Spielzeug oder Plüschtiere, mit denen Sie gespielt haben?«

»Ich hatte eine Puppe.«

»Haben Sie mit ihr gesprochen?«

Sie nickte.

»Würden Sie bitte die Augen schließen und sich jetzt auf dieses sichere Bett setzen? Nehmen Sie Ihre Puppe in den Arm. Sprechen Sie jetzt so mit ihr, wie Sie damals mit ihr gesprochen haben. Was würden Sie sagen?«

»Wie kann mich diese Familie lieben? Ich muss brav sein, aber ich bin böse.«

»Wissen Sie, dass Sie die ganze Zeit, die Sie damals als Kind allein waren und sich so traurig und verlassen gefühlt haben, einen riesigen Fundus an Stärke und Widerstandskraft aufgebaut haben? Können Sie dieses kleine Mädchen jetzt loben? Können Sie es in den Arm nehmen? Ihm sagen: ›Man hat dir Böses angetan, und ich liebe dich. Man hat dir Böses angetan, und jetzt bist du in Sicherheit. Du musstest dich verstellen und verbergen. Ich sehe dich jetzt. Ich liebe dich jetzt.‹«

Beatrice schlang die Arme fest um sich und schluchzte hemmungslos. »Ich möchte sie jetzt beschützen. Damals konnte ich es nicht. Aber ich glaube, dass ich mich erst sicher fühlen werde, wenn ich mich selbst schützen kann.«

Und Beatrice beschloss, das folgende Risiko auf sich zu nehmen: Beatrice gestand sich ein, dass sie sich sicher fühlen wollte, dass sie in der Lage sein wollte, sich selbst zu schützen. Sie hatte von einem Kurs für Selbstverteidigung für Frauen gehört, der bald im nahe gelegenen Gemeindezentrum beginnen sollte. Aber sie schob ihre Anmeldung immer wieder hinaus. Sie sorgte sich, dass sie der Herausforderung, einen Angriff abzuwehren, noch nicht gewachsen wäre, dass eine körperliche Auseinandersetzung selbst in der geschützten und motivierenden Umgebung eines Selbstverteidigungskurses eine Angstattacke heraufbeschwören könnte. Um diese Möglichkeit von vornherein auszuschließen, kam sie mit allen möglichen Ausreden daher, um das, was sie wollte, nicht weiterverfolgen zu müssen – der Kurs wäre zu teuer oder vielleicht schon ausgebucht oder hätte vielleicht nicht genügend Teilnehmerinnen und werde deshalb bestimmt abgesagt. Mit mir begann sie, die Ängste durchzuarbeiten, die ihrem Widerstand zugrunde lagen, um das in Angriff zu nehmen, was sie eigentlich wollte. Ich stellte ihr zwei Fragen: *Was kann schlimmstenfalls passieren? Können Sie das durchstehen?* Das schlimmste Szenario, das sie sich vorstellen konnte, war eine Angstattacke während des Kurses in einem Raum voller fremder Leute. Wir kamen überein, dass der medizinische Fragebogen, den sie bei der Anmeldung zum Kurs ausfüllen musste, den Trainern die nötigen Informationen geben sollte, die sie brauchten, um sie im Fall einer Angstattacke zu unterstützen. Und wir unterhielten uns darüber, dass sie schon eine Attacke erlebt hatte. Sollte sie abermals eine bekommen, war es möglich, dass sie sie weder beenden noch in den Griff bekommen konnte, aber sie würde wenigstens wissen, was es war. Und sie wusste bereits aus Erfahrung, dass eine Angstattacke, so beängstigend und schrecklich sie auch sein mochte, nicht lebensbedrohlich ist. Sie konnte sie überleben. Und so schrieb Beatrice sich für den Kurs ein.

Aber sobald sie in ihrer Trainingshose und den Sportschuhen mitten unter den anderen Frauen in der Sporthalle stand, verließ sie der Mut. Sie war zu befangen, um mitzumachen. Sie hatte Angst, Fehler zu machen, Angst, die Aufmerksamkeit auf sich zu ziehen. Aber sie schaffte es auch nicht, wieder fortzugehen, wo sie ihrem Ziel doch so nahe gekommen war. Sie lehnte sich an die Wand und beobachtete die Kursteilnehmer. Danach kam sie zu jedem Termin wieder, trug ihre Trainingsklamotten, war aber immer noch zu ängstlich. An einem Tag sah der Trainer sie als Zuschauerin an der Außenlinie stehen und bot ihr an, ihr nach dem Kurs Privatunterricht zu geben. Hinterher kam sie mit triumphierendem Lächeln zu unserer Sitzung. »Heute habe ich ihn gegen die Wand schmeißen können!«, sagte sie. »Ich habe ihn festgenagelt. Ich habe ihn hochgehoben. Ich habe ihn gegen die Wand geschmissen!« Ihre Wangen waren gerötet. Ihre Augen blitzten vor Stolz.

Sobald sie das Selbstvertrauen gewonnen hatte, sich selbst beschützen zu können, nahm sie weitere Risiken auf sich: Ballettunterricht für Erwachsene, Bauchtanz. Ihr Körper begann, sich zu verändern. Er war nicht mehr ein Gefäß für ihre Angst. Er war ein Instrument, das Freude bereitete. Beatrice wurde Schriftstellerin, Ballettlehrerin, Yoga-Trainerin. Sie beschloss, einen Tanz zu choreografieren, der auf einem Märchen der Brüder Grimm fußte, das sie als Kind gelesen hatte »Das Mädchen ohne Hände«. In der Geschichte werden die Eltern durch eine List verleitet, ihre Tochter dem Teufel zu geben. Da sie unschuldig und rein ist, kann der Teufel sie nicht besitzen, aber aus Rache und Wut schneidet er ihr die Hände ab. Mit Stumpen, dort, wo einst ihre Hände waren, streift das Mädchen durch die Welt. Eines Tages kommt sie in den Garten eines Königs, und als er sie mitten unter den Blumen stehen sieht, verliebt er sich in sie. Sie heiraten, und er macht ihr zwei silberne Hände. Sie bekommen einen Sohn. Eines Tages rettet sie ihren kleinen Sohn vor dem Ertrinken. Ihre silbernen Hände verschwinden, und an ihrer Stelle hat sie ihre eigenen Hände wieder.

Beatrice streckte mir ihre Hände entgegen, nachdem sie

mir die Geschichte aus ihrer Kindheit erzählt hatte. »Ich habe meine wirklichen Hände wieder«, sagte sie. »Nur, dass ich niemand anderen gerettet habe. Ich habe mich selbst gerettet.«

KAPITEL 22

Irgendwie teilt sich das Meer

Die Zeit heilt nicht. Es ist das, was man mit der Zeit macht. Heilung ist möglich, wenn wir uns entscheiden, Verantwortung zu übernehmen, wenn wir uns entscheiden, Risiken einzugehen. Und schließlich, wenn wir uns entscheiden, unsere Wunde freizugeben, die Vergangenheit oder den Kummer zu entlassen.

Zwei Tage vor seinem sechzehnten Geburtstag kam Renées Sohn Jeremy ins Fernsehzimmer, in dem sie und ihr Mann die Zehn-Uhr-Nachrichten verfolgten. Im flackernden Licht des Fernsehers wirkte sein dunkles Gesicht sorgenvoll. Renée wollte gerade die Arme nach ihm ausstrecken, um ihn mütterlich zu knuddeln, was er hin und wieder über sich ergehen ließ, als das Telefon klingelte. Es war ihre Schwester in Chicago, die gerade eine aufreibende Scheidung durchmachte und oft spätabends noch anrief. »Ich muss da rangehen«, sagte Renée. Sie tätschelte ihrem Sohn flüchtig die Wange und wandte ihre Aufmerksamkeit ihrer verzweifelten Schwester zu. Jeremy murmelte ein »Gute Nacht« und ging zur Treppe. »Träum was Schönes, Süßer«, rief sie seinem sich entfernenden Rücken nach.

Am folgenden Morgen war Jeremy noch nicht aufgestanden, als sie das Frühstück auf den Tisch stellte. Sie rief die Treppe hinauf nach ihrem Sohn, bekam aber keine Antwort.

Sie bestrich die letzte Scheibe Toast mit Butter, ging nach oben und klopfte an seine Tür. Noch immer keine Antwort. Entnervt öffnete sie die Tür. Im Zimmer war es dunkel, die Jalousien waren heruntergelassen. Sie rief ihn abermals und stellte dann verwirrt fest, dass sein Bett bereits gemacht war. Ein sechster Sinn trieb sie zur Tür des Schranks. Sie öffnete sie, und ein kalter Schauer lief ihr über den Rücken. Jeremys Körper hing mit einem Gürtel um den Hals an der Holzstange.

Auf seinem Schreibtisch fand sie eine Notiz: *Ihr könnt nichts dafür. Es ist meine Schuld. Tut mir leid, dass ich euch enttäuscht habe.– J.*

Als Renée und ihr Mann Greg zum ersten Mal in meine Praxis kamen, war Jeremy erst ein paar Wochen tot. Der Verlust ihres Sohnes war noch so präsent, dass sie noch nicht trauerten. Sie standen unter Schock. Der Mensch, den sie begraben hatten, war in ihren Augen nicht gestorben. Es war ihnen, als hätten sie ihn lebend begraben.

Während jener ersten Sitzungen saß Renée nur da und weinte. »Ich möchte die Uhr zurückdrehen!«, heulte sie. »Ich möchte wieder zurück, zurück.« Auch Greg weinte, wenn auch still. Oft schaute er aus dem Fenster, während Renée weinte. Ich sagte ihnen, dass Männer und Frauen oft unterschiedlich trauerten und dass der Tod eines Kindes entweder ein Bruch oder eine Chance für ihre Ehe sein könnte. Ich bat sie dringend, gut aufeinander aufzupassen, Wut und Tränen zuzulassen, um sich zu schlagen, zu weinen und zu schreien und die Gefühle herauszulassen, damit nicht Jeremys Schwester Jasmine die Zeche für das Leid ihrer Eltern bezahlen müsste. Ich schlug ihnen vor, Fotos von Jeremy mitzubringen, um seine sechzehn Lebensjahre zu feiern, die sechzehn Jahre, die seine Präsenz ihr Haus erfüllt hatte. Ich gab ihnen Kontakte zu Unterstützergruppen für Hinterbliebene von Selbstmördern. Und ich arbeitete mit ihnen, als die *Was-wenn*-Fragen sich wie eine Flutwelle aufbauten: *Was, wenn ich mehr auf ihn eingegangen wäre? Was, wenn ich das Telefon an jenem Abend hätte klingeln lassen, wenn ich ihn so in meine Arme genommen hätte, wie ich es vorgehabt hatte? Was, wenn ich weniger gearbeitet hätte und mehr zu Hause gewesen wäre? Was, wenn ich nicht an das Märchen geglaubt hätte, dass nur weiße Kids Selbstmord begehen? Was, wenn ich mehr auf Anzeichen geachtet hätte? Was, wenn ich weniger Druck auf ihn ausgeübt hätte, bessere Zensuren nach Hause zu bringen? Was, wenn ich nach ihm gesehen hätte, bevor ich zu Bett ging?* Alle diese *Was-wenn* warfen ein nicht beantwortbares Echo zurück: *Warum?*

Wir sehnen uns so sehr danach, die Wahrheit zu verstehen. Wir wollen für unsere Fehler verantwortlich sein, aufrichtig, was unser Leben betrifft. Wir wollen Gründe, Erklärungen. Wir wollen, dass unser Leben Sinn macht. Aber nach dem *Warum* zu fragen, bedeutet, in der Vergangenheit zu verharren, uns mit unserer Schuld und unserer Reue zu befassen. Wir können andere Menschen nicht kontrollieren, und wir können die Vergangenheit nicht kontrollieren.

Irgendwann im ersten Jahr nach ihrem Verlust wurden Renées und Gregs Besuche bei mir seltener, und nach einer Weile hörten sie ganz auf. Viele Monate hörte ich nichts von ihnen. Im Frühling, in dem Jeremy seinen Abschluss an der Highschool gemacht hätte, war ich froh und überrascht, als ich einen Anruf von Greg bekam. Er erzählte mir, dass er sich Sorgen um Renée machte, und fragte, ob sie kommen könnten.

Ich war verblüfft von ihrer veränderten Erscheinung. Sie

waren beide gealtert, aber auf unterschiedliche Weise. Greg hatte zugenommen. Seine schwarzen Haare waren von silbernen Strähnen durchzogen. Renée sah nicht so mitgenommen aus, wie ich angesichts Gregs Besorgnis eigentlich erwartet hatte. Ihr Gesicht war glatt, ihre Bluse gebügelt und ihr Haar frisch frisiert. Sie lächelte. Sie verteilte Nettigkeiten. Sie sagte, es gehe ihr gut. Aber ihren braunen Augen fehlte der Glanz.

Greg, der in den Sitzungen so oft still gewesen war, wollte nun unbedingt einiges loswerden: »Ich habe etwas zu sagen«, begann er. Er erzählte mir, dass er und Renée am vergangenen Wochenende eine Highschool-Abschlussparty des Sohnes ihrer Freundin besucht hatten. Es war ein konfliktbeladenes Unterfangen, überall lauerten Tretminen, niederschmetternde Mahnungen an das, was andere Paare hatten, sie aber nicht. An Jeremys Abwesenheit, an den scheinbar nicht enden wollenden Schmerz und an die unzähligen Momente tagtäglich, die sie nicht mit ihrem Sohn zusammen erleben konnten. Aber sie zwangen sich dazu, sich hübsch anzuziehen, und gingen zur Party. Irgendwann im Verlauf des Abends stellte Greg fest, dass er sich amüsierte. Bei der Musik, die der DJ spielte, musste er an Jeremy denken und an die alten R&B-Alben, für die sein Sohn sich interessiert hatte und die er in seinem Zimmer auf der Stereoanlage abgespielt hatte, wenn er Hausaufgaben machte oder mit seinen Freunden herumhing. Greg drehte sich zu Renée in ihrem eleganten, blauen Kleid um und war verblüfft, als er Jeremy im Schwung ihrer Wangen, in der Form ihres Mundes entdeckte. Plötzlich war er erfüllt von Liebe – zu Renée, zu ihrem Sohn, zu dem einfachen Vergnügen, gutes Essen an einem warmen Abend unter einem weißen Zelt zu genießen. Er forderte

Renée zum Tanzen auf. Sie blockte ihn ab, stand auf und ließ ihn allein am Tisch sitzen.

Greg weinte, als er das erzählte. »Ich verliere dich auch«, sagte er zu seiner Frau.

Renées Gesicht verdüsterte sich, ihre Augen wirkten wie schwarze Löcher. Wir warteten darauf, dass sie etwas sagte.

»Wie kannst du es wagen!«, sagte sie schließlich. »Jeremy hat nicht die Möglichkeit zu tanzen. Warum solltest du es also tun? Ich kann ihm nicht so mir nichts, dir nichts den Rücken zudrehen.«

Ihre Stimme klang feindselig. Giftig. Ich rechnete damit, dass Greg zusammenzuckte. Stattdessen hob er nur die Schultern. Mir wurde klar, dass es nicht das erste Mal war, dass Renée Gregs positive Erlebnisse als Entweihung des Gedenkens an ihren gemeinsamen Sohn wahrnahm. Ich dachte an meine Mutter. An die vielen Male, die ich sah, wie mein Vater versuchte, mit ihr zu schmusen, sie zu küssen, und sie seine Zuneigung brüsk zurückwies. Sie war so gefangen im frühen Verlust ihrer Mutter, dass sie sich unter einem Mantel der Melancholie versteckte. Manchmal leuchteten ihre Augen, wenn sie Klara Geige spielen hörte. Aber sie gestattete sich nie, aus vollem Herzen zu lachen, zu flirten, zu witzeln, sich an etwas zu freuen.

»Liebe Renée«, sagte ich. »Wer ist tot? Jeremy? Oder Sie?«

Sie gab mir keine Antwort.

»Es hilft Jeremy überhaupt nicht, wenn Sie auch tot werden«, sagte ich zu Renée. »Und Ihnen hilft es genauso wenig.«

Renée verbarg ihr Leid nicht, wie ich es früher getan hatte. Sie hatte es zu ihrem Ehepartner gemacht. Dadurch, dass sie sich mit ihrem Verlust vermählte, verbarg sie sich vor ihrem Leben.

Ich bat sie, mir zu sagen, wie viel Raum sie der Trauer in ihrem Leben zugestand.

»Greg geht arbeiten. Ich gehe auf den Friedhof«, sagte sie.

»Wie oft?«

Offenbar hatte ich sie mit meiner Frage beleidigt.

»Sie geht jeden Tag hin«, sagte Greg.

»Und das soll *schlecht* sein?«, blaffte sie ihn an. »Dass ich meinem Sohn in Liebe ergeben bin?«

»Eines Toten zu gedenken ist wichtig«, warf ich ein. »Aber diese Rituale immer weiterzuführen, kann auch bedeuten, der Trauerarbeit aus dem Weg zu gehen.« Riten und Rituale des Gedenkens können ein extrem wichtiger Teil der Trauerarbeit sein. Ich glaube, dass religiöse und kulturelle Praktiken deshalb klare Rituale für das Gedenken an die Toten geschaffen haben – es gibt einen geschützten Raum und eine Struktur, anhand derer begonnen werden kann, die Verlustgefühle zu erfahren. Doch die Trauerzeit hat auch ein klares Ende. Von da an ist der Verlust keine eigene Dimension des Lebens – der Verlust wird in das Leben eingebunden. Wenn wir im Stadium der fortdauernden Trauerzeit verharren, entscheiden wir uns für eine Opfermentalität und glauben: *Niemals werde ich darüber hinwegkommen.* Wenn wir im Trauern verharren, ist es so, als sei unser Leben ebenfalls vorüber. Obwohl Renées Trauer schmerzvoll war, so war sie doch auch zu einer Art Schild geworden, zu etwas, das sie von ihrem gegenwärtigen Leben trennte. In den Ritualen ihres Verlustes konnte sie sich davor schützen, den Verlust akzeptieren zu müssen. »Verbringen Sie mehr Zeit und emotionale Energie mit dem Sohn, der tot ist, oder mit der Tochter, die lebt?«, fragte ich.

Renée machte ein bekümmertes Gesicht. »Ich bin eine gute

Mutter«, sagte sie, »aber ich werde nicht vorgeben, nicht zu leiden.«

»Sie müssen gar nichts vorgeben. Aber Sie sind die Einzige, die verhindern kann, dass Ihr Ehemann und Ihre Tochter Sie auch noch verlieren.« Ich dachte an meine Mutter, wie sie mit dem Bild ihrer Mutter über dem Klavier sprach und rief: »Mein Gott, mein Gott, gib mir Stärke.« Ihr Klagen machte mir Angst. Die Fixierung auf ihren Verlust war wie eine Falltür, die sie hochheben und in die sie hineinfallen konnte: ein Fluchtweg. Ich war wie das Kind einer Alkoholikerin, immer auf dem Posten gegen ihr Verschwinden, unfähig, sie aus dem Loch zu holen, und dennoch zu glauben, dass das irgendwie meine Aufgabe wäre.

»Früher glaubte ich zu ertrinken, wenn ich Leid in mich hineinlasse«, sagte ich zu Renée. »Aber das ist wie mit Moses und dem Roten Meer. Irgendwie teilt sich das Meer doch, und man kann durchgehen.«

Ich bat Renée, etwas Neues zu versuchen, um ihre Trauer zu Kummer zu verwandeln. »Stellen Sie ein Bild von Jeremy ins Wohnzimmer. Beklagen Sie seinen Verlust nicht auf dem Friedhof. Finden Sie eine Möglichkeit, irgendwo in Ihrem Haus mit ihm in Kontakt zu treten. Nehmen Sie sich jeden Tag eine Viertelstunde oder zwanzig Minuten Zeit, um mit ihm zusammenzusitzen. Sie können sein Gesicht berühren, ihm erzählen, was Sie machen. Sprechen Sie mit ihm. Und dann geben Sie ihm einen Kuss und beschäftigen sich wieder mit Ihren täglichen Verrichtungen.«

»Ich habe eine solche Angst, ihn wieder im Stich zu lassen.«

»Er hat sich nicht Ihretwegen umgebracht.«

»Das wissen Sie nicht.«

»Es gibt eine Unzahl von Dingen, die Sie in Ihrem Leben hätten anders machen können. Diese Entscheidungen sind getroffen, die Vergangenheit ist vergangen, nichts kann daran etwas ändern. Aus Gründen, die wir nie wissen werden, hat Jeremy sich entschlossen, seinem Leben ein Ende zu setzen. Sie werden nicht die Möglichkeit haben, für ihn zu entscheiden.«

»Ich weiß nicht, wie ich damit leben soll.«

»Sich damit abzufinden, geschieht nicht über Nacht. Und Sie werden nie froh darüber sein, dass er tot ist. Aber Sie können sich entscheiden, vorwärtszugehen. Sie werden entdecken, dass Sie ihn mit einem erfüllten Leben am besten in Ehren halten können.«

Vergangenes Jahr bekam ich eine Weihnachtskarte von Renée und Greg. Auf dem Foto stehen sie unter dem Weihnachtsbaum mit ihrer Tochter, einem schönen Mädchen in rotem Kleid. Greg legt den einen Arm um seine Tochter und den anderen um seine Frau. Über Renées Schulter ist ein Bild von Jeremy auf dem Kamin zu sehen. Es ist sein letztes Schulfoto; er trägt ein blaues Hemd, er grinst von einem Ohr zum anderen. Er ist nicht der leere Platz in der Familie. Er ist nicht der Schrein. Er ist präsent, er ist immer bei ihnen.

Das Porträt meiner Mutter wohnt jetzt in Magdas Heim in Baltimore. Es steht über dem Klavier, wo sie immer noch Stunden gibt, wo sie ihre Schüler mit Logik und mit Herz führt. Als Magda kürzlich operiert werden musste, bat sie ihre Tochter Ilona, das Bild unserer Mutter ins Krankenhaus zu bringen, damit Magda das tun konnte, was unsere Mutter uns lehrte: die Toten anzurufen, damit sie uns Kraft geben, die Toten in unseren Herzen weiterleben zu lassen, uns von unserem Leid und von unserer Angst wieder zurück zu unserer Liebe führen zu lassen.

»Hast du noch Albträume?«, fragte ich Magda kürzlich.

»Ja. Immer. Du nicht?«

»Ja«, sagte ich zu meiner Schwester. »Ich auch.«

Ich ging nach Auschwitz zurück, ließ die Vergangenheit frei und vergab mir. Ich kam nach Hause und dachte: »Ich habe alles erledigt!« Aber ein Abschluss ist immer temporär. Es ist erst vorbei, wenn es vorbei ist.

Trotz – nein, gerade wegen – unserer Vergangenheit haben Magda und ich in den Jahren nach der Befreiung auf unterschiedliche Weise Sinn und Lebensziel gefunden. Ich habe die Heilkunde entdeckt. Magda ist eine begnadete Pianistin und Klavierlehrerin geblieben, und sie hat neue Leidenschaften entdeckt: Bridge und Gospelmusik. Gospel, weil es wie Weinen klingt – es ist die Kraft aller Emotionen, die herausgelassen werden. Und Bridge, weil es mit Strategie und Kontrolle zu tun hat – eine Art, zu gewinnen. Sie ist amtierende Bridgemeisterin; sie hängt ihre gerahmten Auszeichnungen in ihrem Haus an die Wand gegenüber dem Porträt unserer Großmutter.

Meine beiden Schwestern haben mich beschützt und inspiriert, haben mich gelehrt zu überleben. Klara wurde Geigerin beim Sydney Symphony Orchestra. Bis zu dem Tag, an dem sie starb – mit Anfang achtzig an Alzheimer –, nannte sie mich »meine Kleine«. Stärker als Magda oder ich blieb Klara der Kultur der jüdisch-ungarischen Immigranten verhaftet. Béla und ich besuchten sie und Csicsi gern, ließen uns das Essen schmecken, schwelgten in der Sprache, in der Kultur unserer Jugend. Wir Überlebenden konnten uns nicht sehr oft treffen, doch wir versuchten unser Bestes, wenigstens zu wichtigen Ereignissen zusammenzukommen – weitere Familienfeste, die unsere Eltern nicht miterleben würden. Anfang der 1980er-Jahre trafen wir uns in Sydney zur Hochzeit von Klaras Tochter. Wir drei Schwestern hatten diesem Wiedersehen mit froher Erwartung entgegengesehen, und als wir schließlich wieder vereint waren, fielen wir uns in die Arme, genauso emotional wie damals in Košice, als wir uns nach dem Krieg lebend wiedergefunden hatten.

Ungeachtet dessen, dass wir inzwischen die Mitte unseres Lebens erreicht hatten, ungeachtet dessen, wie weit wir es in unserem Leben gebracht hatten: Sobald wir wieder zusammen waren, war es seltsam, wie schnell wir wieder in die alten Verhaltensmuster unserer Jugend fielen: Klara stand im Rampenlicht, dirigierte uns herum, erdrückte uns mit ihrer Zuwendung; Magda war kämpferisch und rebellisch; ich war die Friedensstifterin, die zwischen meinen Schwestern herumwuselte, bei ihren Konflikten schlichtend eingriff und meine eigenen Gedanken unter Verschluss hielt. Wie einfach es ist, sogar die Wärme und die Sicherheit der Familie zu einer Art Gefängnis zu machen. Wir bauen auf unsere altbekannten Bewältigungsstrategien. Wir werden zu dem Menschen, der wir unserer Meinung nach sein müssen, um anderen zu gefallen. Es erfordert Willens- und Entscheidungskraft, nicht in die einschränkenden Rollen zurückzufallen, von denen wir irrtümlicherweise annehmen, dass sie unsere Sicherheit und unseren Schutz gewähren.

Am Abend vor der Hochzeit trafen Magda und ich zufällig Klara allein im Kinderzimmer ihrer Tochter an, wo sie mit den alten Puppen ihrer Tochter spielte. Was wir beobachteten, war mehr als nur die Nostalgie einer Mutter angesichts ihres nun erwachsenen Kindes. Klara war versunken im Spiel mit ihrer Traumwelt. Sie spielte, wie ein Kind spielen würde. Meine Schwester hatte nie eine Kindheit gehabt, wurde mir klar. Sie war immer das Wunderkind an der Geige. Sie hatte nie die Möglichkeit gehabt, ein kleines Mädchen zu sein. Wenn sie nicht auf der Bühne auftrat, spielte sie Magda und mir vor, war unser Kindermädchen, unsere kleine Mutter. Jetzt, als Frau mittleren Alters, versuchte sie, sich ein Stück der Kindheit zu holen, die ihr stets versagt geblieben war. Als sie bemerkte, dass wir sie mit den Puppen entdeckt hatten, war ihr das so peinlich, dass sie uns anfuhr: »Schade, dass ich nicht in Auschwitz war! Wäre ich dort gewesen, dann hätte unsere Mutter überlebt.«

Es war schrecklich, das von ihr zu hören. Ich spürte, wie mein ganzes Schuldgefühl als Überlebende wieder hochschwappte, das Entsetzen vor dem Wort, das ich an jenem ersten Tag in Auschwitz gesagt hatte, das Entsetzen, mich daran zu erinnern, mich mit dieser alten, längst begrabenen Überzeugung auseinanderzusetzen, wie falsch sie auch sein mochte, dass ich unsere Mutter in den Tod geschickt hatte.

Aber ich war keine Gefangene mehr. Ich sah das Gefängnis, in dem meine Schwester saß, ich hörte, wie ihr Schuldgefühl und ihr Kummer sich hinter den Vorwürfen, die sie mir und Magda entgegenschleuderte, Bahn brachen. Und ich konnte meine eigene Freiheit wählen. Ich konnte meine eigenen Gefühle benennen, die der Wut, der Wertlosigkeit, der Sorge, des Bedauerns. Ich konnte sie herumwirbeln lassen, sie aufsteigen und absinken, sie vorbeigehen lassen. Und ich konnte riskieren, das Bedürfnis loszulassen, mich dafür zu bestrafen, dass ich überlebt hatte. Ich konnte mein Schuldgefühl entlassen und mein ganzes, reines Selbst wieder einfordern.

Das eine ist die Wunde. Und das andere ist das, was dabei herauskommt. Ich ging nach Auschwitz zurück auf der Suche danach, wie sich Tod anfühlt, um ihn schließlich austreiben zu können. Was ich fand, war meine innere Wahrheit, das Selbst, das ich wieder einfordern wollte, meine Kraft und meine Unschuld.

KAPITEL 23

Der Tag der Befreiung

Im Sommer 2010 wurde ich nach Fort Carson, Colorado eingeladen, um vor einer Armeeeinheit mit hoher Selbstmordrate zu sprechen, die von einem Kampfeinsatz in Afghanistan zurückgekehrt war. Ich war dort, um über mein eigenes Trauma zu sprechen – wie ich es überlebte, wie ich die Rückkehr ins Alltagsleben überlebte, wie ich beschloss, frei zu sein –, damit die Soldaten sich vielleicht auch leichter an das Leben nach dem Krieg anpassen konnten. Als ich zum Podium hinaufstieg, spürte ich, wie Unbehagen sich in mir breitmachte, die altbekannten Angewohnheiten, hart zu mir zu sein, mich zu fragen, was eine kleine ungarische Ballettelevin kriegserprobten Männern und Frauen wohl zu bieten hat. Ich rief mir in Erinnerung, dass ich dort war, um ihnen die wichtigste Wahrheit zu vermitteln, die ich kenne, nämlich dass das größte Gefängnis sich im eigenen Kopf befindet und dass jeder von uns den Schlüssel dazu schon in der Tasche hat: die Bereitschaft, die volle Verantwortung für sein Leben zu übernehmen; die Bereitschaft, zu riskieren; die Bereitschaft, sich von Beurteilung zu befreien und die Unschuld wieder einzufordern, sich so zu akzeptieren und zu lieben, wie man wirklich ist – menschlich, unvollständig und ganz.

Ich rief meine Eltern und auch meine Kinder, Enkel und Urenkel an, mir Kraft zu geben. Alles, was sie mich lehrten, alles, was zu entdecken sie mir abnötigten. »Meine Mama hat mir etwas gesagt, was ich nie vergessen werde«, begann ich. »Sie sagte: ›Wir wissen nicht, wohin wir gehen, wir wissen nicht, was geschehen wird, aber niemand kann dir das wegnehmen, was du in deinen Kopf hineingetan hast.‹«

Ich habe diese Worte unzählige Male gesagt: zu den SEALs, der Spezialeinheit der U.S. Navy, und zu Ersthelfern in Krisenfällen, zu Kriegsgefangenen und ihren Anwälten im Department of Veterans Affairs, zu Onkologen und Menschen, die mit Krebs leben, zu Gerechten unter den Völkern, zu Eltern und Kindern, zu Christen und Muslimen, Buddhisten und Juden, zu Jurastudenten und Jugendlichen aus Risikogruppen, zu Leuten, die den Verlust eines geliebten Menschen betrauern, zu Menschen, die sich auf den Tod vorbereiten, und manchmal dreht sich aus lauter Dankbarkeit und Kummer alles vor mir, wenn ich sie sage. Diesmal wäre ich dabei fast von der Bühne gefallen. Ich wurde von Gefühlen überwältigt, von Sinnesempfindungen, die ich tief in mir horte: dem Geruch morastigen Grases, dem widerlich süßen Geschmack von M&Ms. Ich brauchte einen langen Moment, um zu erkennen, was den Flashback ausgelöst hatte. Aber dann wurde mir klar: Flaggen und Insignien flankierten den Raum, und überall sah ich ein Emblem, an das ich unzählige Jahre nicht bewusst gedacht hatte, das für mich aber genauso aussagekräftig ist wie die Buchstaben, die meinen Namen bilden: die Insignien, die der GI am Ärmel trug, der mich am 4. Mai 1945 befreite: einen roten Kreis mit einer gezackten, blauen 71 in der Mitte. Ich war nach Fort Carson gebracht worden, um vor der 71. Infanteriedivision zu sprechen, der Einheit, die mich vor fünfundsechzig Jahren befreit hatte. Meine Geschichte der Freiheit überbrachte ich Kriegsüberlebenden, die einst mir die Freiheit gebracht hatten.

Früher fragte ich mich: *Warum ich? Warum habe ich überlebt?* Ich habe gelernt, eine andere Frage zu stellen: *Warum nicht ich?* Als ich nun auf einer Bühne stand, umgeben von der nächsten Generation von Kämpfern für Freiheit, konnte ich etwas in meiner bewussten Wahrnehmung erkennen, was oft flüchtig, oft unsichtbar ist: dass wir uns, wenn wir vor der Vergangenheit davonlaufen, um unsere momentanen Qualen zu bekämpfen, unser eigenes Gefängnis schaffen. Freiheit liegt im Annehmen dessen, was ist, und darin, uns selbst zu vergeben, unsere Herzen zu öffnen, um die Wunder zu entdecken, die jetzt existieren.

Ich lachte und weinte auf der Bühne. Das Adrenalin in mir erfüllte mich so mit Freude, dass ich die Worte »Vielen Dank«, die ich an die Soldaten richtete, kaum herausbrachte. »Ihre Aufopferung, Ihre Qualen haben einen Sinn – und wenn Sie die darin enthaltene Wahrheit entdecken können, werden Sie frei sein.« Ich beendete meine Rede so wie immer, so, wie ich sie immer beenden werde, solange mein Körper mitspielt: mit einem hohen Kick. *Ich bin hier*, sagt mein Kick. *Ich habe es geschafft!*

Und hier sind Sie. Hier sind Sie! In der göttlichen Gegenwart. Ich kann Sie nicht heilen – ich kann niemanden heilen. Aber ich kann Sie zu Ihrer Entscheidung beglückwünschen, das Gefängnis in Ihrem Kopf Stein für Stein abzutragen. Sie können nicht ändern, was geschehen ist, Sie können nicht ändern, was Sie getan haben oder was Ihnen angetan wurde. Aber Sie können wählen, wie Sie *jetzt* leben.

Meine hoch geschätzten Leser, Sie können wählen, frei zu sein.

Danksagung

Ich glaube, dass Menschen nicht zu mir kommen – sie werden zu mir geschickt. Meine unendliche Dankbarkeit erweise ich den vielen außergewöhnlichen Menschen, die zu mir geschickt worden sind, ohne die mein Leben nicht das wäre, was es ist, und ohne die es dieses Buch nicht gäbe:

Zuerst und vor allem meiner geschätzten Schwester Magda Gilbert – die fünfundneunzig Jahre alt ist und noch immer in voller Blüte steht, die mich in Auschwitz am Leben gehalten hat – und ihrer engagierten Tochter Ilona Shillman, die wie keine andere für die Familie kämpft.

Klara Korda – die Herausragende, die tatsächlich meine zweite Mutter wurde, die jeden Besuch in Sydney zu Flitterwochen machte, die wie unsere Mutter die freitäglichen Sedarim veranstaltete, bei denen alles liebevoll selbst gemacht wurde – und Jeanie und Charlotte, die Frauen, die in ihrer Linie folgten. (Kennst du noch das ungarische Lied? *Nein, nein, wir gehen erst, wenn du uns hinauswirfst!*)

Meinen Patienten, den einzigartigen, unverwechselbaren Menschen, die mich gelehrt haben, dass es beim Heilen nicht darum geht, gesund zu werden; es geht um Entdeckung. Hoffnung in der Hoffnungslosigkeit zu entdecken, eine Antwort zu entdecken, wo es keine zu geben scheint, zu entdecken, dass es nicht auf das ankommt, was geschieht – es kommt darauf an, was man damit macht.

Meinen wunderbaren Lehrern und Mentoren: Professor Whitworth; John Haddox, der mich mit den Existentialisten und Phänomenologisten bekannt machte; Ed Leonard; Carl Rogers; Richard Farson; und ganz besonders Viktor Frankl, dessen Werk mir die verbale Fähigkeit gab, mein Geheimnis zu enthüllen, dessen Briefe mir zeigten, dass ich nicht mehr davonzulaufen brauchte, und dessen Anleitung mir half, nicht nur zu entdecken, dass ich überlebt hatte, sondern wie ich anderen helfen konnte zu überleben.

Meinen wunderbaren Kollegen und Freunden der Heilberufe: Dr. Harold Kolmer, Dr. Sid Zisook, Dr. Saul Levine, Steven Smith, Michael Curd, David Woehr, Bob Kaufmann (mein »Adoptivsohn«), Charlie Hogue, Parry Heffernan und besonders Phil Zimbardo, meinem »kleinen Bruder«, der nicht ruhte, bis dieses Buch mit seiner Unterstützung eine Verlagsheimat fand.

Den vielen Menschen, die mich eingeladen haben, meine Geschichte überall auf der Welt zu erzählen, darunter: Howard und Henriette Pecket von YPO; Dr. Jim Henry; Dr. Sean Daneshmand und seine Frau, Marjan von The Miracle Circle; Mike Hoge von Wingmen Ministries; und die International Conference of Logotherapy.

Meinen Freunden und Heilern: Gloria Lavis; Sylvia Wechter und Edy Schroder, meinen geschätzten Mit-Musketieren: Lisa Kelty; Wendy Walker; Flora Sullivan; Katrine Gilcrest, neunfache Mutter, die mich Mom nennt, auf die ich Tag und Nacht zählen kann; Dory Bitry, Shirley Godwin und Jeremy und Inette Forbs, mit denen ich so offen über die Phasen und Stationen unseres Lebens plaudern kann und darüber, wie wir das Beste aus dem herausholen können, was wir haben, wenn wir altern: meinen Ärzten Sabina Wallach und Scott

McCaul; meinem Akupunkteur Banbi Merryweather; Marcella Grell, meiner Begleiterin und Freundin, die sich in den vergangenen sechzehn Jahren so außergewöhnlich gut um mich und mein Zuhause gekümmert hat und die mir immer direkt heraus sagt, was sie denkt.

Béla. Freund fürs Leben. Seelenverwandter. Vater meiner Kinder. Liebender, engagierter Partner, der alles riskiert hat, um mit mir ein neues Leben in Amerika aufzubauen. Als ich als Beraterin für das Militär tätig war und wir gemeinsam durch Europa reisten, sagtest du immer: »Edie arbeitet, und ich esse.« Béla, das eigentliche Festmahl war unser vielfältiges gemeinsames Leben. Ich liebe dich.

Meine ganze Liebe und Dankbarkeit für meine Kinder: für meinen Sohn John Eger, der mich gelehrt hat, kein Opfer zu sein, und der nie den Kampf für Menschen aufgegeben hat, die mit Behinderungen leben; für meine Töchter Marianne Engle und Audrey Thompson, die mir in den vielen Monaten des Schreibens an diesem Buch unendliche moralische Unterstützung und liebevollen Trost gespendet haben und die vielleicht noch vor mir verstanden haben, dass es schwieriger für mich sein würde, die Vergangenheit nochmals zu durchleben, als Auschwitz zu überleben. In Auschwitz konnte ich nur an das denken, was für mein Überleben nötig war; dieses Buch zu schreiben verlangte, alle Gefühle zu spüren. Dieses Risiko hätte ich ohne eure Stärke und Liebe nicht eingehen können.

Und danke für die wunderbaren Ehe- und Lebenspartner meiner Kinder und Enkel, die Menschen, die immer noch weitere Äste an dem Familienbaum wachsen lassen: Rob Engle, Dale Thompson, Lourdes, Justin Richland, John Williamson und Illynger Engle.

Meinem Neffen Richard Eger – mein Dickie-Boy – und seiner Frau Byrne: Danke dafür, dass ihr wahre Verwandte seid, dass ihr auf mich und meine Gesundheit achtet und Feiertage mit mir begeht.

Als unser erster Enkel auf die Welt kam, sagte Béla: »Drei Generationen – das ist die beste Rache an Hitler.« Mittlerweile sind wir vier! Danke an die nächste Generation, an Silas, Graham und Hale. Jedes Mal, wenn ich höre, dass ihr mich Urgroßoma Dicu nennt, geht mein Herz auf!

Eugene Cook, mein Tanzpartner und Seelenfreund, ein sanfter Mann und ein Gentleman. Danke, dass du mich daran erinnert hast, dass Liebe nicht das ist, was wir spüren – Liebe ist das, was wir tun. Du bist immer für mich da, jeden Schritt und jedes Wort. Lass uns zusammen Boogie-Woogie tanzen, solange wir noch können.

Schließlich die Menschen, die mir Wort für Wort und Seite für Seite geholfen haben, das Buch entstehen zu lassen, eine Gemeinschaftsarbeit, die von Anfang an wohl so sein sollte: die talentierte Nan Graham und Roz Lippel und ihre fähigen Mitarbeiter bei Scribner. Was für ein Glück, dass ich die qualifiziertesten Lektoren mit Herzen so strahlend wie ihr Geist zur Verfügung hatte. Eure redaktionelle Weisheit, Beharrlichkeit und euer menschliches Mitgefühl halfen mit, dieses Buch zu dem zu machen, was ich mir von ihm erhoffte: ein Instrument der Heilung.

Esmé Schwall Weigand, meine Co-Autorin: Du fandest nicht einfach nur die Worte. Du wurdest ich. Danke für deine Funktion als Ophtalmologin, für deine Fähigkeit, meine Reise zur Heilung aus so vielen unterschiedlichen Perspektiven zu betrachten.

Doug Abrams, Weltklasseagent und Mensch im weltweit

wahrsten Sinn, danke, dass du das Rückgrat, den Charakter und die Seele hattest, dich für eine bessere Welt einzusetzen. Deine Präsenz auf dem Planeten ist ein absolutes Geschenk.

An alle: In meinen neunzig Lebensjahren habe ich mich noch nie so reich gesegnet und dankbar gefühlt – und auch nie so jung! Danke.

Personenregister

Bartók, Béla 62
Boom, Corrie ten 390, 392
Brooks, Mel 364

Chamberlain, Neville 359
Csicsi (Korda, Lester; siehe dort)

Davis, Bette 53

Eger, Albert (Großonkel von Béla) 203, 253
Eger, Audrey (Tochter von Edith und Béla, verh. Thompson) 251 ff., 261 ff., 275 ff., 289, 292
Eger, Barbara (Tochter von Bélas Bruder George) 258 f.
Eger, Béla 170 ff., 183 ff., 205 ff., 228 ff., 233 ff., 253 ff., 275 ff., 297 ff., 305 ff, 355 f., 359 ff., 382 ff., 392, 395, 401, 408, 415, 459
Eger, Bob (Cousin von Béla) 253 ff.
Eger, Dickie (Sohn von Bélas Bruder George) 258 ff.
Eger, Duci (Frau von Bélas Bruder George) 240 f., 249
Eger, George (Bruder von Béla) 178, 183, 234, 240, 249, 253
Eger, John(ny) (Sohn von Edith und Béla) 260, 265 ff., 271, 275, 283, 286, 289, 292, 314
Eger, Marianne (Tochter von Edith und Béla, verh. Engle) 195 ff., 205 ff., 227 ff., 238 ff., 253 ff., 281 ff., 309 f., 332, 353 f., 361, 382
Eichmann, Adolf 359
Elefánt, Ilona (Mutter) 32, 35 ff., 45 ff., 52 ff., 65 ff., 79, 85 ff., 98, 104 ff., 117 ff., 125, 130, 138 f., 142, 147, 149, 153, 156 ff., 177, 182, 192 ff., 205, 218, 237 f., 251, 258 f., 272 f., 276 f., 280 f., 285, 298, 309, 348, 356 f., 361, 378, 381, 389, 395 ff., 418, 455, 457 ff.
Elefánt Klara (Schwester, verh.

Korda) 40 ff., 56 ff., 65 f., 71, 83, 125, 136, 138, 142, 144, 147, 153, 155 ff., 168 ff., 180, 184, 186, 190 ff., 206, 214 ff., 240, 247, 252, 256, 328, 398, 455, 459 f.
Elefánt, Lajos (Vater) 36 ff., 45 ff., 51 ff., 65 ff., 74 ff., 82, 88 f., 98, 112, 118 f., 125, 129 f., 137 ff., 153, 155, 157, 163, 166, 168, 183 f., 187, 190 f., 245, 272, 276 f., 298, 348, 361, 392, 395, 398, 417, 455
Elefánt Magda (Schwester, verh. Gilbert) 35 ff., 65 ff., 79 ff., 95 ff., 113 ff., 123 ff., 135 ff., 155 ff., 183 ff., 220, 228, 233 ff., 245 ff., 288, 328, 356, 362, 381 f., 391, 396 ff., 458 ff.
Ellington, Duke 146
Ellis, Albert 298 ff.
Engle, Lindsey (Enkelin, Tochter von Marianne) 332
Eric 53 ff., 67 ff., 80, 86, 92, 96, 114, 118, 120, 140, 147 ff., 163 ff., 172 ff., 200, 243, 269 f., 280, 356

Farson, Richard 298, 305,
Frankl, Viktor 12 f., 270 ff., 278 ff., 292, 297, 299, 383, 407 f., 428, 479
Freud, Sigmund 71, 173

Gilbert, Ted (zweiter Ehemann von Ediths Schwester Magda) 288
Gladstein, Laci (Gladstone, Larry) 150 ff., 175, 192 f., 256 ff., 367
Goebbels, Joseph 363, 366, 368, 380, 429

Hartmann, Ava 187, 189, 191, 196
Hepburn, Audrey 251
Hitler, Adolf 112, 115, 137, 242, 244, 250, 263, 286, 312, 320, 351, 353 ff., 359 ff., 377, 383, 390, 392, 470
Horthy, Miklós 50, 95

Jung, Carl Gustav 283 f., 297

Keleti, Ágnes 260 f.
King (jr.), Martin Luther 389
Kolmer, Harold 23
Korda, Imre 147, 149, 176, 184, 190 f., 215
Korda, Lester (genannt Csicsi) 147, 149, 163 f., 174, 176, 184, 190 f., 214 ff., 221, 230, 240, 459

Latynina, Larissa 262
Lavis, Gloria 295
Lavis, John 295

Marianna (Kusine von Béla) 178, 180, 195

Matilda (Tante von Edith) 51, 151, 163, 192 f., 200, 228, 234, 249
Mendelssohn Bartholdy, Felix 41, 125, 153
Mengele, Josef 75 f., 83 ff., 91 f., 110, 122, 128, 140, 176, 235, 237, 244, 272, 282, 307, 312, 356, 395 ff.
Miller, Glenn 146

Pressburger, Emeric 242

Rachmaninow, Sergei 271
Rogers, Carl 298 ff.
Roosevelt, Franklin D. 113

Seligman, Martin 298 f., 304
Selye, Hans 384
Shapiro, Molly 265
Shillman, Ilona (Tochter von Ediths Schwester Magda) 251, 458
Shillman, Nat (erster Ehemann von Ediths Schwester Magda) 249 ff.
Starker, János 162

Truman, Harry S. 113
Tschaikowski, Pjotr Iljitsch 85

Vadasz, Bandi 187, 195, 200, 216 ff., 228 f., 308
Vadasz, Marta 187, 189, 195 f., 200, 216 ff., 228 f., 308 f.

Woehr, David 350, 359

Zola, Émile 118, 181
Zweig, Stefan 52

Ortsregister

Auschwitz 10 ff., 26, 30, 79 ff., 95 ff., 113, 120, 122, 124 f., 136, 149, 158, 165 ff., 175 ff., 188, 192, 194, 198, 233, 235, 237, 243, 261 ff., 281 f., 299, 322, 354, 360, 380 ff., 387 f., 392 ff., 402, 408, 429, 459, 461 f., 467, 479

Baltimore 26, 233 ff., 253 ff., 307, 458
Berchtesgaden 351 ff., 359 ff., 382
Berlin 115, 361, 384
Birkenau 395
Bratislava 178, 184, 215, 221, 234
Budapest 11, 46, 59 ff., 85, 92, 95, 122, 142, 157 ff., 235, 261, 276, 282, 286

Chicago 178, 203, 234, 253, 451
Coronado Heights 295

Düsseldorf 114

El Paso 21, 175, 192, 253 ff., 262 ff., 278, 286 f., 297 f., 305, 310, 354, 377, 407, 479

Flint 11
Fort Bliss 310, 390
Fort Carson 463 f.

Gunskirchen 121 ff., 140, 145, 256, 299, 407
Haifa 202, 218

Jerusalem 202, 308
Juárez 255, 260, 264

Kassa (siehe slowak. Košice)
Košice (ungar.: Kassa) 40, 49 ff., 62, 69, 83, 118, 142, 147, 152, 155, 160, 169, 174, 179, 181, 183, 186, 190, 200, 214, 255 f., 261, 460
Krakau 381, 384, 387

La Jolla 479
Linz 382
Liptovský Mikuláš 215

Mauthausen 115 ff., 123, 237
Miskolc 142

New York 51, 227 f., 245

Paris 114, 124
Poprad-Tatry 215
Posen 384
Prag 114, 149, 152, 155 ff., 164, 178, 202 ff., 217 ff., 256
Prešov 114, 177 ff., 187 ff., 213 f., 219, 253, 294, 361, 383

Ramat Gan 308
Regensburg 407

Salzburg 382
San Angelo 277 f.
San Diego 27, 283, 349, 353, 479
San Francisco 15
Santa Fe 265
Spišská Nová Ves 215
Sydney 190 f., 215, 240, 459 f., 467

Tel Aviv 308
Trenčín 215
Trnava 215

Wels 136, 142 ff., 160, 163, 382
White Sands 265
Wien 114, 147 ff., 163, 211 ff., 227 f., 244 f., 256, 282, 308, 369, 382 f.

Źilina 215

Über die Autorin

Dr. Edith Eger, Ungarin, war noch ein Teenager, als sie und ihre Familie 1944 nach Auschwitz deportiert wurden, in das schreckliche Todeslager der Nazis. Ihre Eltern verloren dort ihr Leben. Heute, im Alter von neunzig Jahren, führt Dr. Eger eine gutgehende Praxis für klinische Psychologie in La Jolla, Kalifornien, hält einen Lehrstuhl an der Fakultät der Universität von Kalifornien in San Diego und gibt regelmäßig Vorträge im In- und Ausland. Außerdem arbeitet sie als Beraterin für die U.S. Army und Navy zum Resilienztraining und die Behandlung von PTSD. Sie tritt in zahlreichen Fernsehsendungen auf, etwa bei *The Oprah Winfrey Show* und in einer Sondersendung des CNN zum siebzigsten Jahrestag der Befreiung von Auschwitz. Sie stand im Fokus einer Dokumentation über den Holocaust, die im niederländischen staatlichen Fernsehen ausgestrahlt wurde. Dr. Eger wurde zum Psychology Teacher des Jahres 1972 gekürt, zur Frau des Jahres in El Paso 1987, und sie gewann den Humanitarian Award 1922 vom Senat des Staates Kalifornien. Dr. Eger hielt auf der Internationalen Konferenz für Logotherapie die Eröffnungsrede zur Feier von Viktor Frankls neunzigstem Geburtstag. Dies ist ihr erstes Buch.

Die amerikanische Originalausgabe erschien 2017 unter dem Titel
»The Choice: Embrace the Possible« bei Scribner,
An Imprint of Simon & Schuster, Inc., New York.

MIX
Papier | Fördert gute Waldnutzung
FSC® C014496

Penguin Random House Verlagsgruppe FSC® N001967

4. Auflage

Neumarkter Straße 28, 81673 München
produktsicherheit@penguinrandomhouse.de
(Vorstehende Angaben sind zugleich
Pflichtinformationen nach GPSR)

Covergestaltung: semper smile, München, nach einem Entwurf
und unter Verwendung einer Illustration von Two Associates
Satz: Uhl + Massopust, Aalen
Druck und Einband: GGP Media GmbH, Pößneck
Printed in Germany
ISBN 978-3-442-75696-4

www.btb-verlag.de
www.facebook.com/btbverlag